Yoga in der Schule

Mona Bekteši
Zeichnungen von Urs Roeber

Yoga in der Schule

Einfache Übungen für mehr Gelassenheit und Konzentration

Meyer & Meyer Verlag

Yoga in der Schule
Bibliografische Information der Deutschen Nationalbibliothek
Die Deutsche Nationalbibliothek verzeichnet diese Publikation in der Deutschen Nationalbibliografie; detaillierte bibliografische Daten sind im Internet über <www.dnb.de> abrufbar.

Auckland, Beirut, Dubai, Hägendorf, Hongkong, Indianapolis, Kairo, Kapstadt, Manila, Maidenhead, Neu-Delhi, Singapur, Sydney, Teheran, Wien

Gesamtherstellung (Druck): Bookwire, Frankfurt, www.bookwire.de

MIX
Papier | Fördert gute Waldnutzung
FSC® C083411

Member of the World Sport Publishers' Association (WSPA)
ISBN 978-3-8403-7697-9

Hersteller im Sinne der GPSR:
Meyer & Meyer Fachverlag & Buchhandel GmbH
Von-Coels-Straße 390, 52080 Aachen
www.dersportverlag.de
E-Mail: kontakt@m-m-sports.com

INHALT

VORWORT

Liebe Yoginis und Yogis,

im Schulalltag werden Momente der Ruhe und Rekreation immer wichtiger. Yoga kann durch einfachste und tief wirksame Übungen überall und jederzeit dazu verhelfen. Gerade im stark rhythmisierten Schultag, aber auch auf Klassenfahrten, während Museumsbesuchen oder kurz vor einer Klassenarbeit führt Yoga zur Verinnerlichung, Beruhigung und Konzentration. Abgestimmte Sequenzen oder schon wenige Sekunden der uralten Übungen zeigen wohltuende Wirkung. Yoga ist weltanschaulich neutral und kann deshalb von jedem und jeder geübt werden.

Dies in einfachster Weise zugänglich zu machen, ist der Sinn dieses Buchs. Deshalb sind die ausgewählten Übungen von jedermann unmittelbar auszuführen und ebenso leicht vermittelbar. Der Kunstlehrer und Zeichner Urs Roeber entwickelte stimmig dazu die süßen Comicfiguren von Janne, die, im Gegensatz zu fotografierten Könnern, niemanden in Konkurrenz setzen. Damit soll der Anfang einfach und der eigentliche Sinn des Yoga erkennbar werden:

Sei leicht, sei bewegt, sei du!

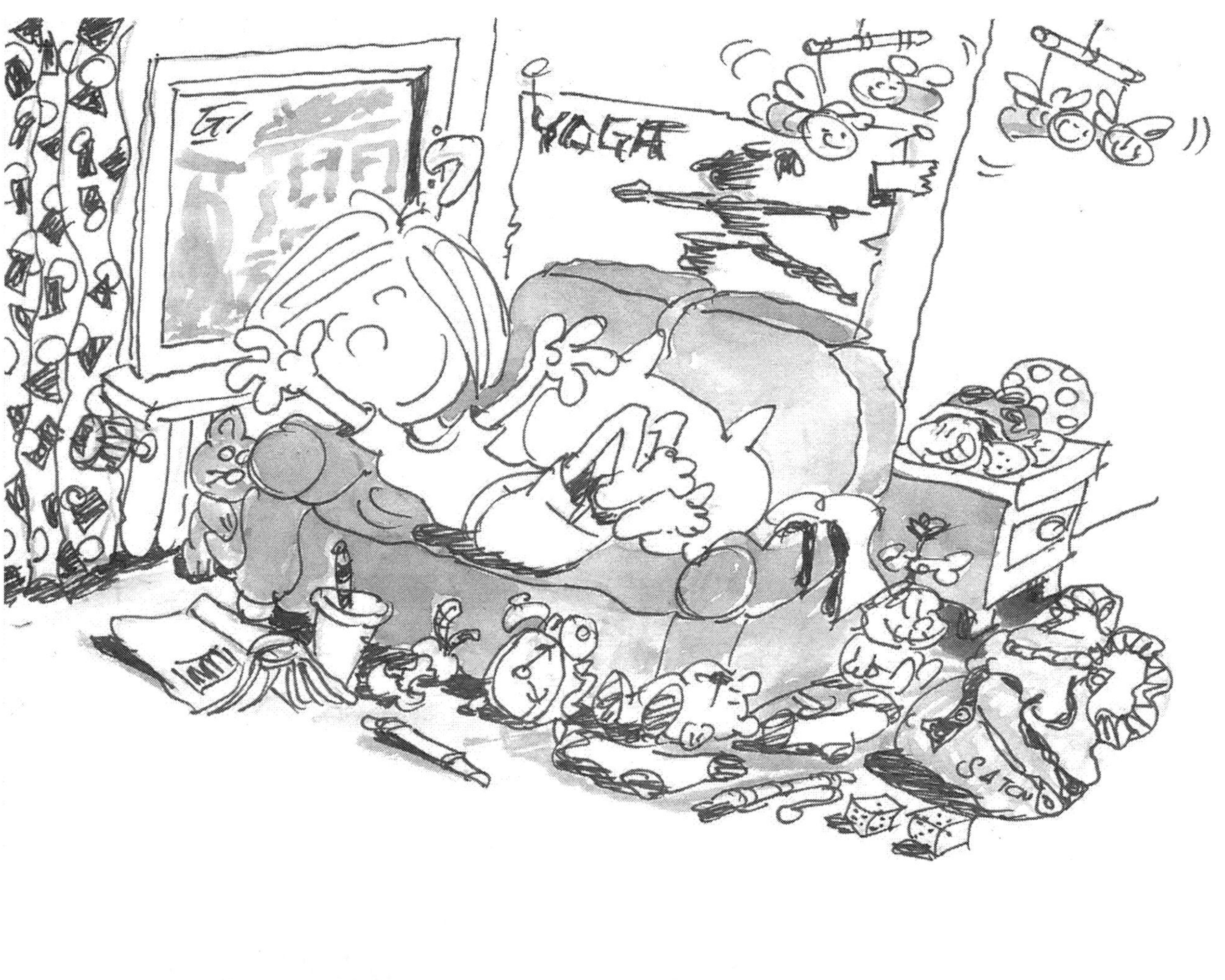

Gib jedem Tag die Chance, der schönste deines Lebens zu werden.

Mark Twain

Kapitel 1

EINLEITUNG

1.1 FÜR WEN IST DIESES BUCH?

Dieser Yoga-Sach-Comic richtet sich an alle, die irgendwie mit Schule zu tun haben. Natürlich denkt man da zuerst an Schüler und Lehrer. Aber in dem „irgendwie" sind auch Sozialpädagogen, Eltern, Großeltern, Onkel, Tanten, Sekretärinnen und Hausmeister ... enthalten. Denn alle können die Freude und Freiheit spüren, die selbst die einfachsten Yogaübungen in Körper und Seele zaubern.

Und genau darum geht es hier, denn Yoga ist kein Wettkampf, sondern ein Treffen mit euch selbst, das euch ein wenig (und manchmal auch sehr) dem Alltag und euren Rollen enthebt. Darum klingt das Buch auch manchmal, als sei es für Lehrer und dann wieder, als sei es für Schüler geschrieben. Natürlich ist es für alle und soll auch helfen, das Lagerdenken zu überwinden.

Damit das gelingt, habe ich einfache und überall leicht umsetzbare Übungen ausgewählt. Der Spaß und die Freude, um die es mir geht, können so leichter entstehen; schließlich ist die Welt schwierig und hektisch genug und wir brauchen alle Pausen, in denen wir zu uns kommen können.

In den einzelnen Kapiteln werden unterschiedliche Übungsschwerpunkte vorgestellt, die ihr nach Lust und Laune miteinander kombinieren könnt. Die einzelnen Asanas (so heißen im Yoga die Übungen) werden durch Cartoons illustriert – so seht ihr gleich, wie es geht. (Wer Lust hat, fotokopiert die Zeichnungen und hängt sie im Übungsraum aus.) Zur genaueren Erklärung gibt es aber auch noch einen kurzen Text zu jeder Übung und eine Erklärung der angestrebten Wirkung.

Yoga bietet vielfältige Einsatzmöglichkeiten in allen Schulformen. Dieser Yoga-Sach-Comic ist für jedermann und er ist einfach und schnell umsetzbar.

1.2 DAS IST YOGA – UND DESHALB TUT ES SO GUT

Yoga ist eine über 2.000 Jahre alte indische Tradition und bringt Atmung und Bewegung miteinander in Verbindung. Im Grunde genommen ist Yoga Meditation in Bewegung. Wir beruhigen in den Übungen unseren Geist und dehnen und kräftigen unseren ganzen Körper. Der Atem fließt leicht und gleichmäßig, während der Körper in den Übungen stabil bleibt. Dieses wichtige Prinzip – Leichtigkeit im Atem, Stabilität im Körper – ist eines, das in allen Übungen gilt und dir als Motto – nicht nur beim Yoga – dienen könnte.

Es gibt viele Yogastile. Diesem Buch liegt das *Hatha-Yoga* und noch genauer das *Vinyasa-Yoga* zugrunde. Es geht darum, Bewegung und Atmung zu synchronisieren und dadurch in den Zustand tiefer Ruhe zu gelangen. Viele Asanas haben Tiernamen, weil dadurch schon die Qualität der Haltung deutlich wird: Eine Kobra richtet sich mithilfe der starken Rückenmuskulatur und dem geöffneten Brustkorb nach oben auf. Dies nehmen wir uns zum Vorbild, wenn wir in die Haltung der Kobra gehen.

Yoga kann Körper, Geist und Seele guttun. Wir nehmen beim Üben den eigenen Körper bewusst wahr und schulen so unsere Selbstwahrnehmung. In jeder Yogaübung lernen wir unseren Körper aufs Neue kennen, der mit der Zeit (wieder) beweglicher und kräftiger wird.

Yoga wirkt positiv auf das Nervensystem und beruhigt unseren Geist, sodass wir am Ende der Yogaeinheit ein Gefühl von Entspannung und Dankbarkeit wahrnehmen. Bewegung beim Üben spielt eine große Rolle, daneben ist aber auch die Atmung wichtig. Yoga ist Meditation in Bewegung. Das unterscheidet es von unserer westlichen Sportauffassung; die Gedanken werden ruhiger, der Atem gleichmäßiger und in der Entspannungsphase am Ende einer Yogasequenz kommen Körper, Geist und Seele zur Ruhe.

Wer Yoga nur auf körperlicher Ebene versteht und übt, nimmt sich eine Chance. Yoga kann Teil eines Lebenswegs sein, der auch außerhalb des Übungsraums praktiziert wird. Dazu hat *Patanjali*, ein bedeutender Yogi, Folgendes formuliert: Yoga ist der Zustand, in dem der Geist zur Ruhe kommt. Um dies zur erreichen, gibt es Empfehlungen, wie man sich auf der Matte und auch im normalen Leben verhalten sollte. Diese Empfehlungen konzentrieren sich einerseits darauf, wie man mit sich selbst umgehen sollte. Andererseits geben sie uns Ideen für den Umgang mit anderen.

Das wichtigste Prinzip ist für mich die Gewaltlosigkeit sich selbst, dem eigenen Körper und natürlich auch anderen gegenüber. Das bezieht sich auch auf die Übungen. Zwinge dich nicht in eine Position: Du solltest während des Übens Freude und keinen Schmerz empfinden. Gewaltlosigkeit bedeutet auch: Verletze dich und andere nicht – weder mit Worten und Gedanken noch mit Taten!

Und was immer du tust: Sei ehrlich zu dir selbst und anderen. Nimm deine Masken ab und erkenne dich selbst, so, wie du bist – mit deinen Stärken und Schwächen. Und bei allem, was du auf der Yogamatte oder im täglichen Leben tust, gilt es, die Balance zwischen den Extremen zu finden. Gehe mit dir und anderen Menschen sorgsam um und versuche, aus jeder Situation das Beste zu machen und zufrieden zu sein.

Das sind große Herausforderungen. Darum ist Yoga auch ein Prozess, der nicht endet. Dafür kann dich dieser Prozess auch ein Leben lang tragen. Mehr dazu findest du in Kap. 11.

1.3 GRÜNDE FÜR YOGA IN DER SCHULE

In der Schule begegnen Kinder und Jugendliche vielen Herausforderungen, die sie zum Teil körperlich und psychisch sehr fordern. Yogapausen im Schulalltag stärken bei nachlassender Konzentration und Ermüdungserscheinungen, helfen aber auch gegen Unruhe und Stress. Während der Übungen lässt es sich leicht entspannen und gleichzeitig kann man sich und den eigenen Körper besser bzw. anders kennenlernen. Eigene Gefühle werden bewusster wahrgenommen und die eigenen körperlichen und psychischen Grenzen besser akzeptiert.

Wir alle sitzen zu viel – auch in der Schule. Yoga hilft einfach und schnell gegen die gängigen körperlichen Leiden des Schulalltags: Schultern und Nackenpartie und auch der Rücken sind nach einem langen Schultag im Sitzen häufig verspannt. Manche bekommen schnell Kopfschmerzen. Sich nach vier oder sechs Stunden noch zu konzentrieren und bei der Sache zu bleiben, ist für viele Kinder und Jugendliche gar nicht einfach. Diesen Problemen können wir mit Yoga gezielt entgegentreten.

Yoga ist ein Ausgleich zum Schulalltag. Nach einer Yogasequenz können die Kinder mit mehr Gelassenheit und Konzentration zurück in den Schulalltag kehren. So sind Yogaübungen während des Unterrichts keine verlorene Zeit, sondern schenken allen Beteiligten neue Energie. Ganz nebenbei wird die Klassengemeinschaft gestärkt. Denn Yoga kann man auch gut mit einem Partner üben. Und noch etwas: Yoga ist relativ leicht zu erlernen, sodass man schnell Erfolgserlebnisse hat.

Pubertät

Es sind nicht nur die schulischen Herausforderungen, die anstrengend und fordernd sind. Zwischen dem 10. und 20. Lebensjahr wirst du langsam erwachsen und kommst in die *Pubertät*. Die Welt steht in dieser Zeit manchmal kopf, denn vieles ändert sich in dieser Zeit komplett: dein eigener Körper, dein Blick auf deine Eltern, die Schule, deine Freunde. Kurzum, du entdeckst dich und die Welt neu.

Dabei passiert viel Schönes und Neues, was du an dir und anderen entdeckst. Du entwickelst dich körperlich langsam zu einem Erwachsenen. Das kann manchmal auch Angst machen. Du stellst dir viele Fragen, über die du nachdenkst und über die es sich nachzudenken lohnt: Wer bin ich? Was will ich? Was wird in der Zukunft passieren? Und wie will ich sein bzw. wie will ich nicht sein?

Oft fühlt man sich in der eigenen Haut nicht mehr wohl, weil so vieles passiert, was man nicht mehr versteht. So kann es auch bisweilen Zeiten der Unsicherheit geben. Deine Gefühle können manchmal von einem Extrem ins nächste umschlagen: Du könntest manchmal die ganze Welt umarmen und manchmal ist dir alles und jeder zuwider.

Und dann die Konflikte mit deinen Eltern, von denen du dir immer weniger vorschreiben lassen möchtest. Du entwickelst das Gefühl, selbst besser zu wissen, was gut für dich ist, was du anziehen möchtest, was du essen willst, bis wann du weggehen möchtest und auch mit wem du dich treffen möchtest.

Die Schule kann oft anstrengend sein und ist dir nicht mehr so wichtig wie noch in der Grundschule. Du möchtest lieber rumhängen, dich mit Freunden treffen, auf dem Handy daddeln anstatt zu lernen.

In dieser Zeit kann Yoga dir zu einem Freund werden und dir helfen, mit den vielen Fragen und Unsicherheiten zurechtzukommen, weil du dich beim Yoga lernst zu spüren und Unruhe auszuhalten. Yoga gibt dir die Möglichkeit, dich und deinen Körper zu spüren und zu akzeptieren, wie du bist.

Tipp >>> Tagebuch schreiben

Vielleicht hilft es dir, deine Gefühle, Gedanken und Beobachtungen in einem Tagebuch aufzuschreiben. Hier musst du auf niemanden Rücksicht nehmen und kannst alles auf das Papier fließen lassen, was du in dir hast.

Tipp >>> Tipps für Lehrer zum Einsatz von Yoga in der Schule

Yoga braucht nicht viel Vorbereitung. Wer eine Gruppe unkonzentrierter Schüler vor sich hat, übt spontan eine kurze Yogasequenz zum Thema Balance. Vor einer Klassenarbeit sind entspannende Yogaübungen Gold wert. Und wenn die Schüler angespannt oder gar aggressiv sind, helfen einfache Atemübungen aus dem Yoga. Eine Gruppe müder Schüler kann am Anfang oder auch am Stundenende mit Atemübungen erfrischt werden, während einfache Bewegungen für Konzentration und Freude sorgen. Entspannung und Bewegung im Wechsel bringen frischen Wind in den sonst oft so starren Schulalltag. Und die allermeisten Schüler sind dankbar für einen Augenblick Bewegung.

Man kann an vielen Orten in der Schule üben: im ganz normalen Klassenzimmer, im Ruheraum und natürlich in der Sporthalle. Im Sommer übt man draußen auf der Wiese oder auf dem Schulhof. Yoga lässt sich gut in Projektwochen oder in den Sportunterricht aller Schulstufen einbinden. Und noch etwas spricht für Yoga: Zum Üben braucht man nicht viel. Im Klassenzimmer wird im Stehen oder im Sitzen geübt. In der Sporthalle gibt es Gymnastikmatten. Zur Not reicht auch eine Isomatte.

Tipp >>> Eigene 2 oder 5 Minuten Yogasets entwickeln

In diesem Buch finden sich viele Vorschläge zum Einsatz in der Schule. Ich empfehle für die eigenen Klassen zum Anfang kurze 2 Minuten Yogasets zu entwickeln:
Ankommen in Stille
1 Atemübung
1 Yogahaltung (Asana)

Mit der Zeit kann man die Sets dann auf 2 oder mehr Yogahaltungen erweitern.

Kapitel 2

HINWEISE ZUR BENUTZUNG DES BUCHS

2.1 SO KANN DAS BUCH BENUTZT WERDEN

Dieses Buch besteht aus verschiedenen Kapiteln mit jeweils unterschiedlichen Schwerpunkten. Am Anfang steht die *Atmung*, die in meinen Augen auf jeden Fall in jede noch so kleine Yogaübung integriert werden sollte. Ansonsten besten geht man am besten kreativ mit dem Angebot der Kapitel um. Jeder kombiniert die Übungen so, wie die Atmosphäre in der Klasse und die Bedürfnisse der Yoginis es verlangen. Nach einigen Malen findet so jeder seinen eigenen Stil.

Du findest nach einer Einleitung zu jedem Kapitel auf der linken Seite die Zeichnungen von Janne und die dazugehörigen Anleitungen. Auf der rechten Buchseite stehen Informationen zu den Wirkungen der Übungen und manchmal auch noch Hinweise und Tipps.

2.2 TIPPS FÜR DIE DURCHFÜHRUNG VON YOGA IN DER SCHULE

In meinen Augen sollte die Freude an den Übungen und die Entspannung im Anschluss an erster Stelle stehen. Der Lehrer geht am besten mit gutem Beispiel voran und macht die Übungen mit. Mit frischer Luft übt es sich doppelt so gut: Am besten sorgt man vor einer Übungsreihe für Sauerstoff.

Wer im Klassenraum übt, hat häufig nicht so viel Platz. Dennoch ist Yoga auch hier möglich: Es bieten sich hier einfache einzelne Übungen im Sitzen oder Stehen an oder auch ganze Sets. Mehr dazu findet sich vor allem in den Kap. 5 und 6.

Um die Aufmerksamkeit zu bündeln, beginnt Yoga mit einem kurzen Moment in Stille: Dabei wird der eigene Atem beobachtet. Danach geht es mit einer zusätzlichen Atemübung oder mit einer anderen Übung weiter. Wer möchte, startet und beendet die Yogazeit immer mit demselben Ritual, einem Klangschalenton oder Ähnlichem. Oder man macht es ganz klassisch und legt die Hände vor dem Herzen zusammen und verneigt sich vor dem Gegenüber, während man leise *Namasté* flüstert. *Namasté* bedeutet, ich grüße das Positive in dir.

Mit einfachen Worten zeigt der Lehrer die Übung und die Schüler machen sie nach. Gerade am Anfang kann man kurz auf die Wirkung hinweisen, sodass die Schüler wissen, ob sie alles richtig machen.

Als Lehrer achtet man darauf, Atmung und Bewegung zu verbinden. Zu jeder Ein- und Ausatmung gibt es eine Bewegung. Etwa: Atme ein und hebe die Arme, atme aus und senke sie wieder!

Meiner Erfahrung nach hat es sich bewährt, die Übenden in der zweiten Person Singular anzusprechen. So fühlt sich jeder eingebunden.

Am Anfang ist weniger mehr. 1-2 Übungen am Anfang der Stunde reichen manchmal schon vollkommen aus, um die Jugendlichen zu entspannen oder zu aktivieren. Wer die Kinder gut kennt, wird mit leichter Hand die richtige Übung aussuchen: Eine Balanceübung für mehr Konzentration oder eine Atemübung zum Dampfablassen? Aktivität oder Entspannung?

Die Übungen müssen nicht automatisch zu Beginn der Stunde geübt werden, sondern können auch zwischendurch eingesetzt werden.

Bei Partnerübungen lässt man die Schüler am besten den jeweiligen Partner wählen, damit Freude und Entspannung am Üben in Vordergrund steht.

Wer eine Yogapause oder eine Yogasportstunde einlegt, sorgt am Anfang für eine kurze Phase der Konzentration in Stille und geht danach langsam in die sanfte Bewegung über, die nach Belieben und den Bedürfnissen der Schüler gesteigert werden kann. Die wichtige Entspannungsphase am Schluss sollte nicht zu kurz sein. Genaueres findet sich in den jeweiligen Kapiteln.

Yoga als festen Bestandteil des Unterrichts zu etablieren, wäre ein starker Beitrag zur Förderung der Lernbereitschaft, Partnerschaftlichkeit und Freude. Meine Erfahrungen deuten klar darauf hin, dass Schüler und Lehrer eine kooperative Haltung zueinander gewinnen und ihren gemeinsamen Tag viel besser gestalten.

Kleinere Schwierigkeiten beim Üben und wie du reagieren kannst

Du kannst dich nicht konzentrieren und tausend Gedanken schießen dir durch den Kopf

Sei nicht so streng mit dir. Kehre mit deiner Aufmerksamkeit immer wieder zu deinem Atem zurück. Schaue dir den Gedanken an und dann lasse ihn wie eine Wolke am Himmel einfach weiterziehen. Wenn du willst, begleite deinen Atem zählend: einatmen 1, 2, 3, 4 und ausatmen 1, 2, 3, 4. Du wirst sehen, je öfter du übst, desto besser kannst du dich konzentrieren.

Dir gelingt es nicht, in Gegenwart anderer die Augen zu schließen

Kein Problem. Richte den Blick einfach auf deine Nasenspitze oder fixiere einen Fixpunkt. Vielleicht wird es irgendwann einfacher und du machst die Augen zu.

Du kannst dich nicht konzentrieren, weil dein Nachbar stört

Konzentriere dich auf deinen Atem und blende die anderen aus. Bewerte das Verhalten der anderen nicht, sondern nimm es zur Kenntnis und bleibe bei dir. Hier kann begleitendes Zählen bei der Ein- und Ausatmung helfen. Atme ein: 1, 2, 3, 4, atme aus 1, 2, 3, 4.

Du kannst manche Übungen kaum aushalten

Versuche, zu verstehen, weshalb die Übung so anstrengend für dich ist. Wenn es eine zu starke Dehnung oder Kraftaufwendung ist, übe weniger intensiv. Falls dir anstrengende Gedanken hochkommen, schaue sie dir an und lasse sie wieder los. Konzentriere dich auf deinen Atem.

Du findest Yoga langweilig

Das zeigt dir eine besondere Herausforderung auf. Nimm dieses Gefühl zur Kenntnis und versuche dann aber, die Negativität loszulassen und tue einfach das, was du tust, nämlich Yoga üben. Nicht mehr, nicht weniger. Vielleicht kommt die Freude bei dir mit der Zeit. Falls nicht, nutze die kurzen Momente des Übens als Training: Wie gehst du damit um, wenn dir langweilig ist? Wirst du zornig? Wirst du zum Zappelphilipp? Oder nimmst du es gelassen zur Kenntnis und wartest geduldig, bis dieses Gefühl verschwunden ist? Herausforderungen machen Aufsteiger.

Tipp >>> Empfehlungen für eine entspannte Praxis

1. Löse dich von Erwartungen, die du glaubst erfüllen zu müssen.
2. Bleibe bei dir, einerlei, was passiert.
3. Nimm deinen Körper so an, wie er ist, und freue dich über kleine und große Fortschritte.

2.3 UNSERE JANNE

Unsere Yogini Janne ist ein ganz normales Mädchen mit ganz normalen Freuden, Sorgen und Nöten in einer ganz normalen Schule. Sie hat bemerkt, dass sie mit Yoga die Welt ein wenig vergessen und zur Ruhe kommen kann. Deshalb liebt sie Yoga so. Sie übt gerne mit anderen zusammen in der Gruppe, freut sich aber auch, wenn sie ab und zu mit einem Partner üben kann. Ihren Lehrerinnen und Lehrern ist sie dankbar, wenn Yoga im Unterricht eine Rolle spielt.

NAMASTÉ

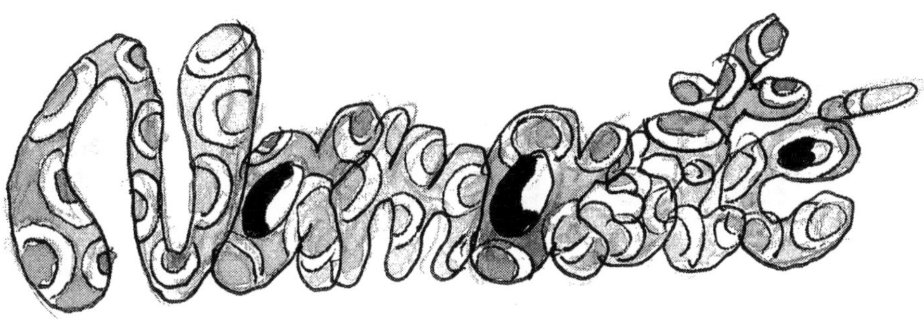

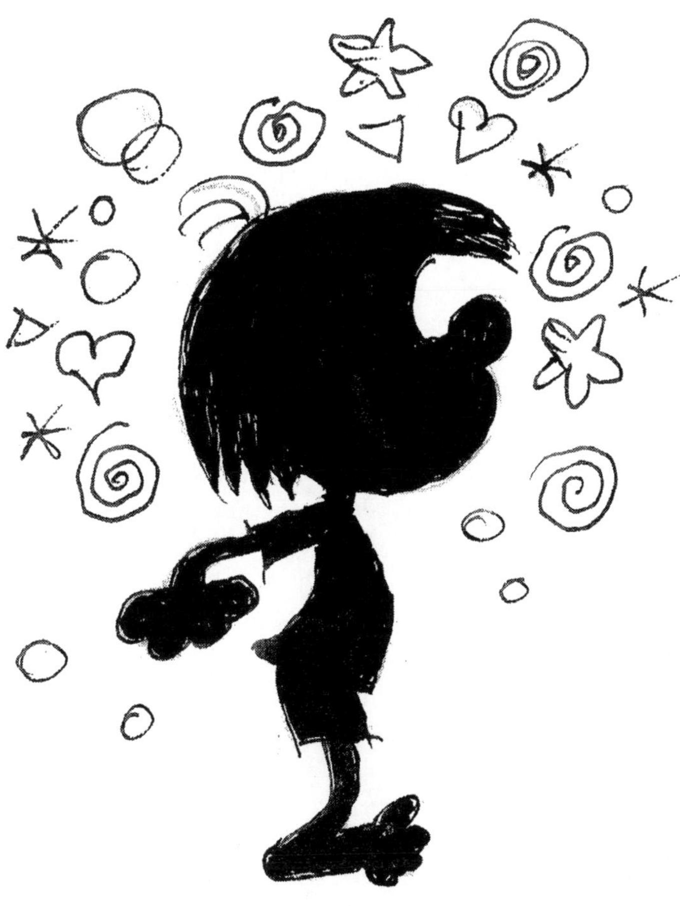

Kapitel 3

DEN ATEM SPÜREN

3.1 EINLEITUNG

Von unserem *Atem* leben wir. Der Atem versorgt unsere Zellen in jedem Winkel unseres Körpers mit lebensnotwendigem Sauerstoff. Mit jeder Einatmung nehmen wir Sauerstoff auf und mit jeder Ausatmung atmen wir Kohlendioxid aus. Unser Atem zeigt uns aber auch, wie es uns geht. Fließt er ruhig, so sind wir es auch. In Hektik oder bei Stress und Angst wird er schnell und getrieben. Jeder von uns kennt das beruhigende Gefühl einer gleichmäßigen Atmung.

Auch beim Yoga spielt der Atem eine wichtige Rolle. Manche Yogis und Yoginis sehen den Atem als das Wichtigste beim Üben an. Yoga lehrt uns die genaue Beobachtung unseres Atems. Dadurch wird er unser Freund, auf den wir uns verlassen können. Mit seiner Hilfe aktivieren oder beruhigen wir uns, je nachdem, was wir brauchen. Wut und Stress können wir abbauen oder Freude tiefer genießen. Dieser Freund ist immer da und jederzeit bereit und Gerüst für Konzentration und Entspannung in den Übungen oder im normalen Alltag. Das zu spüren, ist wunderbar.

Aus yogischer Sicht nehmen wir beim Atmen nicht nur Sauerstoff, sondern auch Lebensenergie auf, die uns hilft, tiefer und bewusster zu atmen. In diesem Kapitel findest du daher verschiedene Atemübungen, die gleichzeitig auf Körper, Geist und Seele wirken. Einige übst du im Sitzen aus, andere werden durch Bewegungen ergänzt. Manche der Atemübungen wirken auf den ersten Blick vielleicht etwas befremdlich, wirken aber umso mehr.

Zum Teil stammen die Namen der Übungen aus dem Tierreich und sind von den Verhaltensweisen und Charaktereigenschaften der Tiere inspiriert. Zum Beispiel die *Gorillaatmung*, die dich stark wie ein Gorilla werden lässt.

Alle Atemübungen bestehen aus einem harmonischen Wechselspiel zwischen Ein- und Ausatmung und haben ihre eigenen Wirkungen: anregend oder ausgleichend, aktivierend oder beruhigend. Sie helfen, zurück zu einer natürlichen Atmung zu finden. Die Atemübungen stellen ein Gleichgewicht her, sodass sich unser Nervensystem harmonisiert und zum Ausgleich findet. So helfen sie auch bei Kopfschmerzen oder Schlafstörungen und führen auch im Alltag zu einem entspannten Befinden.

Bei allen Atemübungen solltest du den Atem frei fließen lassen und ohne Druck üben, um den positiven Effekt zu erleben. Im Yoga wird die Ein- und Ausatmung meist angesagt. Weil der Atem so wichtig ist, ist eine Bewegung immer an die Atmung gekoppelt und hilft dir, die Position intensiver zu erleben. Du findest dann in der Gruppe zu einem gemeinsamen Atemrhythmus. Du hast jedoch auch einen eigenen Atemrhythmus durch deine Bewegungen in deiner ganz eigenen Intensität und Ausführung.

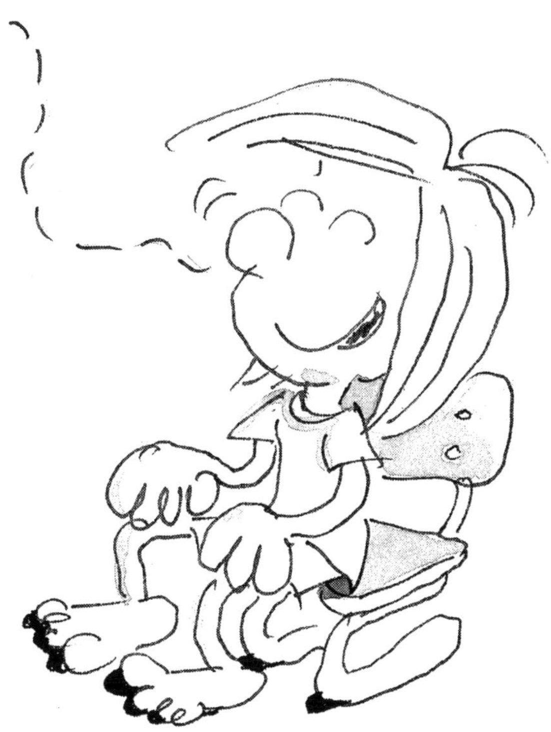

Denke nicht – atme.

Thomas Roth

3.2 DER TIEFE, LANGE ATEM

Setze dich in einen angenehmen, aufrechten Sitz deiner Wahl.

Wenn du möchtest, schließe deine Augen. Lasse dein Gesicht ganz weich werden und achte darauf, dass deine Schultern entspannt sind. Lege deine Hände zunächst auf deinen Bauch.

Atme tief durch beide Nasenlöcher ein. Schicke die Luft in deinen Bauch. Spüre, wie sich dein Bauch wie ein Ballon leicht wölbt und deine Hände auseinandergeschoben werden.

Atme dann tief durch beide Nasenlöcher aus. Dein Bauch wird wieder flach und deine Hände nähern sich wieder einander an. Wiederhole dies ein paar Mal.

Ein- und Ausatmung sind gleich lang, um in einen regelmäßigen Rhythmus zu gelangen. Du kannst im Geiste mitzählen: ein – 1, 2, 3, 4 – aus 1, 2, 3, 4. Nimm die Pause zwischen Ein- und Ausatmung wahr. Vielleicht gelingt es dir, deinen Atem bei jedem Atemzug länger werden zu lassen, sodass du bis 6 zählen kannst.

Lege deine Hände nun auf deinen Brustkorb. Atme nun tief durch beide Nasenlöcher bis in den Brustkorb ein. Dein Brustkorb und deine seitlichen Rippen dehnen sich aus und du wirst weit im Herzen. Atme dann wieder den umgekehrten Weg durch die Nase aus. Auch hier sind Ein- und Ausatmung gleich lang. Wiederhole auch diese Übung einige Male.

Lege deine Hände dann über Kreuz auf deine entspannten Schultern. Mit deiner nächsten Einatmung lenkst du die Luft bis zu deinen Schlüsselbeinen, sodass sich deine Schultern sanft anheben. Mit deiner Ausatmung senken sich deine Schultern und die verbrauchte Luft fließt aus dir heraus. Führe auch diese Atemübung einige Male nacheinander durch.

Lege deine Hände dann bequem auf deinen Knien ab. Vergewissere dich, dass du über deine Sitzbeinhöcker guten Kontakt zum Boden hast und sich deine Wirbelsäule nach oben schlängelt. Deine Schultern sind entspannt.

Atme nun bequem durch die Nase ein und lenke die Luft zunächst in deinen Bauch, dann in den Brustkorb zu den seitlichen Rippen und schließlich weiter nach oben zu deinen Schlüsselbeinen. Bei jeder Einatmung tankst du neue Energie.

Wenn du ausatmest, fließt die Luft den umgekehrten Weg zurück, bis sie schließlich durch beide Nasenlöcher entweicht. Wiederhole dies einige Male und gestalte Ein- und Ausatmung gleich lang.

Um die Übung abzuschließen, lasse deinen Atem für einige Atemzüge natürlich fließen.

Tipp>>>

Hast du Schwierigkeiten, im Schneidersitz aufrecht zu sitzen, falte dir eine Decke und setze dich auf sie. Alternativ kannst du dich auch auf ein dickeres Buch setzen.

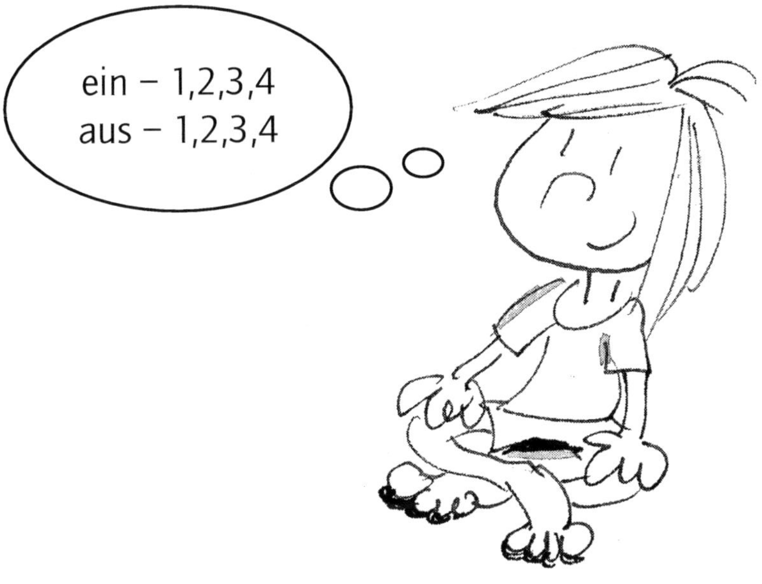

DIE WIRKUNG DES TIEFEN, LANGEN ATEMS

Dein Atem wird ruhiger und gleichmäßiger, sodass du die Yogapositionen mit mehr Ruhe und Gelassenheit üben und genießen kannst. Der Atem ist tiefer als in deiner normalen Atmung; du nimmst einatmend besonders viel Sauerstoff auf, ausatmend beförderst du viel Kohlendioxid, also Schadstoffe, aus dir heraus.

Der *tiefe, lange Atem* aktiviert den Parasympathikus, den Teil unseres Nervensystems, dessen Aktivierung unter anderem den Blutdruck und die Herzfrequenz absenkt. Dein Herzschlag beruhigt sich, körperliche und seelische Spannungszustände lösen sich auf. Du kannst dich so besser konzentrieren.

Tipp >>>

Den *tiefen, langen Atem* kannst du natürlich auch in jeder anderen stressigen oder langweiligen Situation anwenden. Zum Beispiel, wenn du im Unterricht kurz vorm Platzen bist oder in der langen Schlange in der Caféteria anstehst. Dafür brauchst du deine Hände auch nicht auf Bauch oder Brustkorb zu legen. Atme einfach gelassen ein und aus und versorge dich mit Sauerstoff. Mache zwischendurch aber auch immer wieder Pausen von dieser Atemtechnik, um nicht zu verspannen.

Auch wenn du abends schlecht einschlafen kannst, nutze den *tiefen, langen Atem*. Hierfür kannst du auch von 99 rückwärts zählen.

(i)

Der *tiefe, lange Atem* ist **der** Atem im Yoga. Er wird dich in allen Übungen begleiten (es sei denn, du übst eine andere Atemtechnik). Je öfter du ihn übst, desto mehr wird er dir wie ein guter, alter Freund vorkommen, der dir zur Seite steht.

3.3 DIE WECHSELATMUNG

Setze dich aufrecht hin. Lege deine rechte Hand auf deinen rechten Oberschenkel. Deine linke Hand lenkt den Atem: Lege den Daumen auf dein rechtes Nasenloch und den Ringfinger auf dein linkes; verschließe die Nasenlöcher noch nicht, sondern atme ein paar Mal entspannt durch beide Nasenlöcher ein und aus. Zeigefinger und Mittelfinger legst du auf den Punkt zwischen deinen Augenbrauen.

Verschließe mit dem Daumen der linken Hand das rechte Nasenloch und atme lang und tief durch das linke Nasenloch ein. Verschließe nun auch das linke Nasenloch. Halte kurz. Öffne dann das rechte Nasenloch und atme aus. Atme rechts ein, verschließe beide Nasenlöcher, halte, dann öffne links und atme aus ...

Versuche, die Übung für 3-5 Minuten zu üben. Wenn du fertig bist, legst du auch die linke Hand auf den linken Oberschenkel, schließt die Augen und spürst nach. Beobachte deinen Atem.

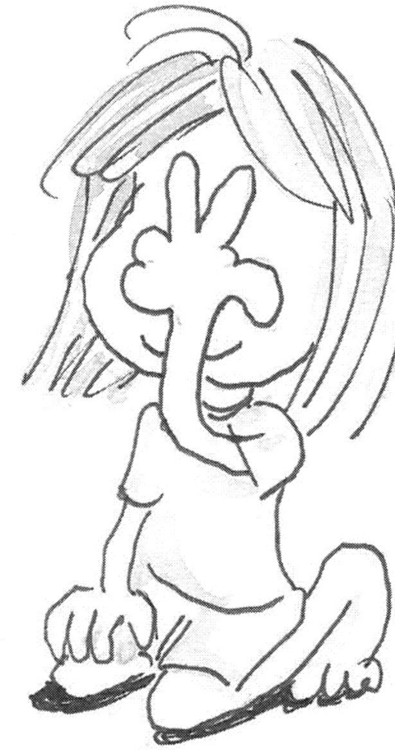

DIE WIRKUNG DER WECHSELATMUNG

Die *Wechselatmung* wirkt ausgleichend und harmonisierend auf deinen Körper, beruhigend und stressabbauend auf deinen Geist. Die Wechselatmung wirkt Müdigkeit und Kopfschmerzen entgegen. Du kannst dich besser konzentrieren und findest zu innerer Ruhe. Dein Nervensystem wird harmonisiert, während du deinem Körper viel Sauerstoff zuführst und die Atmung dadurch vertiefst.

Tipp >>> Hinweis für Linkshänder

Wenn du Linkshänder bist, legst du deine rechte Hand auf den Oberschenkel und führst die Anweisungen mit der linken Hand durch.

Wichtig ist, dass du den Kopf gerade in der Mitte hältst. Dabei helfen dir Zeige- und Mittelfinger auf dem Punkt zwischen den Augenbrauen.

Das dritte Auge

Der Punkt zwischen den Augenbrauen: Das sogenannte *dritte Auge*, mit dem du nach innen blicken kannst, um zu sehen, wie es dir geht. Die geistige Innenschau wird durch die Konzentration auf diesen Punkt unterstützt und gelingt leichter. Probiere diese einfache, wie faszinierende Möglichkeit, einen klärenden Blick auf dich selbst zu werfen.

Tipp >>>

Du kannst die Wechselatmung auch nur im Geiste durchführen:

Atme durch den linken Fuß die ganze linke Seite bis zum Scheitel ein und den ganzen Weg auf der rechten Seite bis zum rechten Fuß aus.

3.4 DIE BIENENATMUNG

Komme in einen bequemen und aufrechten Sitz. Verschließe jetzt mit einer Einatmung mit deinen Fingern die Öffnungen deines Kopfs: Mit den Daumen schließt du die Ohren, mit den Zeigefingern sanft die Augen, mit den Mittelfingern die Nasenflügel, mit den Ringfingern die Oberlippe und mit den kleinen Fingern die Unterlippe. Lausche einen Augenblick deinem Atem und höre ihm zu. Du atmest ganz normal.

Dann beginne mit der *Bienenatmung*:

Mit der Ausatmung summst du mit einem stimmhaften S wie eine Biene „SSSSSSS" über deine sanft geschlossenen Lippen und lenkst die Aufmerksamkeit nach innen. Nimm die Schwingungen in deinem Körper wahr. Werden deine Arme müde, beende das Bienensummen und lege die Hände auf die Knie und spüre und lausche nach.

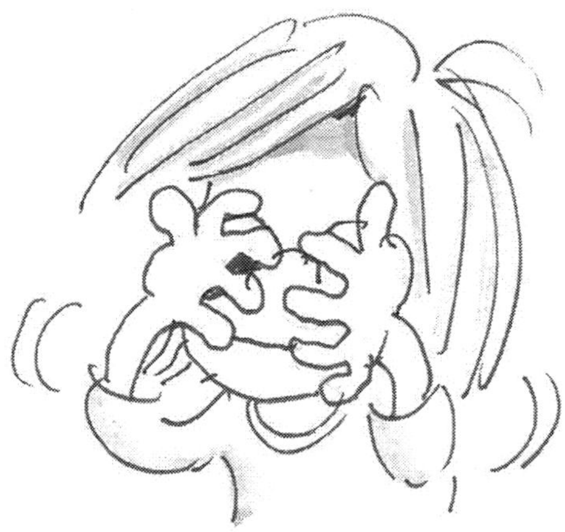

DIE WIRKUNG DER BIENENATMUNG

Die *Bienenatmung* wirkt beruhigend und erheiternd zugleich. Weil die Ohren geschlossen sind, lenkst du die Aufmerksamkeit nach innen und wirkst Unruhe entgegen. Das sorgt für Heiterkeit, weil du zu einem summenden, vibrierenden Klangkörper wirst, in dem viel Energie, Wärme und manchmal ein belebendes Kribbeln entsteht. Du erfährst eine körperweite innere Massage, die auch deine Stimme klärt und den Kehlkopf lockert. Vor dem Schlafengehen praktiziert, fördert die *Bienenatmung* einen erholsamen, entspannten Schlaf.

Tipp>>>

Für den Anfang kannst du dir auch nur die Ohren zuhalten und dabei summen. Schließe die Augen und lausche deinem vibrierenden Körper.

Tipp>>>

Kombiniere die *Bienenatmung* mit einer kurzen Fantasiereise: Du sitzt auf einer großen, bunten Blumenwiese. Es ist warm und die Luft duftet nach Frühling. Die Sonne wärmt dein Gesicht. Atme tief ein und aus. Wenn du die Augen schließt, hörst du einige Bienen auf der Wiese, wie sie den Nektar vorsichtig von der Blüte schlecken. Lass deine Augen geschlossen und beginne mit der *Bienenatmung*.

3.5 DIE GORILLAATMUNG

Stelle dich breitbeinig hin, gehe dabei leicht in die Knie, wie es auch Gorillas tun. Mit der Einatmung führst du die Arme gestreckt über die Seiten nach oben. Atme wirklich tief ein und halte den Atem dann an.

Du übst die *Gorillaatmung* drei Runden mit jeweils unterschiedlichen Bewegungen deiner Hände und Finger in der Atempause: Klopfe deinen Brustkorb in der ersten Runde sanft mit den Fingerspitzen, in der zweiten Runde vorsichtig mit den Handflächen und in der dritten Runde mit den Fäusten ab. Das Klopfen dauert jeweils so lange wie die Atempause.

Bei der Ausatmung stützt du die Hände auf den Knien ab, beugst dich leicht vor und atmest laut stoßweise durch den Mund aus; dabei schürzt du deine Lippen. Das darf sich anhören wie ein Gorilla.

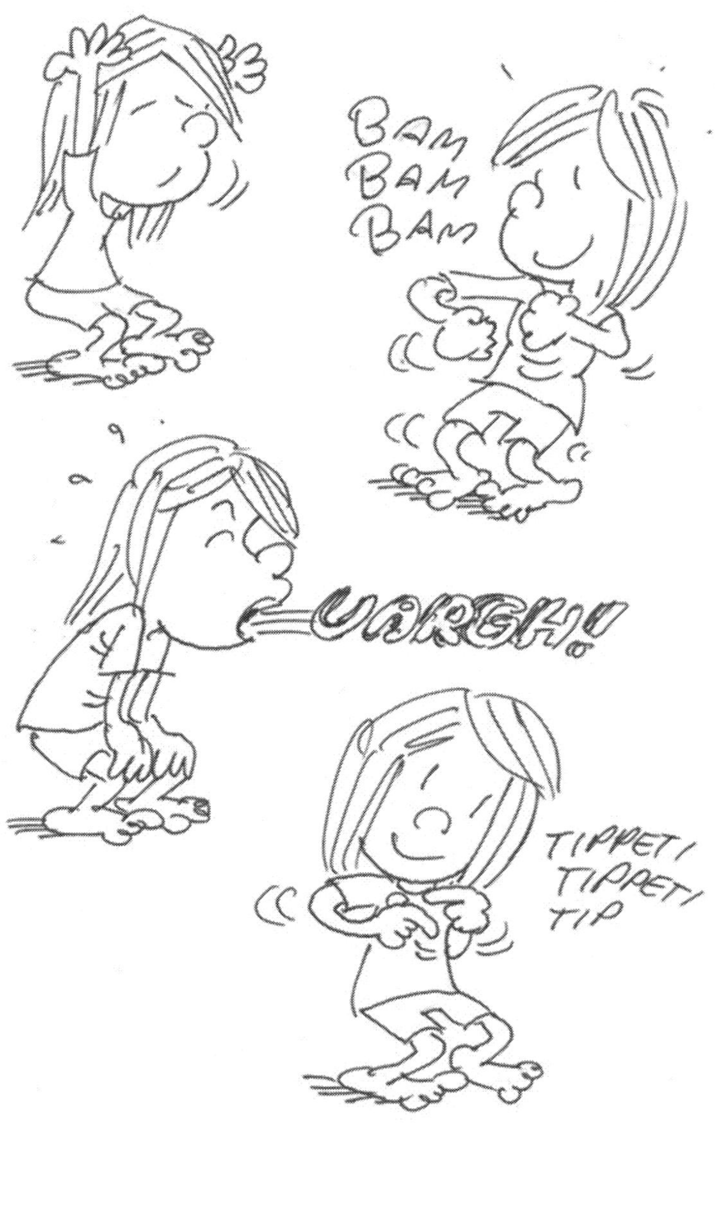

DIE WIRKUNG DER GORILLAATMUNG

Mit der *Gorillaatmung* bekommst du schnell neue Energie. Du kannst die Atmung gut morgens direkt nach dem Aufstehen üben, um dich aufzuwecken. Im Laufe des Tages baust du Stress und Wut ab und fühlst dich frisch und belebt. Durch die sich hebenden Arme öffnest du während der Einatmung den Brustkorb.

Mit dieser Technik reinigst du deine Lungen und Bronchien; dies ist besonders hilfreich, wenn du erkältet bist. Verklebungen in den Bronchien werden gelöst. Das stoßartige Ausatmen bewirkt, dass du viel Luft in deinen Lungen austauschst.

Tipp>>>

In manchen Klassen hat es sich bewährt, der Müdigkeit am Montagmorgen mit der *Gorillaatmung* zu begegnen.

Tipp>>>

Wird dir schnell schwindelig, atme nur zu drei Vierteln ein.

Tipp>>>

Blubbere wie die Pferde mit deinen Lippen. So löst du schnell und effektiv Anspannungen.

3.6 DIE HOLZFÄLLERATMUNG

Stelle dich breitbeinig hin und beuge die Knie leicht. Achte auf genügend Platz, um nach vorne auszuholen. Mit der Einatmung führst du die Arme gestreckt über die Seiten nach oben und verschränkst die Finger ineinander. Stelle dir vor, du hättest eine Axt in den Händen.

Ausatmend lässt du den Oberkörper mit deiner Axt nach unten zwischen die Beine schwingen. Rufe dabei laut „AAAAAA" und lasse alles los.

Wiederhole so oft, bis du dich befreit fühlst.

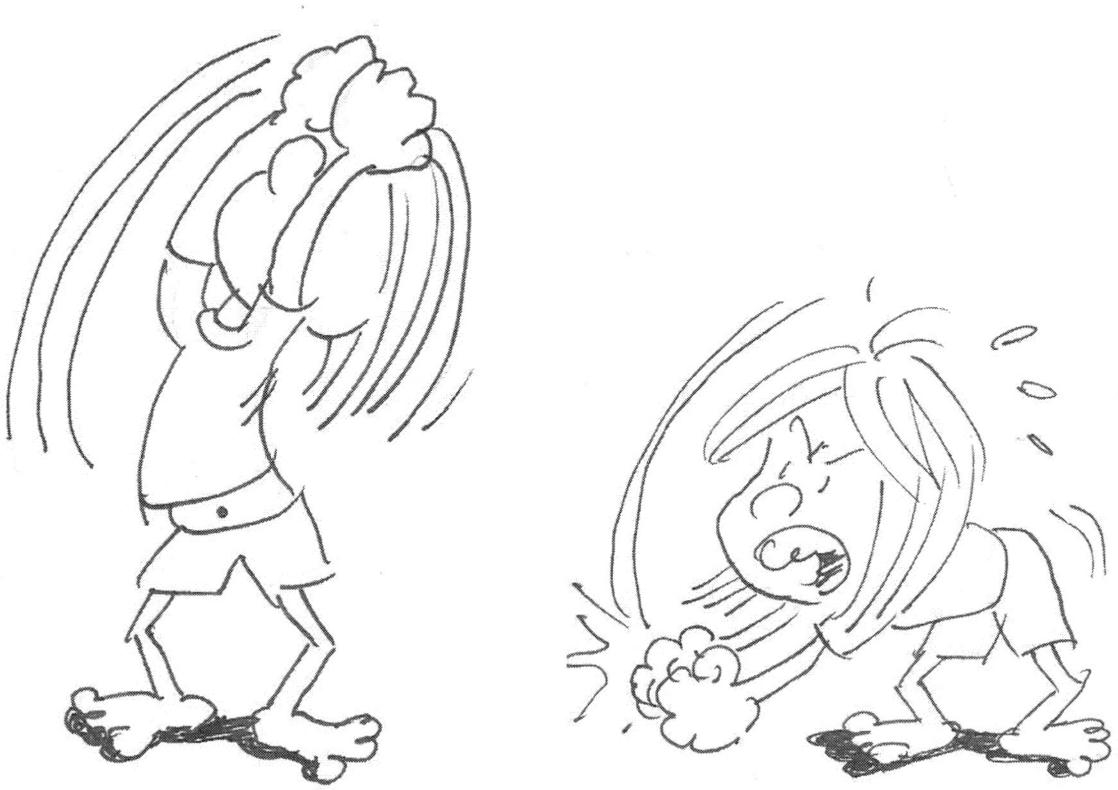

DIE WIRKUNG DER HOLZFÄLLERATMUNG

Die *Holzfälleratmung* wirkt ähnlich wie die *Gorillaatmung* und ist gut zum Abreagieren in anstrengenden Situationen geeignet. Sie hilft auch in Situationen, in denen du dich verkrampft fühlst. Du kannst von Ärger und Wut ablassen und alles Unschöne, Anstrengende aus dir „heraushauen". Bist du müde oder antriebslos, hilft dir der *Holzfälleratem*, in Gang zu kommen.

Tipp>>>

Während du übst, denke vielleicht bewusst an stressige Situationen oder Momente und atme diese mit dem lauten „AAAAA" kraftvoll weg.

Tipp>>>

Eine gute Ergänzung zur *Holzfälleratmung* ist folgende Übung: Ziehe die Arme einatmend nach, und ziehe sie ausatmend gebeugt wie ein Bodybuilder nach hinten und unten. Balle dabei die Fäuste. Dies kannst du im Sitzen oder im Stehen tun.

3.7 DIE LÖWENATMUNG

Komme in den Vierfüßlerstand und atme tief durch die Nase ein. Nimm ausatmend den Kopf leicht in den Nacken, reiße dabei die Augen weit auf und strecke deine Zunge aus dem weit geöffneten Mund heraus. Brülle dabei wie ein Löwe und löse dich von allem, was dich belastet. Du blickst dabei mit den weit geöffneten Augen nach oben. Wiederhole die *Löwenarmung* so oft, bis du ganz entspannt bist.

Und wenn du lachen musst, dann lache!

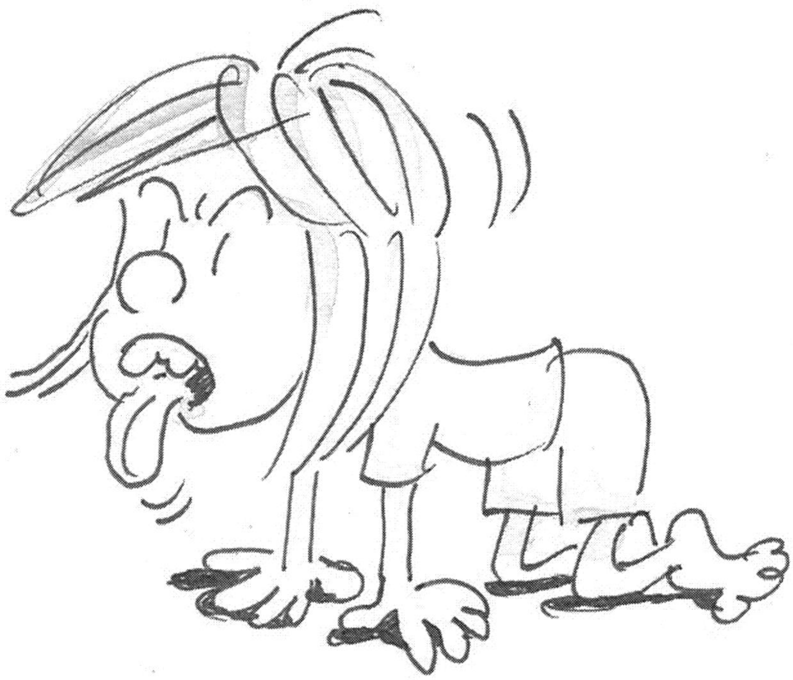

Tipp>>>

Lasse deinen Löwen mit jedem Mal lauter und länger brüllen, sodass du am Ende der Übung wirklich allen Ärger losgeworden bist.

Setze dich danach hin und beobachte deine Gedanken und Gefühle.

DIE WIRKUNG DER LÖWENATMUNG

Auch die *Löwenatmung* baut Stress ab und entspannt dich so. Selbst wenn du dir am Anfang lächerlich vorkommst, lohnt es sich, der *Löwenatmung* eine Chance zu geben. Wenn du müde bist, schenkt dir der Löwe mehr Energie. Nach der *Löwenatmung* fühlst du dich mutiger. Und womöglich kannst du auch mehr und mehr im normalen Alltag besser für dich einstehen und bist mutig wie ein Löwe. Auf der körperlichen Ebene verbesserst du deine Stimme und dein Ausdrucksvermögen, während du deine Gesichtsmuskulatur stärkst.

Tipp>>>

Die *Löwenatmung* kannst du genauso gut auf einem Stuhl im Klassenraum durchführen. Lege die Hände dafür auf deine Oberschenkel. Einatmend führe den Oberkörper in ein leichtes Hohlkreuz und nimm ausatmend den Kopf leicht in den Nacken, reiße dabei die Augen weit auf und strecke deine Zunge aus dem weit geöffneten Mund heraus.

Tipp>>>

Du kannst dir die *Löwenatmung* auch nur im Kopf vorstellen. Wenn du dich über jemanden ärgerst oder wütend bist, führe die *Löwenatmung* in deiner Fantasie durch.

Den Fantasielöwen kannst du jederzeit, an jedem Ort und in jeder Position üben.

Kapitel 4

YOGA GANZ KLASSISCH MIT DEM SONNENGRUSS

4.1 EINLEITUNG

Der *Sonnengruß* weckt deine Lebensgeister. An warmen Sommertagen ebenso wie im nasskalten Winter. Nach ein paar Runden bist du fit und wach: Der Kreislauf kommt in Schwung und dein gesamter Körper wird gekräftigt und gedehnt. Du löst Verspannungen in deinen Schultern und weckst die Hüfte auf. Auch die Muskeln der Körperrück- und -vorderseite wachen auf und du korrigierst Fehlhaltungen.

Der *Sonnengruß* ist ein Alleskönner; er enthält das ganze Programm, was dein Körper zum Stärken und Dehnen benötigt. Das bewusste Atmen verhilft dir zu Konzentration und Bewusstsein über dich und deinen Körper. Es könnte sein, dass du dich nach ein paar Runden (noch) stärker und selbstbewusster fühlst. So ist der *Sonnengruß* eine perfekte Mischung für Körper, Geist und Seele.

Klassischerweise übt man den *Sonnengruß* frühmorgens mit Blick zur Sonne. So danken wir der Sonne, die uns Licht und Wärme schenkt.

Die Abfolge kannst du fließend, aber auch mit Pausen, durchführen, in der du die einzelnen Asanas für einige Atemzüge hältst. Deine Atmung ist wie eine Welle, auf der du von einem Asana in das nächste fließt. Dabei wechseln sich Vor- und Rückbeugen mit Umkehrhaltungen, Schulter- und Hüftöffnern wechselseitig ab, sodass du deinen gesamten Körper bewusst wahrnimmst und erfährst.

Am besten ist es, die erste Runde langsam zu üben und jede Übung für drei lange Atemzüge zu halten. Vielleicht entdeckst du auch eine Lieblingsposition, in der du länger verweilen möchtest. Wer mehrere Runden übt, wechselt dann zwischen linker und rechter Seite ab. Für welche Variante du dich auch entscheidest: Übe bewusst und konzentriert mit deinem Freund, dem Atem!

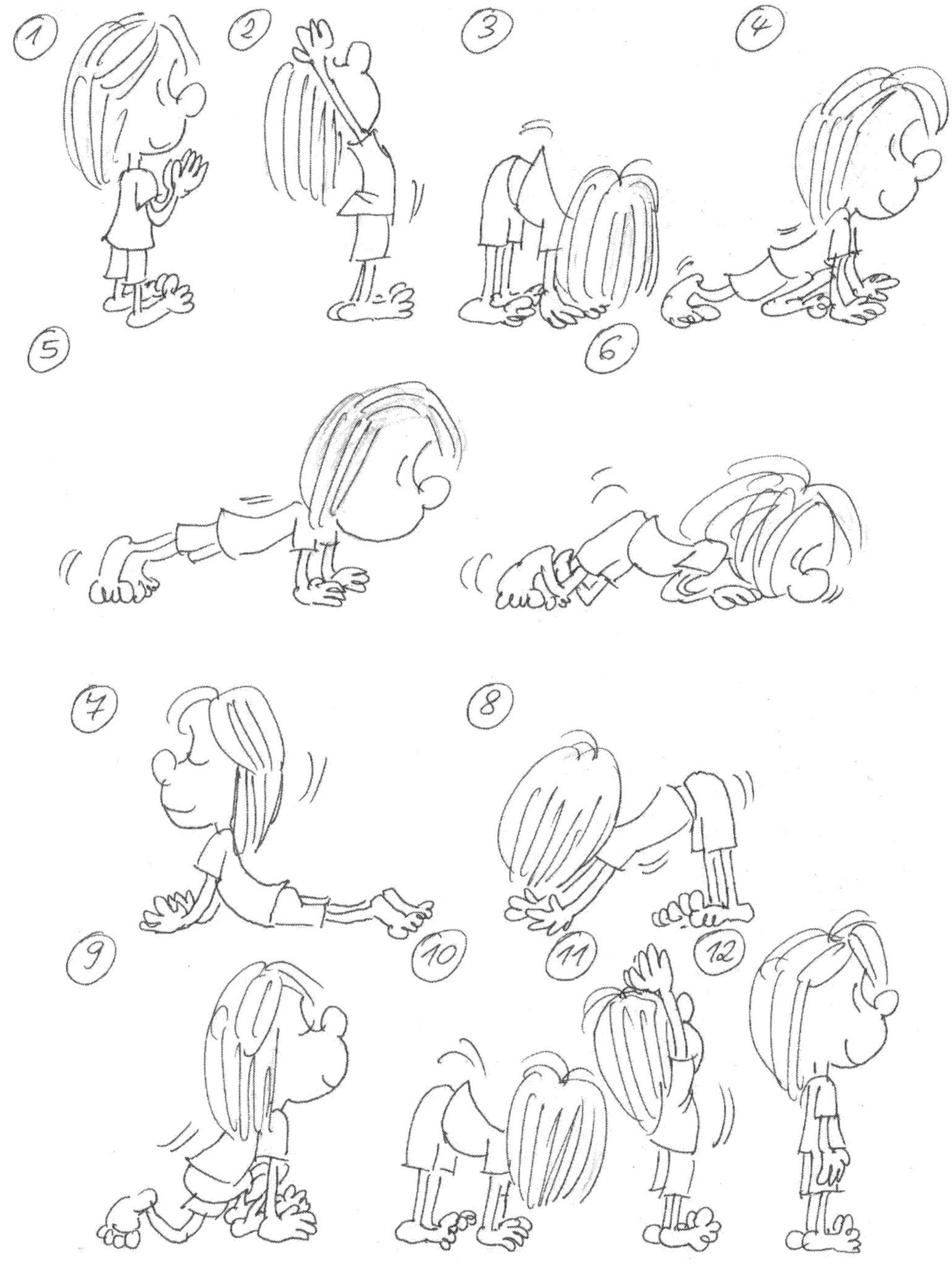

Man muss dem Leib etwas Gutes bieten, damit die Seele Lust hat, darin zu wohnen.

Winston Churchill

4.2 DIE STEHENDE BERGHALTUNG MIT DEN HÄNDEN VOR DEM HERZEN

Stelle dich hüftbreit an den Anfang deiner Matte und nimm die Hände vor dem Herzen zusammen. Ziehe deine Schultern nach hinten und unten, sodass sie weit weg von den Ohren liegen. Die Wirbelsäule ist aufgerichtet und du atmest ein paar Mal tief durch die Nase ein und aus. Drücke die Füße in den Boden und nimm den Boden unter dir bewusst wahr, während du dein Gewicht gleichmäßig auf deine Füße verteilst. Aktiviere deine Oberschenkel, indem du sie nach oben ziehst.

So stehst du fest verwurzelt und geerdet wie ein Berg. Dich kann nichts erschüttern. Bleibe beweglich, erstarre nicht. Du bereitest so den Weg für eine entspannte Yogapraxis vor.

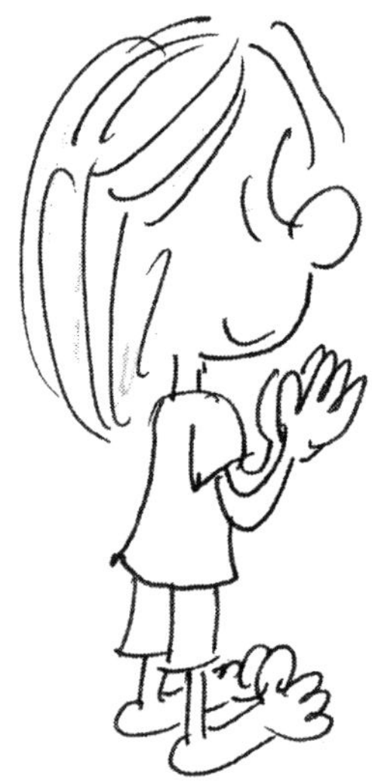

4.3 DIE GESTRECKTE BERGHALTUNG

Mit deiner Einatmung führst du die Arme gestreckt in einem weiten Bogen über die Seite nach oben über deinen Kopf. Der Blick folgt den Armen. Die Handinnenflächen können, müssen sich aber nicht berühren. Achte auf deine Schultern, die weit weg von deinen Ohren bleiben sollten. Öffne die Arme hier sonst ein wenig weiter. Deine Schultern entspannst du, indem du sie nach hinten und unten ziehst. Dein Oberkörper ist aufgerichtet: Stelle dir einen Faden am Scheitel vor, der dich sanft nach oben zieht. Deine Füße sind dein Fundament und deine Arme ragen hoch hinaus.

Während du hier ruhig und gelassen stehst und über dich hinauswächst, lässt du die Luft tief in dich hineinströmen. Auch in dieser Position kann dich nichts aus der Ruhe bringen.

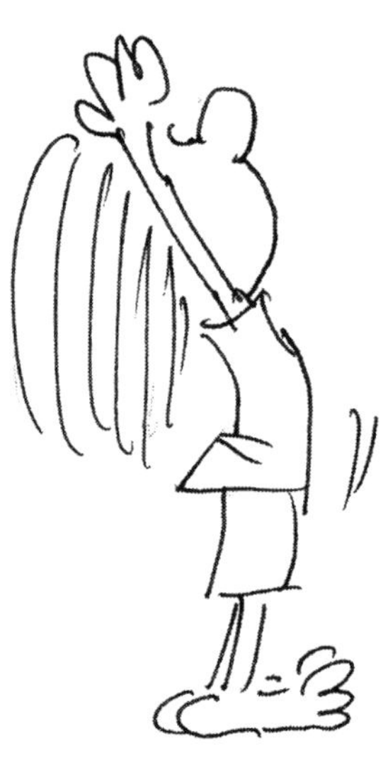

DIE WIRKUNG DER STEHENDEN BERGHALTUNG MIT DEN HÄNDEN VOR DEM HERZEN

Diese Position heißt *Bergposition*, weil sie für deine Kraft, Stabilität und Fokussierung steht. Über deine Füße verwurzelst du dich mit der Erde und stehst so stabil, dass dich nichts und niemand aus dem Gleichgewicht bringen kann. Du verbesserst deine Körperhaltung, stärkst die Muskulatur deines Rumpfs und der Beine. Die Haltung des Bergs wirkt nicht nur körperlich, fördert Selbstvertrauen und Konzentration. Der ruhige und gleichmäßige Atem reduziert Stress.

Tipp>>>

Setze vor den *Sonnengrüßen* eine Intention oder widme die *Sonnengrüße* jemanden, der Kraft und Unterstützung benötigt.

DIE WIRKUNG DER GESTRECKTEN BERGHALTUNG

In diesem Asana wächst du über dich hinaus: Mit den Armen über dem Kopf machst du dich groß und übst dich so in Selbstvertrauen. Nimm die intensive Dehnung deines Brustkorbs wahr und lasse auch dein Herz gen Himmel wachsen, während du über deine Füße fest verwurzelt bist. So verbindest du in einer Haltung Himmel und Erde.

Die *gestreckte Berghaltung* schenkt Kraft in den Armen, Beinen und Rumpf, dass du fast fliegen könntest. Der Atem unterstützt dich und lässt dich einatmend noch größer werden, verbindet dich ausatmend mit der Erde. So findest du deine Balance.

4.4 DIE STEHENDE VORWÄRTSBEUGE

Mit der Ausatmung neigst du deinen Oberkörper mit leicht gebeugten Knien und den Armen über die Seite nach unten in deine Vorbeuge. Deine Hände sind neben deinen Füßen. Mache dir keine Sorgen, wenn die Hände dort nicht ankommen. Du kannst die Knie gerne weiter beugen, um die Hände zum Boden zu bringen. Lasse deinen Kopf entspannt hängen.

Wenn du möchtest, kannst du ihn gerne ein paar Mal zur Seite bewegen und auch vor und zurück. Stelle dir vor, dass du dich selbst vor dir und deinem Körper verneigst.

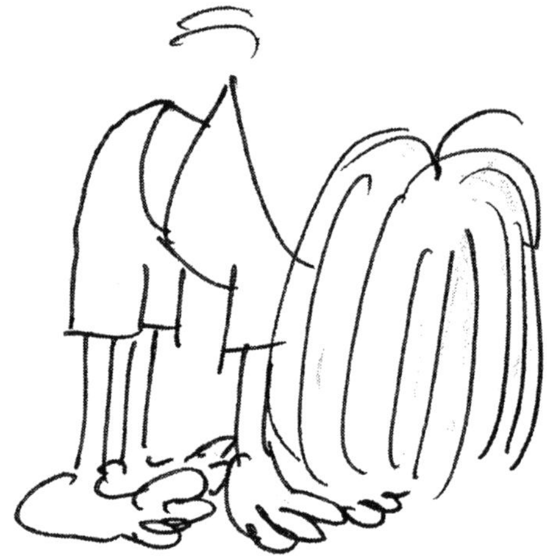

4.5 DIE HALBE VORBEUGE

Mit der nächsten Einatmung stellst du die Hände auf die Fingerspitzen oder nimmst sie an die Schienbeine, streckst Arme, Beine und auch den Rücken. Dein Oberkörper wandert so leicht in die Waagerechte und steht parallel zum Boden. Die Schultern ziehst du nach hinten. Dein Blick ist schräg nach unten und vorne gerichtet, sodass der Nacken lang ist. Auch in der *halben Vorbeuge* fließt dein Atem ruhig und entspannt. Wenn dir danach ist, denke dabei an eine Person oder ein Tier, das dir besonders am Herzen liegt.

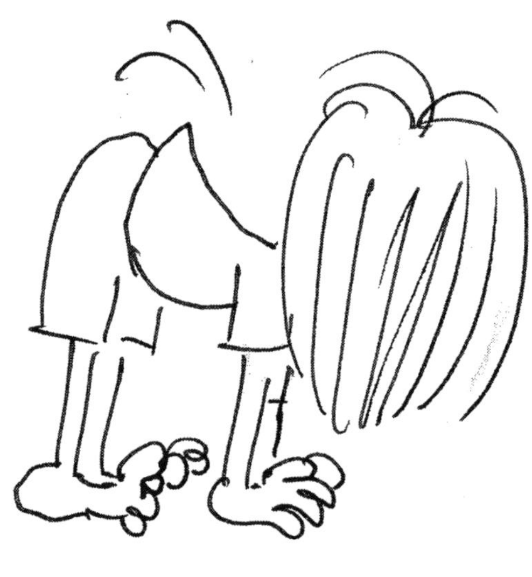

DIE WIRKUNG DER STEHENDEN VORWÄRTSBEUGE

In dieser Position fließt sauerstoffreiches Blut in dein Gehirn, sodass du erfrischt und weniger müde aus der Position kommst. Lässt du deinen Kopf wirklich locker hängen, entspannst du deinen Nacken und die Schultern. In der *Vorwärtsbeuge* dehnst du deinen unteren Rücken und die Rückseite deiner Beine wunderbar. Das wird jedes Mal einfacher. Die *Vorwärtsbeuge* beruhigt dein Nervensystem, so kommst du leicht in dein Gleichgewicht. In dieser Position kannst du Demut vor dem, was dir wirklich wichtig ist, spüren und dich davor verneigen. Toll ist aber auch, sich vor sich selbst zu verneigen und zu bedanken. Das tun wir alle viel zu selten.

Tipp>>>

Um den Kreislauf in Schwung zu bringen, kannst du auch den *halben Sonnengruß* üben. Dafür kommst du nach der *Vorwärtsbeuge* wieder nach oben in den Stand zurück. Gleichzeitig kann man den *Sonnengruß* so auch in beengten Klassenräumen üben.

DIE WIRKUNG DER HALBEN VORBEUGE

Während du den Oberkörper parallel zum Boden ausgerichtet hältst, stärkst du mit der *halben Vorbeuge* deine gesamte Rückenmuskulatur. Gleichzeitig dehnst du deine hinteren Oberschenkelmuskeln. In dieser Haltung öffnest du dein Herz, indem du den Oberkörper und damit auch das Herz anhebst. Einatmend öffnest du dein Herz jedes Mal ein wenig weiter für das, was dir am Herzen liegt.

Tipp>>>

Achte in dieser Position auf den langen Rücken und die Halswirbelsäule in Verlängerung des Rückens. Stelle dir vor, jemand würde ein Tablett auf deinem Rücken abstellen. Kontrolliert am besten gegenseitig eure Rücken. Bei Problemen im unteren Rücken beuge deine Knie sanft.

4.6 DER SPRINTER

Ausatmend führst du das rechte Bein in einem großen Schritt nach hinten. Strecke dein rechtes Bein kraftvoll durch und halte die rechte Ferse in der Luft. Achte auf dein linkes Knie: Es steht im rechten Winkel. Deine Hände stehen links und rechts neben deinem vorderen Fuß. Der Kopf ist die Verlängerung deiner langen, gestreckten Wirbelsäule. Richte deinen Blick nach vorne unten, wach und konzentriert wie ein *Sprinter*, der auf den Startschuss bei einem Rennen wartet. Mit jeder Einatmung nimmst du neue Kraft auf, ausatmend wirst du dir deiner Kraft bewusst.

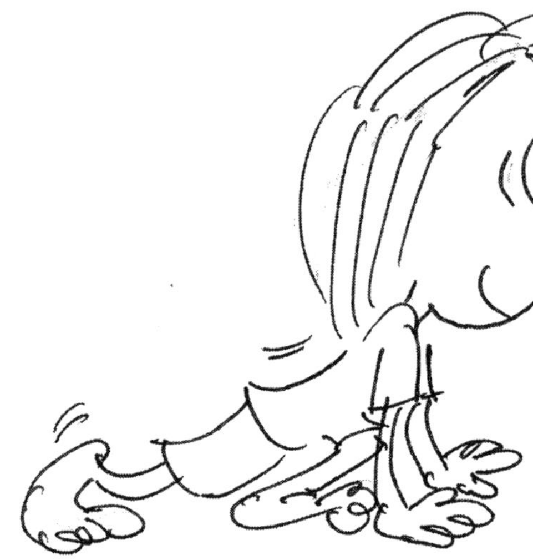

4.7 DER HERABSCHAUENDE HUND

Mit der nächsten Ausatmung stellst du nun deinen linken Fuß neben den rechten und streckst die Beine, bis die Knie nur noch leicht gebeugt sind und dein Rücken gerade und lang ist. Dein Gesäß schiebst du dabei nach oben in Richtung Himmel. Die Fersen bleiben in der Luft. Wer kann, bringt sie zum Boden. Ziehe die Schultern weit weg von den Ohren. Deine Finger sind weit gespreizt und der Blick ruht mittig auf der Matte. Du befindest dich jetzt in der Stellung des *Hundes*. Genieße die Welt auf dem Kopf und schließe für ein paar Atemzüge die Augen.

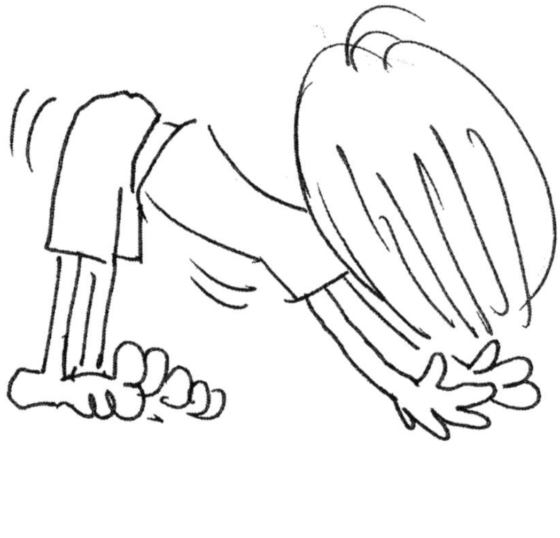

DIE WIRKUNG DES SPRINTERS

Der Ausfallschritt streckt zunächst wunderbar deine Wirbelsäule vom Steißbein bis in die Halswirbel und kräftigt den Rücken. Neben dem Bauch dehnst du die Leisten und die Oberschenkelvorderseiten. Das hintere Bein wird gestärkt. Vor allem verbesserst du mit dem *Sprinter* die Beweglichkeit deiner Hüften, die unter dem vielen Sitzen sehr leiden müssen und steifer werden. Dein fokussierter Blick sorgt für Konzentration.

Tipp>>>

Platziere unter deinen Händen zwei dicke Bücher oder, falls vorhanden, zwei Yogablöcke.

DIE WIRKUNG DES HERABSCHAUENDEN HUNDES

Das Multitalent dehnt die Beinrückseiten und deinen Rücken. Auch die Schultern weitest du herrlich in dieser Position. Deine Arme und Beine teilen sich das Gewicht des Körpers und werden so gekräftigt. Der Kopf darf wie in allem Umkehrpositionen loslassen und genießen, wird er doch mit viel Sauerstoff versorgt. So schenkt der *Hund* wunderbare Ruhe und Gelassenheit, beruhigt das strapazierte Nervensystem und das Herz schlägt langsamer und ausgeglichener. Du regenerierst, während du kopfüber eine neue Perspektive auf die Welt einnimmst.

Tipp>>>

Gehe wie ein Hund spazieren: Beuge dafür abwechselnd die Beine und bewege die Hüften.

4.8. DAS BRETT

Einatmend fließt du vom *Hund* nach vorne in ein starkes *Brett*: Gesäß, Oberkörper und Kopf liegen auf einer Linie. Blicke nach unten auf deine Matte und nimm in dieser kraftvollen Position deine Stärke wahr. Deine Arme und Beine sind gestreckt und du spürst die Kraft im gesamten Körper, vor allem aber im Rumpf.

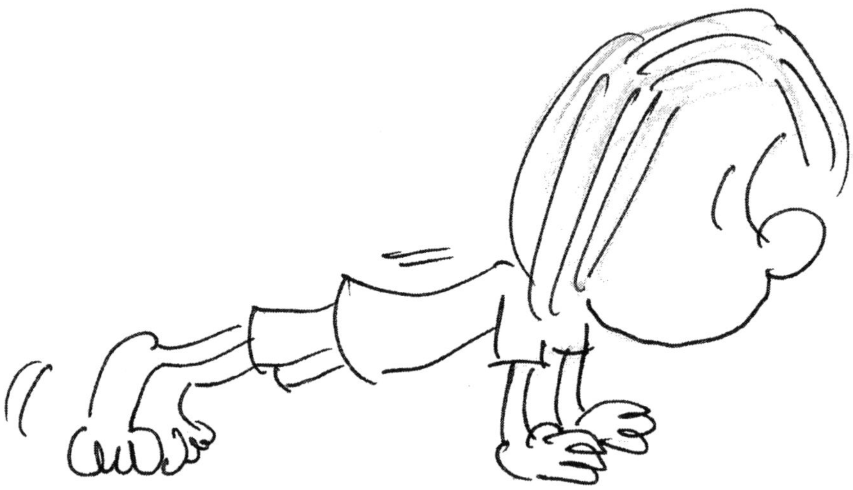

4.9 DER WEG IN DIE BAUCHLAGE

Setze deine Knie am Boden ab, während dein Blick nach unten und leicht schräg nach vorne gerichtet ist. Ziehe noch einmal die Schultern nach hinten und unten. Halte den Bauch aktiv und beuge die Ellbogen gleichzeitig nach hinten und halte sie eng am Körper. Sinke dann ausatmend langsam zu Boden und bleibe dabei im Körper gerade wie ein Brett. Atme, am Boden angekommen, in der Bauchlage wieder in deiner dreiteiligen Atmung tief ein und aus.

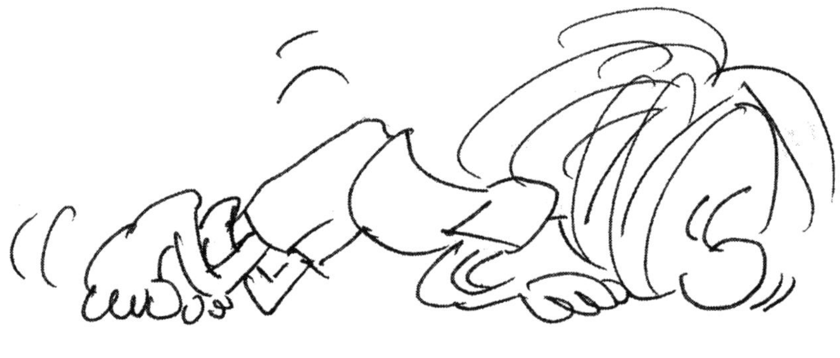

DIE WIRKUNG DES BRETTS

Die herausfordernde Haltung des *Bretts* kräftigt Körper und Geist zugleich. Auf der körperlichen Ebene stärkst du nicht nur Arme, Handgelenke und Beine, sondern auch Gesäß, Bauch und die Muskulatur des Rumpfs. Da die Übung deine ganze Kraft fordert, musst du deinen Kreislauf aktivieren und meistens auch tiefer ein- und ausatmen, um deinem Körper energiereichen Sauerstoff zu schenken. Du übst dich in Willenskraft und Durchhaltevermögen und überwindest innere Widerstände. Das hilft dir, den Alltag gelassener anzugehen.

Tipp>>>

Setze im *Brett* gerne die Knie ab, das spart Kraft.

DIE WIRKUNG DES WEGES IN DIE BAUCHLAGE

Diese Übung fordert wie das *Brett* deine ganze Kraft und trainiert Rumpf- und Bauchmuskulatur. Dazu sorgst du für gut trainierte Oberarme, die dein Gewicht halten. Du schulst auch deine Koordination, weil du viele Bewegungen gleichzeitig ausführst: die Arme beugen, die Knie absetzen und zum Boden absenken. Dies funktioniert nur, wenn du dabei konzentriert bist.

Tipp>>>

Wenn du eine Pause brauchst, bleibe hier am Boden ein paar Atemzüge liegen und konzentriere dich auf dich und deinen Atem. Lege die Arme dafür rechts und links neben deinem Rumpf ab und drehe den Kopf zu einer Seite.

4.10 DIE KOBRA

Für die *Kobra* streckst du deine Füße um und drückst den Fußspann in den Boden. Die Hände stellst du neben deiner Brust auf. Vergewissere dich, dass sie direkt unter den Schultern stehen. Schlängele dich einatmend nach vorne und oben und öffne so deinen Brustkorb. Dabei ist auf deinen Händen kaum Gewicht. Der Blick ist schräg nach vorne ausgerichtet, sodass die Wirbelsäule lang ist. Auch in dieser Position sind deine Schultern entspannt und dein Atem fließt gleichmäßig.

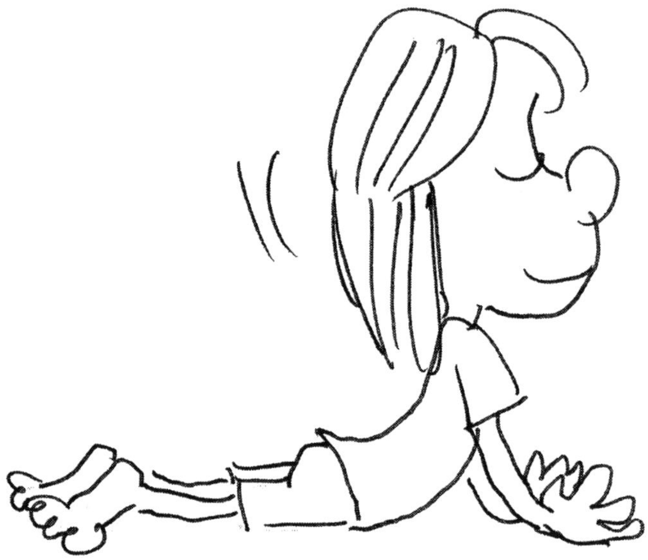

4.11 DAS KIND

Gib dann ausatmend etwas Gewicht in deine Hände, komme in den Vierfüßlerstand und schiebe dein Gesäß auf deine Fersen. Die Hände legst du rechts und links mit den Handflächen nach oben neben den Rumpf. Der Kopf ruht auf der Matte. In der Position des *Kindes* kannst du dich einige Atemzüge ausruhen. Einatmend entspannst du Körper und Seele und ausatmend lächelst du dir zu.

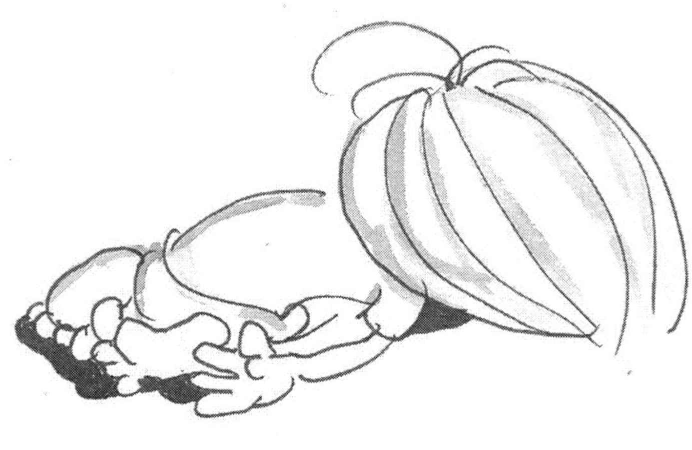

DIE WIRKUNG DER KOBRA

Auf körperlicher Ebene öffnest du den Brustkorb und dehnst deine Bauchmuskulatur, während dein Rücken und Gesäß gekräftigt werden. Die *Kobra* ist als Rückbeuge ein perfektes Gegengewicht zu krummen, nach vorne geneigten Oberkörpern am Schreibtisch oder am Handy und zu unserer häufig schlaff durchhängenden Sitzweise. Diese Haltung fördert dein Selbstbewusstsein, da du dich mit erhobenem Oberkörper aufrichtest.

Dein Herz ist weit geöffnet für Neues und Dinge, die dir am Herzen liegen. Die *Kobra* kann aber noch mehr: Ihre fast schon majestätische Haltung fördert deine Konzentrationsfähigkeit und kann dich so in stressigen Momenten sanft beruhigen.

DIE WIRKUNG DES KINDES

Du rundest deine Wirbelsäule in dieser Vorbeuge sanft und dehnst deine Oberschenkel. Für den Schulter- und Nackenbereich ist die Position eine Wohltat. Auch der Kopf kann loslassen und ruht schwer und entspannt auf der Matte. In dieser Position darfst und sollst du versinken und den Blick nach innen richten. Bist du müde, gestresst oder angespannt, ist das *Kind* zum Ausruhen bestens geeignet. Auch Kopfschmerzen kann es abmildern.

Tipp>>>

Wann immer du das Gefühl hast, eine Pause zu benötigen, finde deinen Weg in die Position des *Kindes* und verweile hier ein paar Atemzüge.

4.12 DER HERABSCHAUENDE HUND

Mit deiner nächsten Einatmung stellst du die Zehenspitzen auf und schiebst dich ausatmend zurück in die Position des *herabschauenden Hundes*. Beuge die Knie und schiebe dein Gesäß nach oben; so wird der Rücken noch länger. Achte auf die korrekte Ausrichtung der Schultern, weit weg von den Ohren. Lasse deinen Atem ruhig und entspannt fließen.

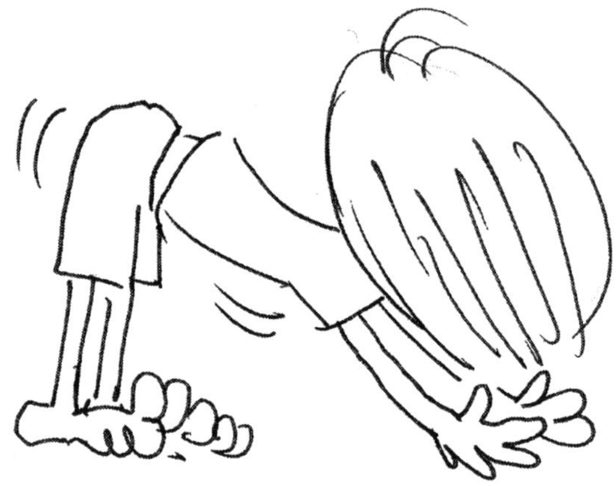

4.13 DER SPRINTER

Dann hebst du einatmend dein rechtes Bein nach hinten und oben und stellst es ausatmend mit ein oder zwei Schritten vorne zwischen den Händen ab. Du bist jetzt wieder im *Sprinter*. Diesmal steht das rechte Bein vorn im rechten Winkel. Das linke Bein ist gestreckt und kraftvoll. Auch in diesem *Sprinter* ist der Blick klar und fokussiert nach schräg vorne gerichtet.

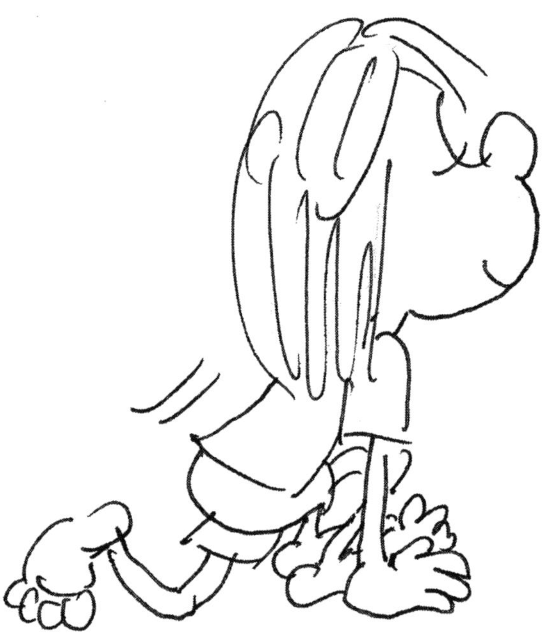

DIE WIRKUNG DES HERABSCHAUENDEN HUNDES

Zurück im *Hund* sind die Beinrückseiten eventuell schon gedehnter und dein Rücken ist länger. Auch die Schultern sind vielleicht schon geweiteter als im ersten *Hund* des Tages. Deine Arme und Beine teilen sich das Gewicht des Körpers und werden so gekräftigt. Kopf und Gehirn werden wieder mit einer Extraportion Sauerstoff versorgt, während du Ruhe und Gelassenheit einatmest. Dein Herz schlägt ausgeglichen. Die Welt auf dem Kopf bietet dir eine neue Perspektive auf dich und die Welt.

Tipp>>>

Verweile für fünf Atemzüge im *Hund* und blubbere ausatmend wie ein Pferd mit den Lippen.

DIE WIRKUNG DES SPRINTERS

Der Ausfallschritt auf der anderen Seite streckt deine Wirbelsäule erneut und kräftigt den Rücken. Du dehnst die Leiste und die Oberschenkelvorderseite auf der anderen Seite. Die Muskulatur des hinteren Beins wird gedehnt, die des vorderen gestärkt. Die Hüfte ist wieder für die Öffnung dankbar und du übst dich in Konzentration und Fokussierung.

4.14 DIE STEHENDE VORWÄRTSBEUGE

Stelle ausatmend das linke Bein neben das rechte. Ziehe den Kopf in Richtung deiner Knie und lasse ihn dann los. Die Beine dürfen gerne gebeugt sein. Vielleicht musst du die Beine jetzt weniger beugen und kommst tiefer in die Position. Lasse hier noch einmal alles los und atme tief ein und aus.

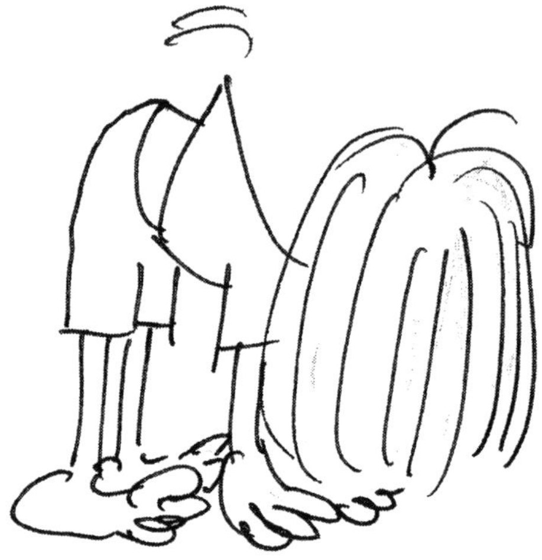

4.15 DIE GESTRECKTE BERGHALTUNG

Beuge dann sanft deine Beine und führe den Oberkörper einatmend mit gestreckten Armen über die Seite zurück nach oben in den Stand. Deine Schultern und dein Gesicht sind entspannt. Verwurzele dich gut mit den Füßen, während Arme und Brustkorb gen Himmel streben.

Vielleicht zeigt sich ein zartes Lächeln auf deinem Gesicht.

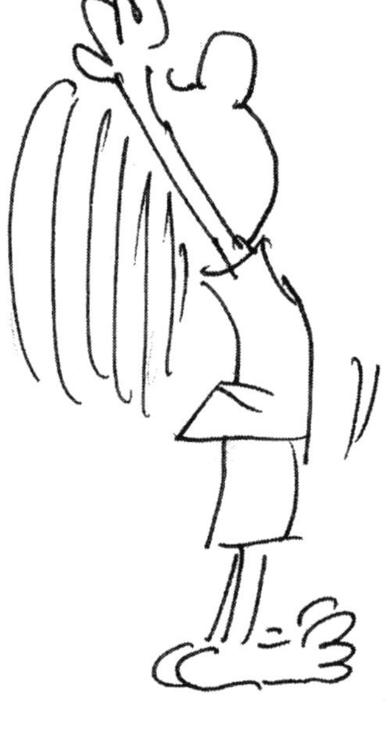

DIE WIRKUNG DER STEHENDEN VORWÄRTSBEUGE

Erneut fließt Sauerstoff in deinen Kopf und vertreibt Müdigkeit und Anspannung. Deine Nacken- und Schulterpartie kann hier loslassen und Verspannungen verschwinden wie von selbst. Die Dehnung der Beinrückseiten fällt leichter, sodass du tiefer in die Position gehen kannst. Du hast noch einmal die Möglichkeit, Altes und Verbrauchtes loszulassen.

Tipp >>>

Greife die gegenüberliegende Ellbogen und wiege dich sanft von links nach rechts. Lass deinen Kopf dabei hängen.

DIE WIRKUNG DER GESTRECKTEN BERGHALTUNG

Nach dem Weg aus der *Vorbeuge* nach oben wächst du wieder über dich hinaus, während sich deine Füße fest auf dem Boden erden. Die Öffnung des Brust- und Bauchraums ist durch die ausgestreckten Arme deutlich zu spüren: Du wirst mit jedem Atemzug selbstbewusster und größer.

4.16 DIE BERGHALTUNG MIT DEN HÄNDEN VOR DEM HERZEN

Kehre dann ausatmend in die Ausgangsposition zurück und führe die Hände vor dem Herzen zusammen. Drücke die Füße mit gleichmäßig verteiltem Gewicht in den Boden. Die Schultern ziehst du nach hinten und unten. Der Scheitel als Krone des Kopfs strebt in die entgegengesetzte Richtung nach oben. Schließe deine Augen: Nimm dich und deinen Körper wahr und blicke nach innen: Was fühlst du? Wie fühlt sich dein Körper an? Bist du zufrieden?

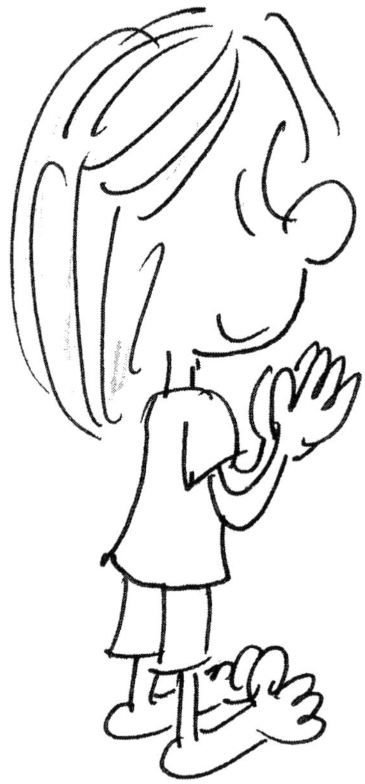

DIE WIRKUNG DER BERGHALTUNG MIT DEN HÄNDEN VOR DEM HERZEN

Nimm deine klare Körperhaltung, die gestärkte Muskulatur deines Rumpfs und der Beine wahr. Spüre die gewonnene Kraft und Stabilität. Du bist über deine Füße mit der Erde verwurzelt und stehst so sicher, dass dich nichts und niemand aus dem Gleichgewicht bringen kann.

Tipp>>> Nachspüren

Nach ein paar Runden *Sonnengruß* lohnt es sich, kurz innezualten und nachzuspüren. Nimm deinen Körper wahr:

- Wie fühlt er sich an?
- Welchen Körperteil kannst du besonders wahrnehmen?
- Wie fließt dein Atem?
- Wohin fließt er?

Tipp>>>

Erinnere dich an deine Intention und blicke einen Moment nach Innen: Konntest du die Intention umsetzen?

Dann lasse die Intention los und sei bereit für das, was kommt.

Kapitel 5

YOGA IM KLASSENRAUM

5.1 EINLEITUNG

Yoga lässt sich leicht und effektiv in den normalen und manchmal fordernden Schulalltag einbauen und hilft dir, Verspannungen bzw. Anspannungen in Körper und Geist zu lösen. So findest du zu Leichtigkeit zurück. Zu langes, krummes Sitzen führt in Schultern, Nacken und Rücken manchmal zu Schmerzen oder sogar zu Schäden.

Ohne viel Zeitaufwand kannst du im Stehen oder Sitzen üben, ganz wie du willst. Du linderst nicht nur körperliche und seelische Anspannung, sondern beugst ihnen vor, schenkst dir Gelassenheit und kannst sogar Erschöpfung, Müdigkeit und Aggressionen abbauen. Nach den Übungen bist du wieder frisch und entspannt und gehst konzentriert ans Werk. So einfach kannst du Wohlbefinden, Konzentration und Leistungsbereitschaft fördern.

Wenn du weißt, wie du dich körperlich entspannen kannst, bist du gefeit vor Stress. Die kleinen, aber sehr wirksamen Yogaübungen sind direkt nach der Pause zu Beginn der Stunde oder auch einfach zwischendurch einsetzbar. Für die beste Wirkung solltest du sie einige Male wiederholen. Und am besten führst du gleich mehrere Übungen hintereinander durch.

Mit der Zeit macht das wirklich Spaß, besonders wenn du dir dein eigenes Yogaset ganz nach deinen Bedürfnissen zusammenstellst. Je besser du dich und die Asanas kennenlernst, desto genauer spürst du, was du brauchst und wie intensiv du üben willst. Besonders wirksam werden die Übungen, wenn du sie mit deinem tiefen, langen Atem verbindest.

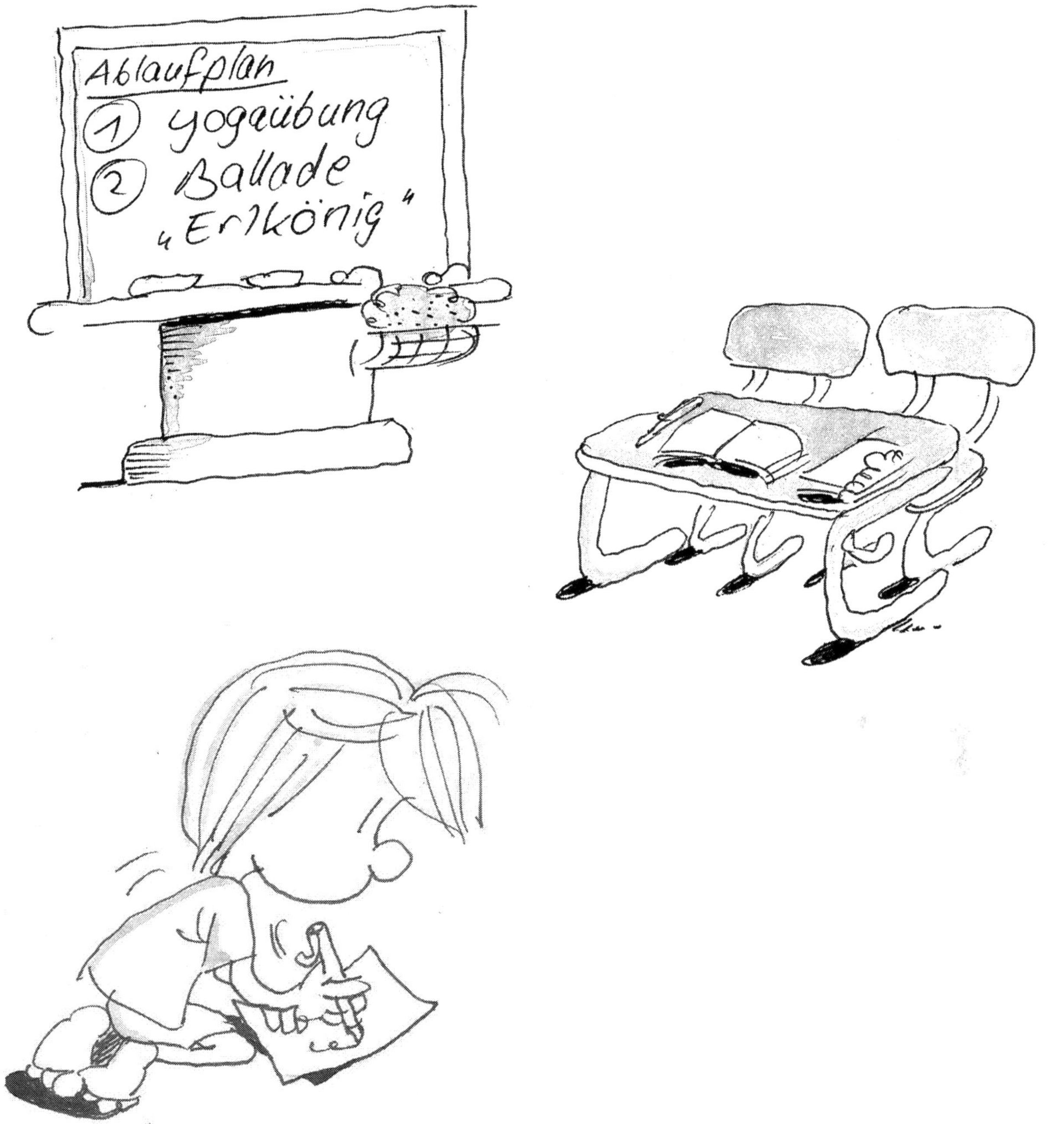

Es gibt nichts Gutes, außer man tut es.

Erich Kästner

5.2 ÜBUNGEN IM STAND IM KLASSENRAUM

5.2.1 DREIMAL ENTSPANNTE SCHULTERN

ENTSPANNTE SCHULTERN 1

Stelle dich in die *Berghaltung* und hebe deine Arme mit der Einatmung nach oben bis über den Kopf. Verschränke die Hände und drehe die Handflächen nach oben.

Lasse ausatmend die Schultern sinken und wachse mit der nächsten Einatmung innerlich nach oben.

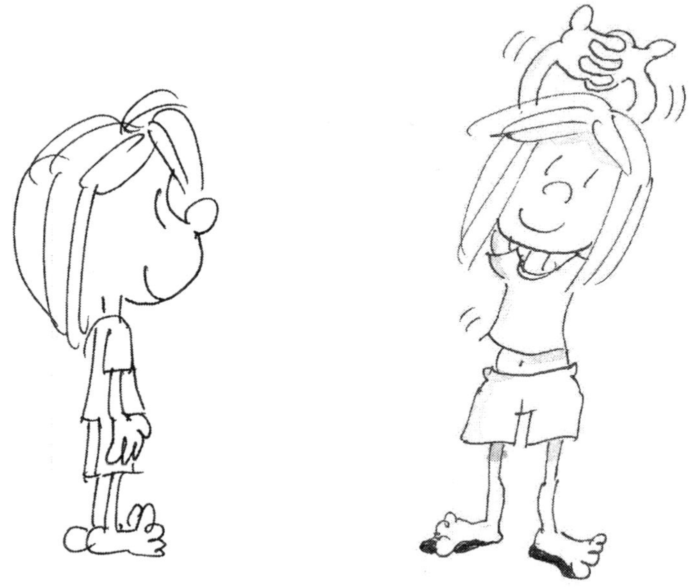

ENTSPANNTE SCHULTERN 2

Stelle dich in die *Berghaltung* und hebe mit der Einatmung die Schultern bis an die Ohren, lasse die Schultern mit der Ausatmung langsam wieder sinken.

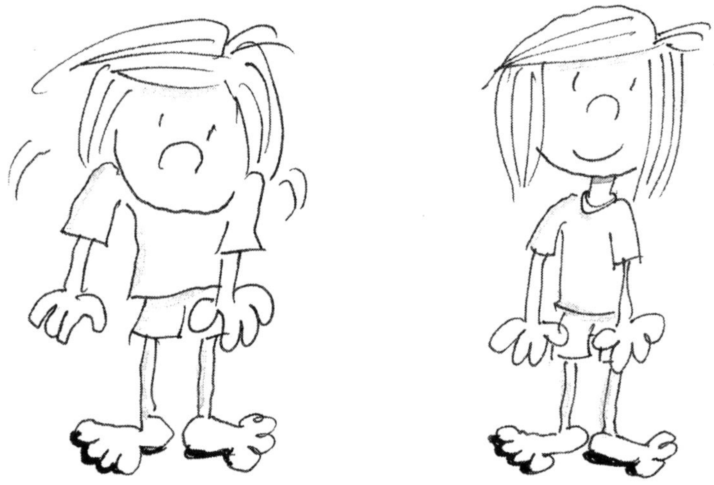

DIE WIRKUNG DER ÜBUNGEN FÜR DIE SCHULTERN

Unsere Schulter- und Nackenpartie ist oft verspannt. Yogaübungen sind eine Wohltat für diesen sensiblen Bereich. Da wir in der Schule viel sitzen, kommt es zu Verspannungen, Verkrampfungen und Verhärtungen der Muskeln und diese können sogar für Schmerzen im Nacken und Kopfschmerzen verantwortlich sein.

Häufig ziehen wir in stressigen Situationen auch die Schultern unwillkürlich nach oben und durch das viele Schreiben am Handy krümmen wir unseren Nacken zu sehr nach vorne und üben so Druck auf unsere Halswirbelsäule aus.

Durch die ersten beiden Übungen entspannst und stärkst du deine Muskeln, während in der dritten Übung die Schultergelenke durch das Rotieren wieder beweglicher werden. Wer diese Übungen regelmäßig ausführt, wirkt Verspannungen durch den Muskelaufbau entgegen.

Eine entspannte Hals- und Nackenmuskulatur führt manchmal zu dem Gefühl von mehr Freiheit und Offenheit in diesem Bereich. Noch eins: Eine entspannte Schulter- und Nackenmuskulatur ist Grundvoraussetzung für einen entspannten Rücken.

Tipp >>>

Um deine Schulter- und Nackenpartie auch im Alltag zu entlasten, solltest du darauf achten, die Schultern weit weg von den Ohren zu halten. Mache es dir zur Aufgabe, mindestens einmal in der Stunde auf deine Schultern zu achten.

Tipp >>>

Selbstverständlich kannst du die Übungen auch genauso gut im Sitzen ausführen.

Nimm dir am Ende der Übungen einen Augenblick Zeit, um nachzuspüren.

ENTSPANNTE SCHULTERN 3

Stelle dich in die *Berghaltung* und umgreife mit den Händen deine Schultern: Der Daumen zeigt nach hinten und die hinteren Finger schauen nach vorne. Kreise die Schultern über vorne und oben nach hinten und unten. Einatmend hebst du deine Schultern nach vorne und oben und ausatmend lässt du sie wieder sinken.

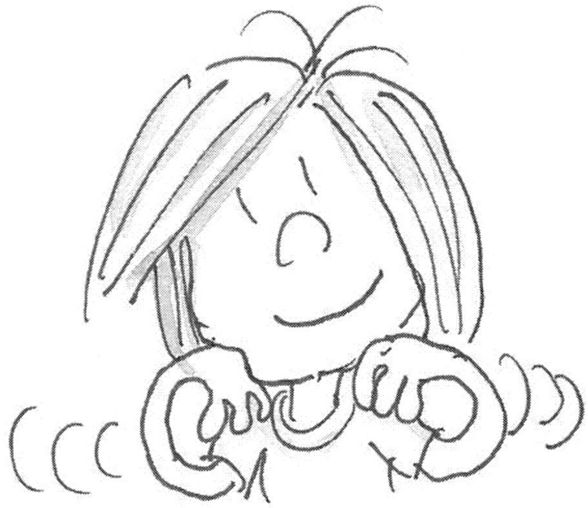

Tipp>>>

Übe unbedingt vorsichtig und ohne großen Druck in diesem sensiblen Bereich.

Um einem Handynacken entgegenzuwirken, solltest du beim Benutzen des Handys darauf achten, den Nacken nicht zu weit nach vorne zu neigen. Du übst sonst zu viel Druck auf deine Halswirbelsäule aus.

Tipp>>>

Gestalte ein 2-Minuten-Yoga-Set für den Unterricht. Achte dabei auf die Bedürfnisse der unterschiedlichen Klassen und starte somit entspannt den Unterricht:
1 Moment Stille
1 Atemübung
1 Asana

2-Minuten-Yoga-Themenwochen gestalten:
z. B.: Woche der entspannten Schultern, Woche der Gelassenheit...
Das Thema könnte mit einem passenden Spruch auf einem Plakat festgehalten werden und so für alle gut sichtbar sein.
Der Fantasie sind keine Grenzen gesetzt.

5.2.2 ÜBUNGEN FÜR KOORDINATION UND KONZENTRATION

Nach einigen Schulstunden kann die Konzentration schon mal nachlassen. Ein kurzes Yogaset wirkt oftmals Wunder und wir sind alle wieder konzentrierter bei der Sache.

KOORDINATION UND KONZENTRATION 1: ZEHENSTAND

Stelle dich in die *Berghaltung* und hebe deine Arme mit der Einatmung nach oben bis über den Kopf und komme auf die Zehenspitzen. Ausatmend senkst du die Arme und kommst wieder auf die Fersen. Wenn du möchtest, schließe beim nächsten Mal die Augen.

Wenn du dich noch mehr fordern willst, drehst du dich ausatmend auf den Zehenspitzen mit dem Oberkörper zur Seite.

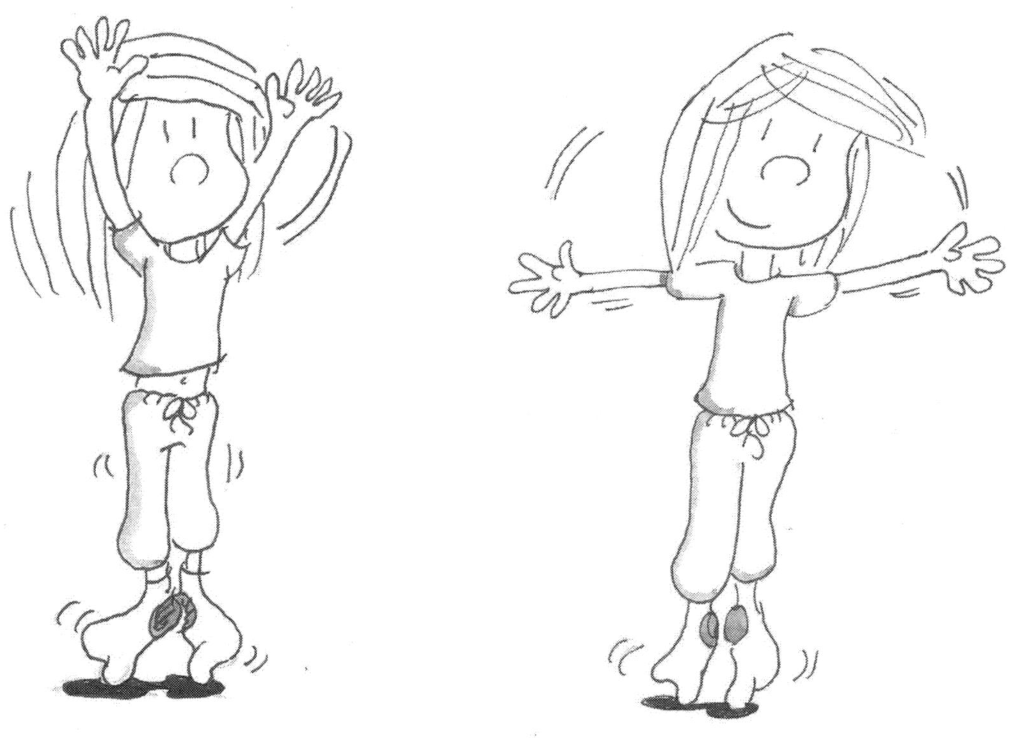

DIE WIRKUNG DER KONZENTRATIONS- UND KOORDINATIONSÜBUNGEN

Bei den Übungen für die Konzentration und Koordination müssen Gehirn, Nerven und Muskeln zusammenspielen: Mithilfe unseres Gehirns und unserer Nerven werden an die Muskeln Impulse und Informationen zur Zusammenführung einer Bewegung übermittelt. Das spielt bei jeder Bewegung unseres Lebens eine Rolle. Als du laufen gelernt hast, musste dein Körper die Bewegung mit der richtigen Anspannung des jeweils richtigen Muskels mühsam lernen.

Zur Koordination kommt in diesen Übungen noch die Konzentration dazu: die Fähigkeit, die Aufmerksamkeit ganz bewusst auf ein Ziel zu richten. Je komplexer die Bewegung ist, desto schwieriger ist das Zusammenspiel. Du wirst merken, dass dir dies – je nach Tagesform – immer besser gelingt. Achte bei allen Übungen darauf, dass du dein Gesicht nicht verkrampfst und den Kiefer locker hältst.

DIE WIRKUNG DES ZEHENSTANDES

Die Übung ist gut für deinen Gleichgewichtssinn und stärkt deine Bein- und Fußmuskulatur. Du wirst schnell merken, dass du besonders die Muskulatur der Waden aufbaust. Außerdem werden deine Zehen gedehnt, die durch unsere Lebensweise oft verkürzt sind. Du kräftigst deine Rumpfmuskulatur und aktivierst dein Kreislaufsystem.

Tipp>>>

Du kannst diese Übung auch im Gehen praktizieren: Laufe 25 Schritte auf deinen Zehenspitzen und dann einmal 25 Schritte auf deinen Ballen. Willst du dich besonders herausfordern, zeichne dir eine Linie auf den Boden und laufe deine 25 Schritte auf dieser Linie.

KOORDINATION UND KONZENTRATION 2: ABFOLGE MIT GEBEUGTEM BEIN

Stelle dich erneut in die *Berghaltung*. Einatmend hebe den rechten Arm gestreckt nach oben, bis der Oberarm neben dem rechten Ohr angekommen ist.

Ausatmend hebe das linke Knie und führe die rechte Hand auf das linke Knie.

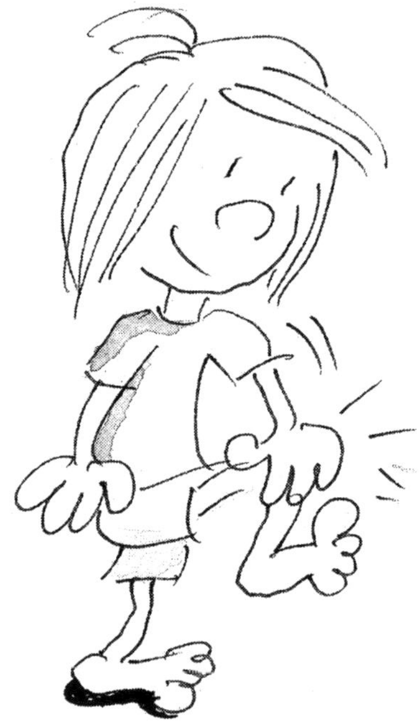

Einatmend hebe den rechten Arm wieder nach oben, ausatmend senke den rechten Arm und stelle auch den Fuß auf den Boden. Wechsle die Seite und achte darauf, im Rhythmus deiner Atmung zu bleiben. Wackelst du sehr, halte dich an einem Stuhl fest.

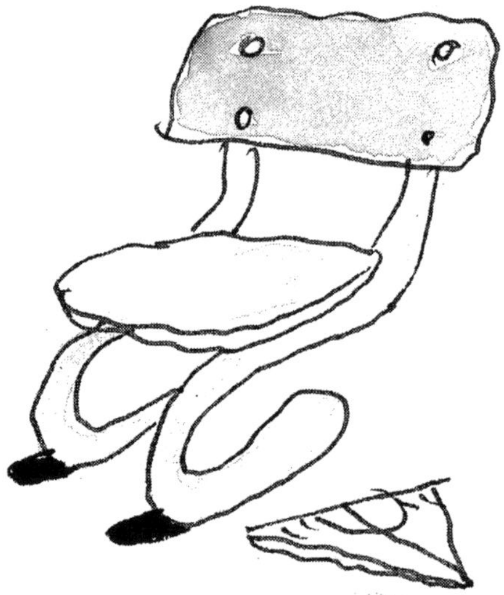

DIE WIRKUNG DER ABFOLGE MIT GEBEUGTEM BEIN

In dieser Abfolge trainierst du deine Koordinations- und auch Konzentrationsfähigkeit im besonderen Maße, da die rechte Körperseite etwas anderes ausführt als die linke. Dies aktiviert die Verbindung zwischen rechter und linker Gehirnhälfte. Die Rücken- und Beinmuskulatur wird gestärkt.

Tipp>>>

Bei diesen Übungen empfiehlt es sich für den Vormachenden, die Übenden zu spiegeln.

Tipp>>>

Auch zu diesem Thema lässt sich gut ein 2-Minuten-Yoga-Set entwickeln:
1 Runde Sitzen mit geschlossenen Augen
1 Runde Wechselatmung
1 Baum rechts und links

KOORDINATION UND KONZENTRATION 3: DER BAUM

Verlagere dein Gewicht auf dein rechtes Standbein und führe die linke Fußsohle an Ober- oder Unterschenkel deines rechten Beins. Komme in den *Baum* und nimm die Hände vor dem Herzen zusammen und halte hier drei tiefe Atemzüge. Verwurzele dich in den Boden und hebe die Arme einatmend nach oben und senke sie ausatmend wieder. Wiederhole dies einige Male und halte die Arme dann über deinen Kopf. Wer mutig ist, schließt die Augen.

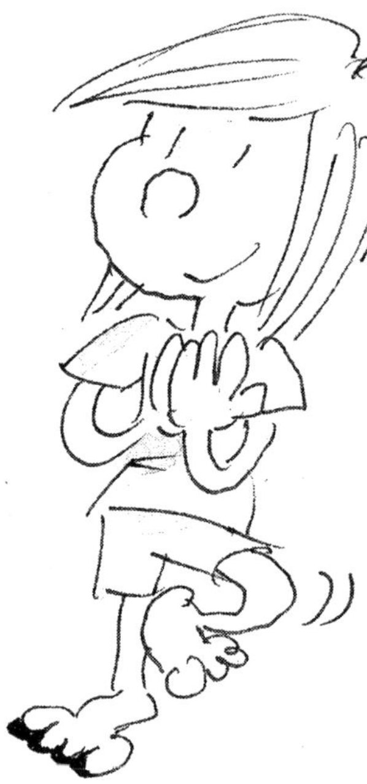

Tipp>>>

Wer im Klassenraum die Schuhe nicht ausziehen möchte, legt den Knöchel auf den Oberschenkel.

DIE WIRKUNG DES BAUMS

Diese Haltung schult dein Gleichgewicht und stärkt gleichzeitig deine Konzentration. Du trainierst hier besonders deine Hüftmuskulatur und stärkst deinen Knöchel. Gleichzeitig öffnest du deinen Brustkorb und stärkst die tiefe Rückenmuskulatur. Du kannst den *Baum* auch gut üben, wenn du einen Ausgleich in anstrengenden Situationen benötigst, da er deinen Geist beruhigt. Der *Baum* kann Nervosität entgegenwirken.

Tipp>>>

Denke an eine Linie, die senkrecht durch deinen Körper läuft. Bleibe ihr nah und du kannst stehen bleiben. Verlässt du sie zu weit, fällst du um. Atme aus und gehe sanft in die Knie, wenn du aus dem Gleichgewicht kommst. Klappt das alles nicht, lege einen oder zwei Finger auf die Stuhllehne und stütze dich ab.

Fällt dir die Übung besonders leicht, dann schließe einmal deine Augen oder stelle dich auf ein weiches Kissen oder Ähnliches.

Ihr könnt euch im Klassenraum auch im Kreis im *Baum* aufstellen und euch gegenseitig einen Ball zuwerfen. So trainiert ihr eure Koordinationsfähigkeit noch besser.

Tipp>>>

Sprich im Geiste den Satz:
„Ich bin im Gleichgewicht und verbinde den Daumen jeweils abwechselnd zu den einzelnen Wörtern mit einem anderen Finger"
Ich: Daumen und Zeigefinder
bin: Daumen und Mittelfinger
im: Daumen und Ringfinder
Gleichgewicht: Daumen und kleiner Finger

5.2.3 DREI ASANAS FÜR EINEN ENTSPANNTEN RÜCKEN

ENTSPANNTER RÜCKEN 1: KAKTUSARME IM STAND

Begib dich in die *Berghaltung*. Halte die Arme seitlich waagerecht. Nun beuge nur deine Unterarme senkrecht nach oben. Das ist die sogenannte *Kaktusarmhaltung*. Die Schultern haben maximalen Abstand zu den Ohren.

Mit der Ausatmung drehst du den Oberkörper jeweils zur Seite, einatmend kehrst du in die Mitte zurück. Achte darauf, dass wirklich nur der Oberkörper dreht und die Hüfte stabil bleibt.

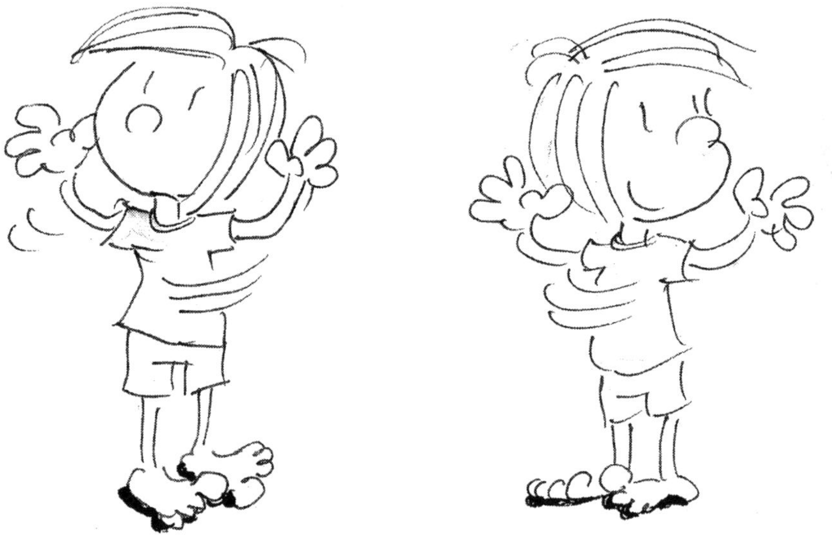

DIE WIRKUNG DER KAKTURSARME IM STAND

Mit dieser Übung entspannst du deine Schultern und bringst Bewegung in deine Brustwirbelsäule. Dadurch wird dieser Bereich wieder flexibler und geschmeidiger. Dies wirkt sich auf deine Atmung aus, die mit einer beweglichen Brustwirbelsäule freier wird. Vielleicht hast du nach dieser Übung auch das Gefühl, mehr Weite und Raum im Brustkorb zu haben.

Tipp>>>

Rückenprobleme können auch mit innerer Anspannung zusammen hängen. Löse dich vor den Übungen für einen entspannten Rücken bewusst von dieser Anspannung, indem du beispielsweise doppelt so lang ausatmest.

ENTSPANNTER RÜCKEN 2: STUHL UND KATZE-KUH IM STAND

Führe die Arme im Stand einatmend gestreckt nach oben, entspanne deine Schultern. Setze dich dann tief, indem du die Beine beugst, als ob du dich auf einen Stuhl setzen wolltest. Halte diese Stellung für 3-5 Atemzüge.

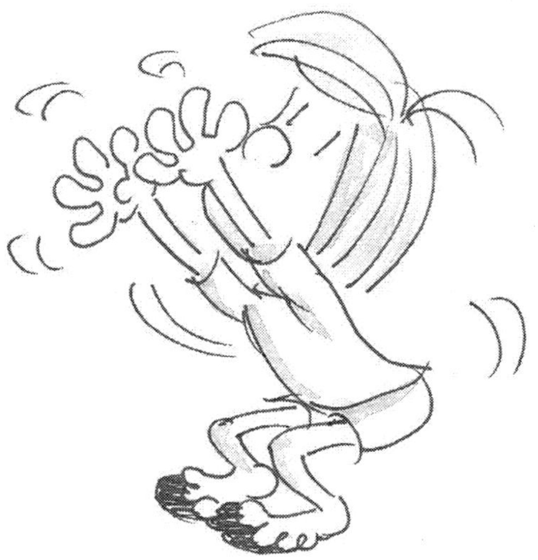

Lege dann deine Hände auf deine Oberschenkel und schiebe deinen Rücken einatmend in ein geführtes Hohlkreuz. Nun runde deinen Rücken ausatmend. Wiederhole dies so lange, bis sich dein Rücken wohlig anfühlt.

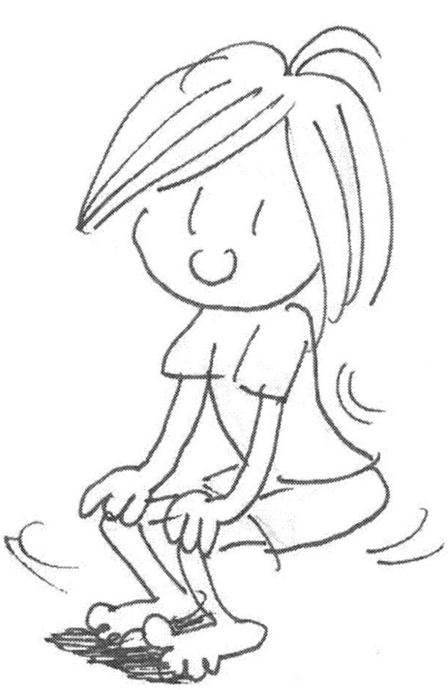

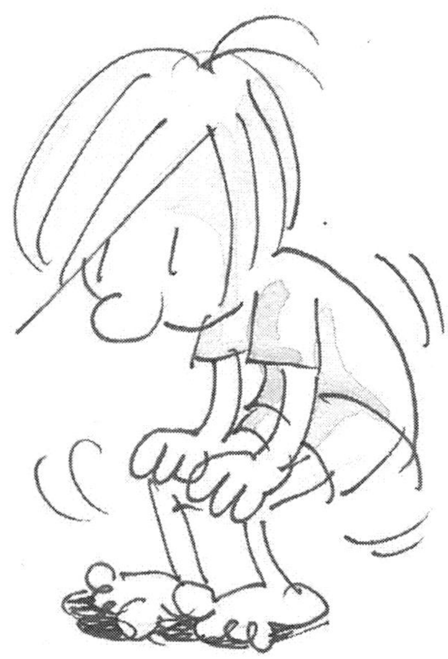

ÜBUNG 2: STUHL UND KATZE-KUH IM STAND

Der *Stuhl* lässt alle Muskeln im Rücken arbeiten und stärkt vor allem die Muskeln des unteren Rückens. Du streckst die Schultern und die Brust. Die entstehende Wärme löst Verspannungen und aktiviert deinen Kreislauf. Du trainierst auch deine Entschlossenheit, da diese Haltung deinen Körper fordert.

Durch die Bewegung *Katze-Kuh* mobilisierst du sanft deine gesamte Wirbelsäule vom Steißbein bis zur Halswirbelsäule und dehnst und stärkst die Muskeln. Du wirst merken, dass du mit jedem Mal flexibler und geschmeidiger wirst. Die Bewegungen können Schmerzen in der oberen Wirbelsäule und zwischen den Schulterblättern abmildern. Gleichzeitig regst du die Durchblutung an und kannst so Müdigkeit und Stress reduzieren.

Tipp >>>

Diese Übung kann man auch gut im Sitzen auf dem Stuhl durchführen. Dazu setzt du dich am besten auf den vorderen Rand des Stuhls mit hüftgelenksweit geöffneten Beinen.

ENTSPANNTER RÜCKEN 3: DEN RÜCKEN DEHNEN UND STRECKEN

Stelle dich hinter deinen Stuhl, beuge dich vor und lege die Hände auf die Stuhllehne, sodass dein Rücken lang ist. Blicke auf den Boden unter dir, sodass die Halswirbelsäule lang ist und halte die Übung für 5-10 Atemzüge. Achte wieder darauf, dass die Schultern entspannt sind.

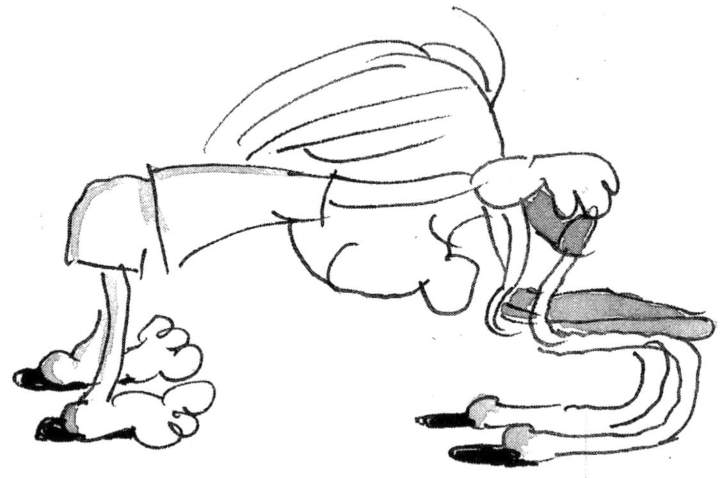

Der Rücken ist durch langes, krummes Sitzen, Fehlhaltungen und falsche oder einseitige Belastungen vielen Problemen ausgesetzt. Auch Stress und Sorgen schlagen sich körperlich oft im Rücken nieder. Dies alles kann sich in Rückenschmerzen bemerkbar machen. Yoga kann dir helfen, deinen Rücken gesund zu halten und unterstützt dich bei bereits vorhandenen Schwierigkeiten. Dies ist umso wichtiger, als dass der Rücken und die Wirbelsäule elementar für uns sind. So entspannen und kräftigen wir mit einfachen Übungen den Rücken und mobilisieren die ganze Wirbelsäule.

Tipp>>>

Falls du ein Ziehen im Rücken bemerkst, beuge deine Knie sanft. Du kannst die Übung auch an einer Wand durchführen.

DIE WIRKUNG DES RÜCKEN DEHNENS

Nach den ersten beiden Übungen zur Kräftigung und Mobilisation streckst du in dieser Haltung die Rückenmuskeln und auch die Beinrückseiten, die durch vieles Sitzen verkürzt sind. Gleichzeitig stabilisierst du den unteren Rücken.

Tipp >>>

Bewahre stets Haltung! Dein Rücken dankt es dir sehr, wenn du ihn im Alltag möglichst gerade hältst. Ziehe auch deine Schulterblätter zusammen, sodass die Schultern sich nach hinten öffnen. Und halte die Schultern immer weit weg von den Ohren. Dabei darfst du nicht starr werden. Der Körper führt immer kleine und kleinste Bewegungen aus, auch wenn du einfach nur stehst. Er braucht das für seine Lebendigkeit. Achte also auf deine Haltung, aber lasse den Körper mit ihr spielen.

5.2.4 ALLES LOSLASSEN UND DIE AUGEN ENTSPANNEN

Stelle dich aufrecht hin und schüttele deine Füße aus.

Schüttele dann die Beine aus und lasse alle Klötze los, die an deinen Beinen hängen.

Schüttele dann deine Hände aus. Lasse alles los, was du nicht angefasst hast, obwohl du es solltest.

Jetzt kommen Arme und Schultern dran, befreie sie schüttelnd von aller Last.

Schüttele vorsichtig auch den Kopf los und vertreibe anstrengende Gedanken. Öffne dafür auch deinen Mund leicht.

Jetzt schüttele deinen ganzen Körper durch, um alles loszuwerden, was dich jetzt noch belastet.

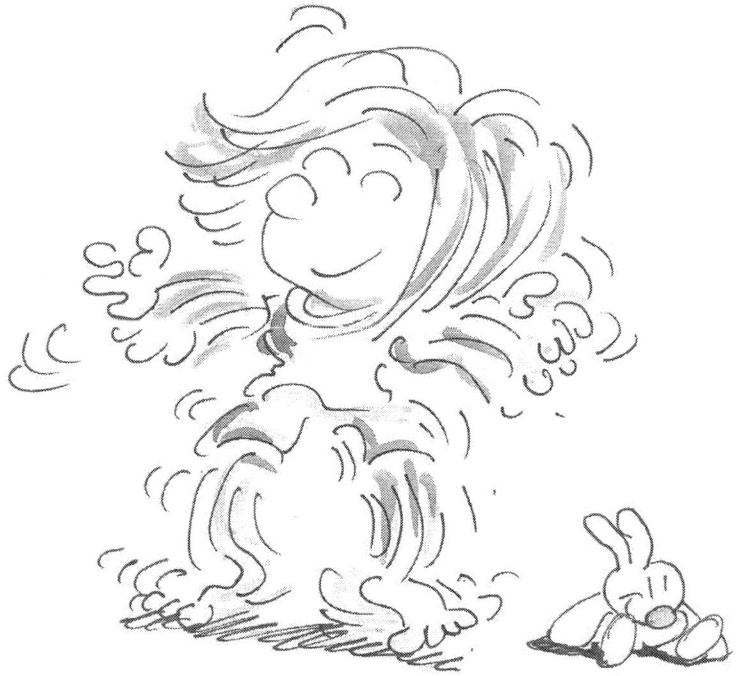

Tipp>>>

Du solltest versuchen, in dieser Übung (wie in allen anderen auch) nicht darüber nachzudenken, wie du gerade aussiehst.

WIRKUNG VON: ALLES LOSLASSEN UND DIE AUGEN ENTSPANNEN

Ausschütteln ist das Gegenteil von geführten Bewegungen, die wir tagtäglich ausüben: Du lässt den Körper los und erreichst ein Gefühl von Freiheit und Leichtigkeit. Deine Muskeln haben Pause und können mal so richtig entspannen. Das Ausschütteln löst Verspannungen in allen Bereichen deines Körpers: Selbst diejenigen, die wir selbst gar nicht in uns bemerken. Du fühlst dich nach der Übung lebendiger und hast ein besseres Körpergefühl. Körper und Geist sind wach. Alle Anspannung losgelassen, kannst du dich neuen Dingen widmen.

Achtung: Das ist kein Headbanging, alles Schütteln geschieht sanft.

Tipp>>>

Führe das Ausschütteln auch gerne nach einem anstrengenden Tag durch und schüttele alle Anspannungen aus. Vielleicht macht dir die Übung mit Musik noch mehr Spaß?

Wer möchte, beendet die Übung mit einem *Mantra*. Wiederhole die Sätze dreimal im Geiste:

Ich habe genug.

Ich tue genug.

Ich bin genug.

ⓘ

Mantren sind im Yoga Worte oder Sätze, die im Stillen oder sprechend rezitiert werden. Das bekannteste Mantra ist das berühmt *OM*. Mantren können helfen, sich besser auf eine Sache zu konzentrieren. Am besten wiederholst du sie im Geiste dreimal.

AUGENWANDERUNG

Setze dich aufrecht auf deinen Stuhl und lasse die Augen, ohne den Kopf zu bewegen, entspannt nach links und rechts wandern. Wiederhole dies einige Male und wandere dann mit den Augen nach oben und unten. Der Kopf bleibt unbewegt.

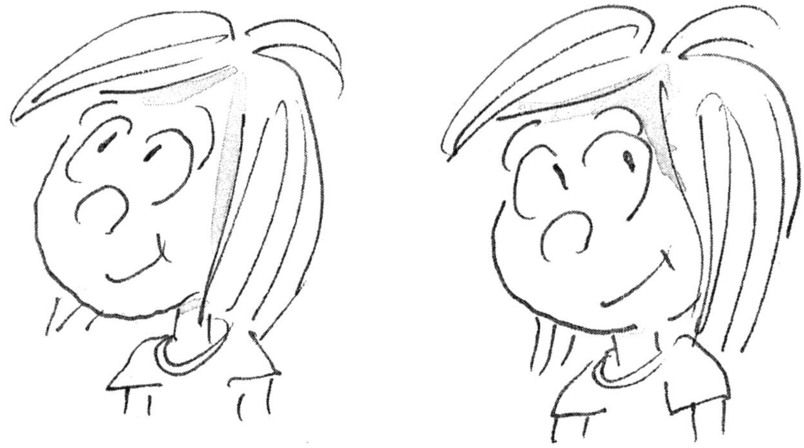

Stelle dir dann vor deinem inneren Auge eine Uhr vor und wandere dreimal im Uhrzeigersinn durch den Tag: Beginne mit 12, die Augen wandern dann zur 1, zur 2, zur 3 usw. Wiederhole dies gegen den Uhrzeigersinn.

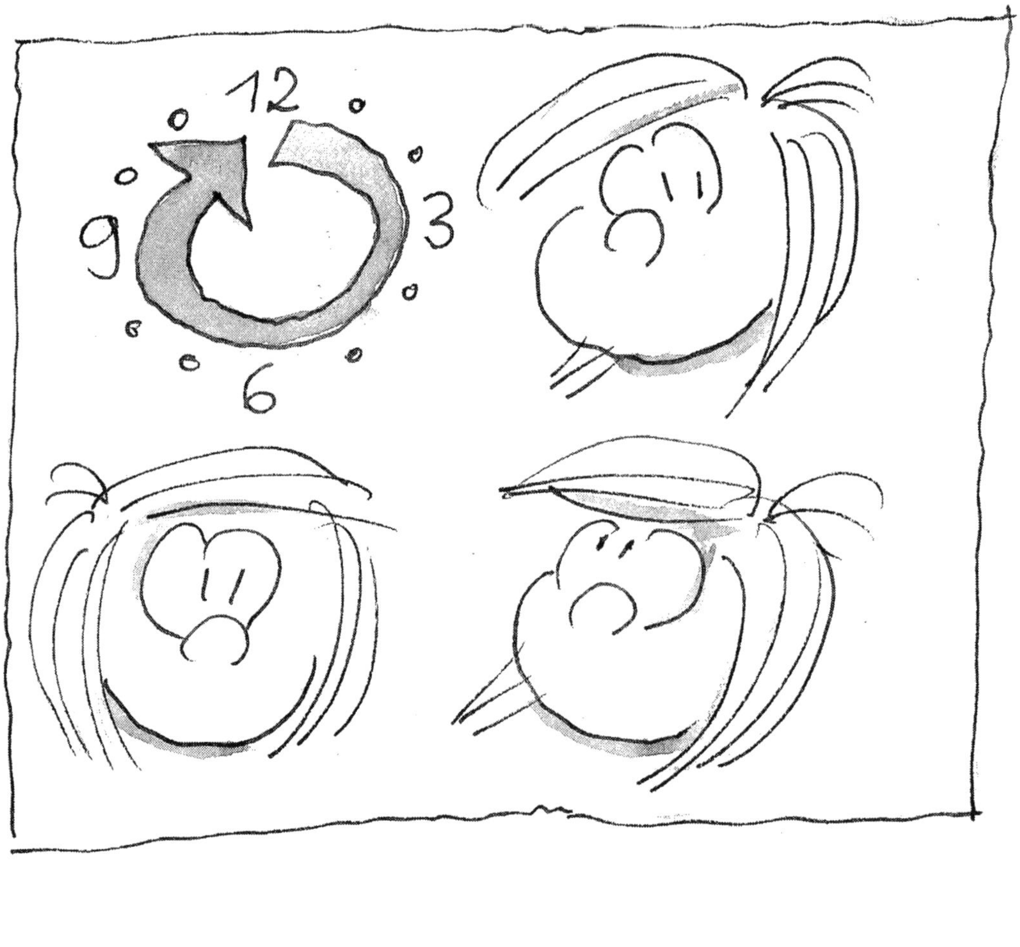

Lege deine Hände dann locker auf deine geschlossenen Augen und spüre nach.

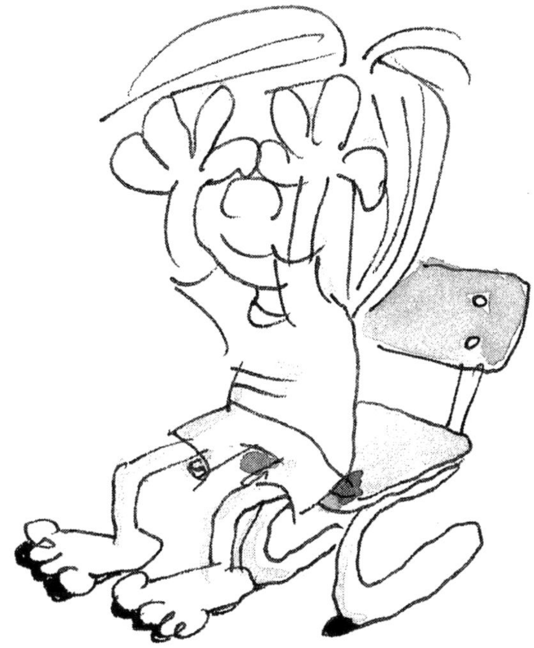

WIRKUNG: AUGENWANDERUNG

Die Augenübungen erhalten und verbessern deine Sehkraft. Du stärkst und dehnst deine Augenmuskulatur ganz bewusst. Nach der Übung sind deine Augen entspannter und wieder aufnahmefähiger für den nächsten Text. Diese Übung solltest du jeden Tag mindestens einmal durchführen, gerade wenn du in der Schule viel lesen musst und auch noch viel aufs Handy schaust.

Tipp>>>

Alternativ kannst du mit den Augen auch deinen Namen schreiben.

5.3 ÜBUNGEN IM SITZEN

5.3.1 DREI ASANAS FÜR EINEN ENTSPANNTEN NACKEN UND FÜR EINEN FREIEN KOPF

Der Nacken ist ein komplexes Geflecht aus vielen Muskeln, Nerven und den Wirbelkörpern der Halswirbelsäule. Er ist in der Schule durch langes Sitzen und innere Anspannung häufig verspannt. Oftmals bekommen wir dadurch sogar Kopfschmerzen. Manchmal rühren Probleme in diesem Bereich durch eine Fehlhaltung im Rücken her. Ein großer Faktor ist jedoch auch innere Anspannung, die durch Angst, Sorgen, Liebeskummer etc. entstehen kann.

ENTSPANNTER NACKEN UND FREIER KOPF 1: DER SCHWEBENDE KOPF

Setze dich aufrecht auf den Stuhl, sodass du deinen Rücken nicht anlehnst. Deine Füße stehen parallel auf dem Boden und deine Hände liegen auf den Oberschenkeln mit den Handflächen nach oben. Schließe jetzt die Augen und stelle dir vor, dass dein Scheitel über einen Faden mit dem Universum verbunden ist. So wird deine Wirbelsäule ganz sanft nach oben gezogen.

Schiebe nur den Hinterkopf ganz sanft nach hinten, sodass dein Brustkorb sich kaum merklich sanft hebt. Bewege deinen Kopf ganz achtsam in alle Richtungen und finde eine gute Position für deinen Kopf, sodass er mit maximaler Leichtigkeit auf dem entspannten Halse schwebt. Entspanne deine Schultern einmal mehr und lasse sie nach hinten und unten sinken; auf keinen Fall nach vorne.

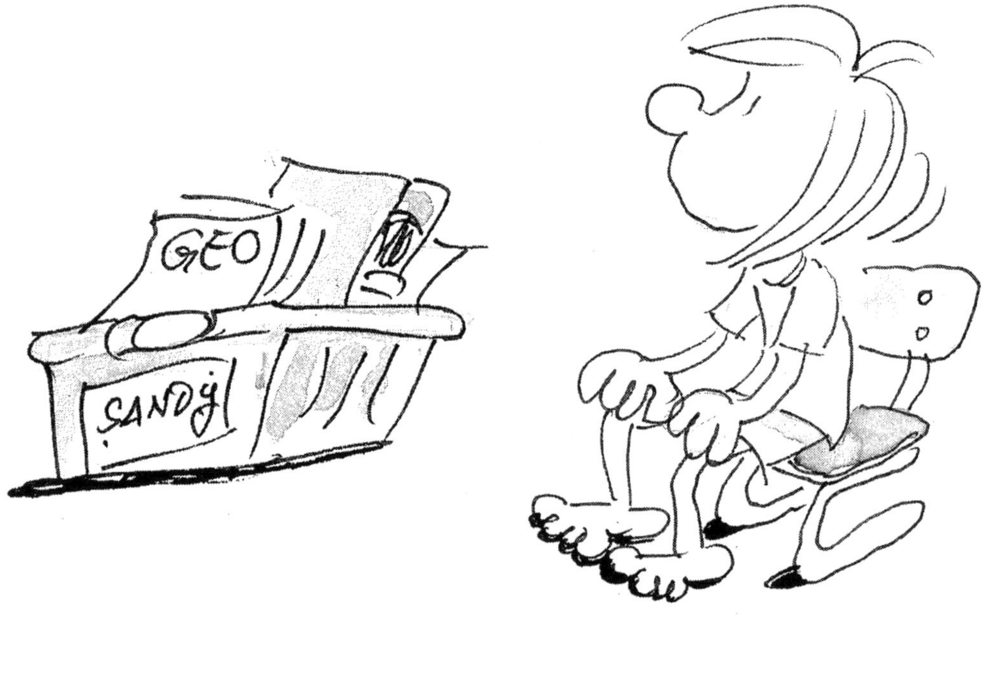

DIE WIRKUNGEN DER ASANAS FÜR EINEN ENTSPANNTEN NACKEN UND FREIEN KOPF

Einfache Yogaübungen geben dir die Beweglichkeit in dem sensiblen Bereich zurück, sodass der Kopf mit mehr Leichtigkeit auf deinem Hals-Nacken-Bereich thronen kann. Die Beweglichkeit im Nacken nimmt wieder zu. Sie wirkt den Problemen entgegen und löst die Verspannungen; so können sich die Verspannungen gar nicht erst auf den Rest deines Körpers ausdehnen. Zusätzlich werden vor allem Brustraum und oberer Rückenraum entlastet.

DIE WIRKUNG DER ERSTEN ASANAS FÜR EINEN ENTSPANNTEN NACKEN UND FREIEN KOPF: DER SCHWEBENDE KOPF

Hals und Nacken tragen viel Gewicht. Dein Kopf wiegt zwischen vier und fünf Kilo. Durch diese Übung wird das Gewicht gleichmäßig verteilt und die Muskeln in Schulter- und Nackenpartie dürfen entspannen.

Tipp>>>

Löse Spannungen im Gesicht, indem du die Zahnreihen voneinander löst und so den Kiefer entspannst.

ENTSPANNTER NACKEN UND FREIER KOPF 2: VIERTELDREHUNG

Drehe den Kopf mit der Einatmung jeweils im Viertelkreis nach rechts und links. Die Nasenspitze führt die Bewegung an. Mit der Ausatmung kehrst du jeweils in die Mitte zurück. Wiederhole dies vorsichtig dreimal in jede Richtung. Am besten funktioniert die Übung, wenn die Arme seitlich einfach hängen oder auf den Oberschenkeln liegen.

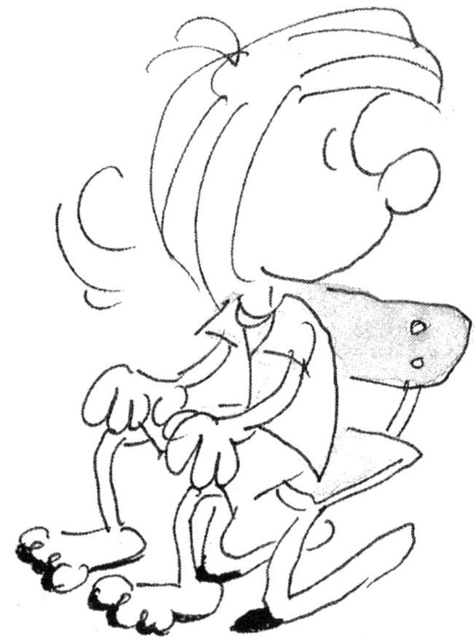

ENTSPANNTER NACKEN UND FREIER KOPF 3: ZITRONENGESICHT

Spanne alle deine Muskeln im Gesicht an und ziehe die Schulter so hoch zu den Ohren, wie du kannst. Um alle Muskeln anzuspannen, machst du ein Zitronengesicht: Dafür ziehst du Haut bis zur Nasenspitze, machst den Mund spitz und stellst dir vor, du beißt in eine saure Zitrone. Halte für fünf Atemzüge. Wiederhole dies dreimal und nimm wahr, wie sich danach alles entspannt und weich anfühlt.

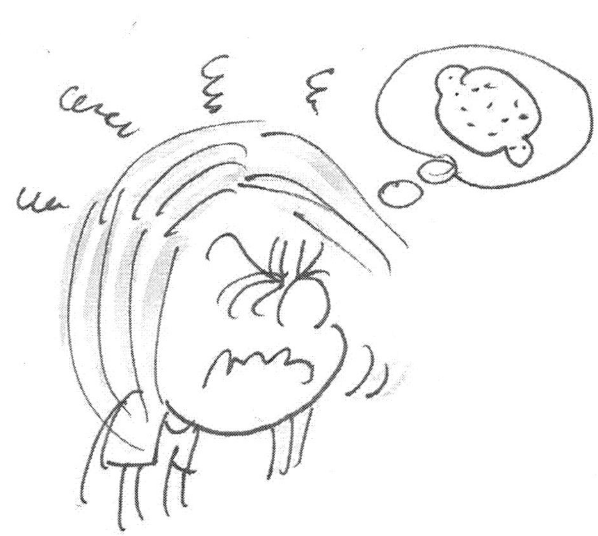

DIE WIRKUNG DES ZWEITEN ASANAS FÜR EINEN ENTSPANNTEN NACKEN UND FREIEN KOPF

Durch diese Bewegung mobilisierst du deine Halswirbelsäule auf sanfte Art und Weise und löst Verspannungen.

Übung

Um deinen Nacken zu stärken, stellst du dir vor, dass du deine Hände an deinen Hinterkopf legst. Drücke nun deinen Kopf gerade nach hinten in die Hände und halte die Spannung für fünf Atemzüge.

DIE WIRKUNG DES DRITTEN ASANAS FÜR EINEN ENTSPANNTEN NACKEN UND FREIEN KOPF

Wenn du deine Schultern, so weit es dir möglich ist, nach oben zu den Ohren ziehst und ein Zitronengesicht machst, aktivierst du zunächst die gesamte Muskulatur in dieser Region. Du entspannst alle Muskeln, wenn du dann loslässt. Über dieses Spiel von An- und Entspannung kommst du zu deiner Wohlspannung.

Tipp>>>

Ein entspannter Kiefer unterstützt die Übungen ungemein. Wann immer es dir möglich ist, löse die Zahnreihen voneinander und entspanne deine Zunge. Lasse auch den Kiefer richtig fallen.

5.3.2 DREI ASANAS FÜR KONZENTRATION

Im Schulallag sind wir von vielen Menschen umgeben, die uns ablenken. Kleine Konzentrationsübungen schenken uns wieder mehr Ruhe und Konzentration.

KONZENTRATION 1: ATEMÜBUNG WECHSELATMUNG

Übe ein paar Runden die *Wechselatmung*. Lege deine linke Hand auf deinen linken Oberschenkel. Deine rechte Hand lenkt den Atem: Lege den Daumen auf dein rechtes Nasenloch und den Ringfinger auf dein linkes; verschließe die Nasenlöcher noch nicht, sondern atme ein paar Mal entspannt durch beide Nasenlöcher ein und aus. Zeigefinger und Mittelfinger legst du auf den Punkt zwischen deinen Augenbrauen.

Verschließe mit dem Daumen der rechten Hand das rechte Nasenloch und atme lang und tief durch das linke Nasenloch ein. Verschließe nun auch das linke Nasenloch. Halte kurz. Öffne dann das rechte Nasenloch und atme aus. Atme rechts ein, verschließe beide Nasenlöcher, halte, dann öffne links und atme aus ...

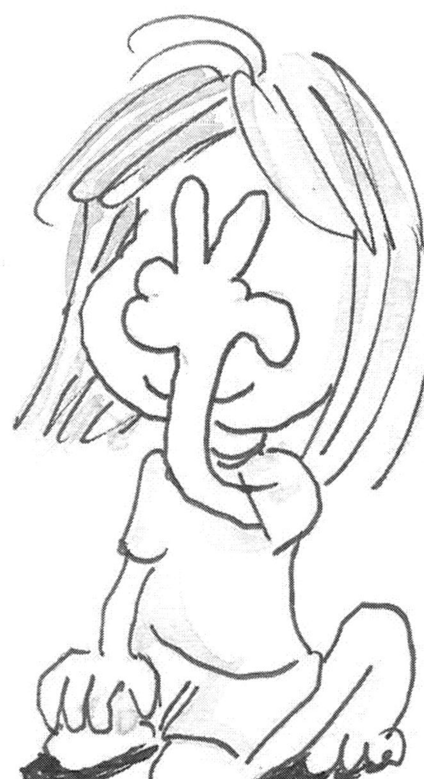

DIE WIRKUNGEN DER KONZENTRATIONSÜBUNGEN

Jeder von uns kennt diese kleinen Momente der Unachtsamkeit und Unaufmerksamkeit: Wir stoßen eine Tasse Tee um, wir lesen den Text zum vierten Mal, ohne zu wissen, was in ihm steht und statt Hausaufgaben zu machen, surfen wir im Netz. Yoga hilft uns, das zu tun, was wir tun und zwar in konzentrierter und achtsamer Weise.

DIE WIRKUNG DER WECHSELATMUNG

Die Wechselatmung führt dich zu innerer Ruhe und Konzentration. Du führst deinem Körper viel Sauerstoff zu und vertreibst Müdigkeit und Kopfschmerzen.

Tipp>>>

Du kannst die Wechselatmung auch ohne Unterstützung der Hände durchführen:

Atme dafür durch die linke Fußsohle bis zu deinem Scheitel ein und atme durch die rechte Fußsohle wieder aus. Fahre fort: rechts einatmen, links ausatmen...

KONZENTRATION 2: HANDSPIELE

Setze dich bequem auf deinen Stuhl. Schließe die Augen und strecke die Arme waagerecht zu den Seiten. Winkele die Hände an: Die Finger der rechten Hand schauen nach oben, die der linken Hand nach unten.

Atme ein und wechsle die Handposition: Die Finger der rechten Hand schauen nach unten, die linken Finger nach oben. Halte die Schultern entspannt und fahre für 20 Atemzüge fort.

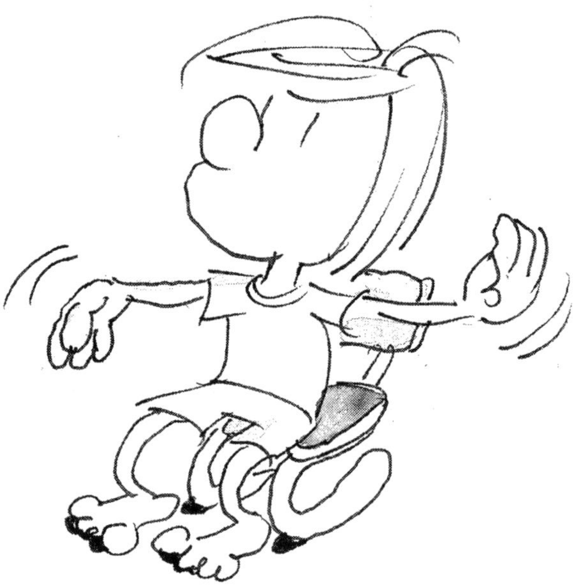

KONZENTRATION 3: FINGERMUDRA

Bringe die Fingerkuppen aufeinander: Daumen auf Daumen, Zeigefinger auf Zeigefinger usw. Schließe deine Augen und drücke alle Kuppen gleichzeitig aufeinander. Spreize dann die Finger und nimm die Konzentration wahr. Löse dann und bringe nur die Daumenspitzen aufeinander für deine Willenskraft, dann die Zeigefinger für dein Selbstbewusstsein, die Mittelfinger für das Urvertrauen, die Ringfinger für deine Emotionalität und schließlich die kleinen Finger für deine Kommunikation mit dir selbst und deinen Mitmenschen.

ⓘ

Mudras sind Handradgesten, die für Zentrierung und Konzentration sorgen. Du kennst sicherlich die Geste von Angela Merkel, die ihre Hände häufig zu einer Raute bringt. Und ein anderes Mudra hast du selbst beim Yoga schon praktiziert: Wann immer du deine Hände vor dem Herzen zusammenführst, ist dies das Herzensmudra.

DIE WIRKUNG DER HANDSPIELE

Die Übung fokussiert deinen Geist und aktiviert die Verbindung zwischen rechter und linker Gehirnhälfte. Als Nebeneffekt stärkst du deine Armmuskulatur inklusive der Schulter- und Handrückenmuskulatur.

Tipp>>>

Wenn dir die Handbewegungen geläufig sind, steigere dich, indem du den Kopf jeweils mit zu den Seiten drehst.

DIE WIRKUNG DES FINGERMUDRAS

Auch durch diese Übung förderst du deine Konzentration, da du ganz bewusst mit der Aufmerksamkeit bei deinen Fingern bist.

Tipp>>>

Du kannst das Fingermudra auch im *Krieger 1* üben. Dann wirst du dich auch in dieser Position besser konzentrieren können.

Kapitel 6

YOGA ZUR BERUHIGUNG VOR KLASSENARBEITEN ODER YOGA BERUHIGT

6.1 EINLEITUNG

Vor Klassenarbeiten kann es passieren, dass du aufgeregt und unsicher bist. Vielleicht hast du auch Angst, eine schlechte Note zu schreiben. Das ist eine missliche Lage, in der sich dein Atem beschleunigt und das Herz bis zum Halse schlägt. Manchmal ziehen wir auch unbewusst die Schultern hoch und verkrampfen sie. Vielleicht bekommst du auch Bauchschmerzen oder dir wird schlecht. Glücklicherweise kannst du dieser Situation entkommen und etwas gegen diese Ängste und Symptome tun!

Es gibt einfache Atemübungen und Yogahaltungen, die dir helfen, dich mental zu entspannen, dich besser zu konzentrieren und zu dir zu kommen. Andere Übungen zielen auf einen entspannten Schulter-Nacken-Bereich und entspannte Arme und Hände, sodass du besser schreiben kannst. Die Übungsreihe schließt mit einer kleinen Gesichtsmassage. Selbstverständlich kannst du auch nur einen Teil der Übungen ausführen.

6.2 NOTFALLPROGRAMM FÜR PANIKATTACKEN WÄHREND DER KLASSENARBEITEN

Atme ganz normal durch die Nase ein, atme länger aus als ein. Allmählich wird es gelingen, doppelt so lange aus- wie einzuatmen. Atme ein 1, 2, 3, 4. Atme aus 1, 2, 3, 4, 5, 6. Atme ein 1, 2, 3, 4. Atme aus 1, 2, 3, 4, 5, 6, 7, 8. Irgendwann wird der Atem ruhiger und gleichmäßiger und du kannst dich besser konzentrieren.

Durch das lange Ausatmen wird dein Parasympathikus angeregt, der Teil des Nervensystems, der für Beruhigung verantwortlich ist.

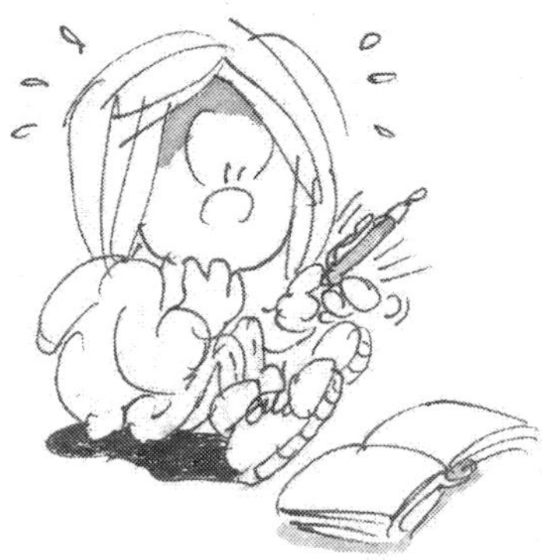

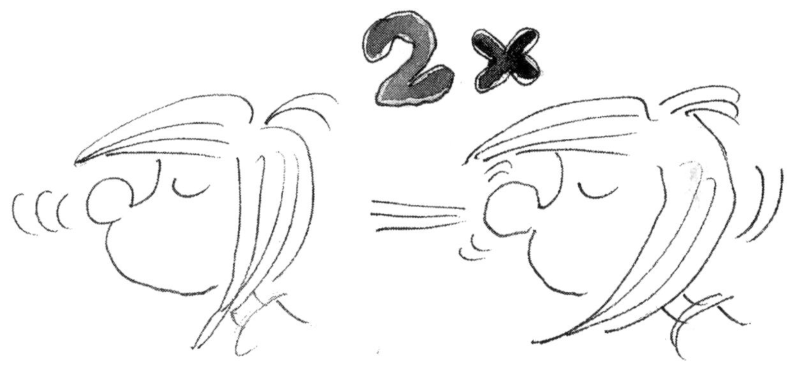

Klassenarbeitsmantra

Wiederhole im Geiste einen der folgenden Sätze:

- Es ist möglich; darum schaffe ich das.
- Ich werde aus dem, was ich kann, das Beste machen.
- Alles wird gut. Es kann nichts Schlimmes passieren.

Wer sich entschieden hat, etwas zu tun, und an nichts anderes denkt, überwindet alle Hindernisse.

Casanova

DER LANGE, TIEFE ATEM

Setze dich aufrecht auf deinen Stuhl und schließe die Augen. Deine Füße sind parallel zueinander aufgestellt. Über die Füße hast du guten Kontakt zur Erde. Führe deine Hände vor dem Herzen zusammen und beobachte deinen Atem. Alles andere ist jetzt nicht wichtig. Lasse alles zu, was gerade passiert. Atme dreimal entspannt durch die Nase ein und auch wieder aus. Nimm wahr, wie du alleine dadurch ruhiger und gelassener wirst.

Wenn du dich gut auf den Atem konzentrieren kannst, beginne nun, deine Ausatmung zu verlängern. Zähle im Geiste mit: einatmen 1, 2, 3, 4, kleine Atempause und ausatmen 1, 2, 3, 4, 5, 6.

Wiederhole die Atmung fünfmal in deinem eigenen Rhythmus.

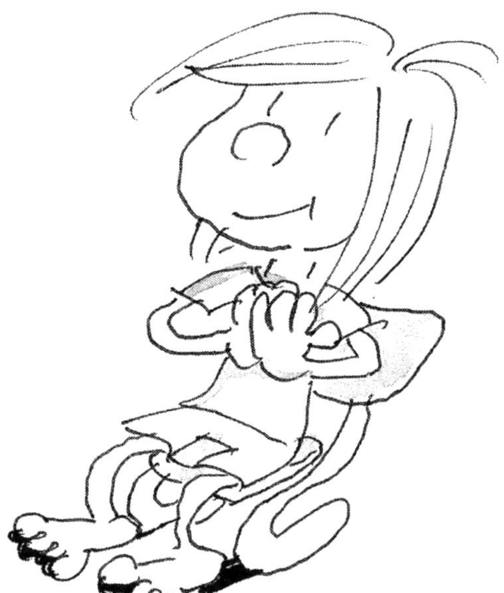

DIE WIRKUNGEN DER ÜBUNGEN

Zuallererst solltest du dich entspannen und beruhigen, sodass du das Beste aus dir herausholen kannst.

Während einer Klassenarbeit wird normalerweise „nur" das abgeprüft, was du im Unterricht gelernt hast. Mache dir nicht so viele Sorgen. Das bedeutet nicht, dass dir die Klassenarbeiten unwichtig sein sollen, du sollst nur nicht übertreiben mit deinen Sorgen. In diesem Prozess können die Übungen dir helfen, dich zu entspannen und gleichzeitig zu fokussieren. Auf körperlicher Ebene entlasten die Haltungen deinen Schulter-Nacken-Apparat, die Augenmuskulatur und sind wohltuend für die Arme.

DIE WIRKUNG DES LANGEN, TIEFEN ATEMS

Dein Atem wird ruhiger und gleichmäßiger, sodass du entspannen kannst. Dein Herz schlägt ebenfalls ruhiger und du kommst wieder zu dir. Du senkst die Herzfrequenz und wirst automatisch ruhiger und ausgeglichener.

Tipp>>>

Sollten jetzt Gedanken aufkommen, die dich verunsichern, dann lass sie vorüberziehen wie die Wolken am Himmel.

DAS ZITRONENGESICHT

Öffne dann sanft deine Augen.

Einatmend machst du ein Zitronengesicht und hältst dieses für drei Atemzüge. Dafür ziehst du die Haut bis zur Nasenspitze, machst den Mund spitz und stellst dir vor, du beißt in eine saure Zitrone. Wenn du wieder ausatmest, lässt du alle Angst und Spannung los.

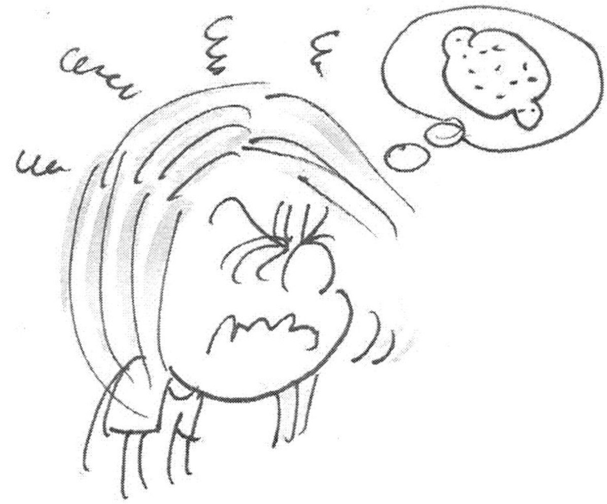

SCHULTERKREISEN

Kreise danach deine Schultern sanft einige Male nach vorne und hinten. Einatmend hebst du die Schultern nach oben und lässt sie mit der Ausatmung nach hinten und unten sinken. Lasse die Bewegung größer werden. Nimm dir den Platz, den du brauchst. Lege deine Hände dafür gerne auf deine Schultern; der Daumen schaut nach hinten.

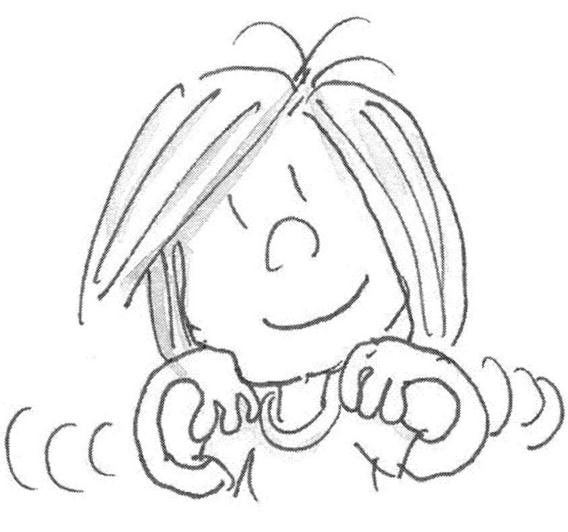

DIE WIRKUNG DES ZITRONENGESICHTS

Durch das Wechselspiel zwischen Anspannung und Entspannung entspannst du automatisch und findest zu deiner Wohlspannung. Du kannst die Wirkung steigern, indem du bei der Einatmung die Schultern noch weit bis nach oben zu deinen Ohren ziehst.

Tipp >>>

Du kannst das Zitronengesicht erweitern, indem du auch die Füße fest in den Boden drückst und dein Gesäß anspannst.

DIE WIRKUNG DES SCHULTERKREISENS

Deine Schultern werden sanft durchblutet, sodass die du sie besser bewegen kannst. So lockerst du Verspannungen in Schultern und Nacken und kannst besser schreiben. Diese Übung kannst du problemlos jederzeit während der Klassenarbeit durchführen. Du kannst die Schultern auch im Rhythmus deiner Atmung kreisen: einatmend nach oben und ausatmend nach hinten, sodass die Schulterblätter zusammengezogen werden.

HÄNDEKREISEN

Hebe dann die Arme sanft an und kreise die Hände behutsam zunächst in die eine, dann in die andere Richtung. Wichtig ist, dass die Schultern hierbei entspannt bleiben. Du kannst die Übung im Sitzen oder auch Stehen durchführen.

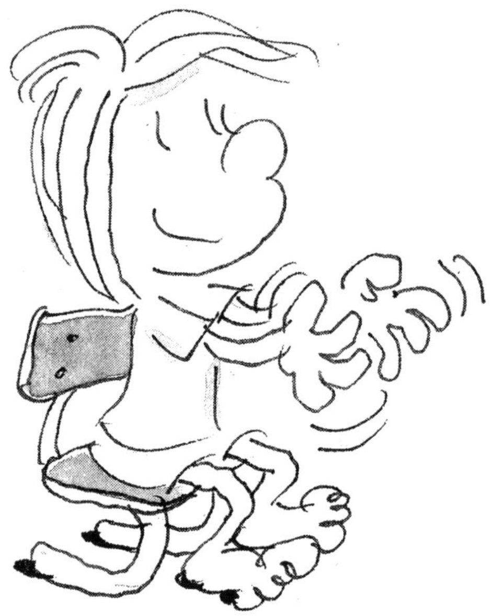

FINGERSPREIZEN

Balle dann beide Hände einatmend zu einer Faust; spreize die Finger mit der Ausatmung weit. Lasse mit jeder Ausatmung Anspannung aus deinem Körper herausfließen und tanke mit jeder Einatmung neue Kraft.

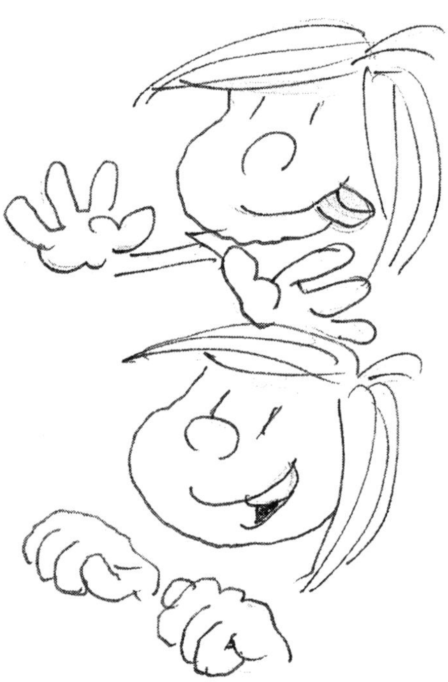

DIE WIRKUNG DES HÄNDEKREISENS

Die Übung bewirkt, dass deine Handgelenke besser durchblutet werden. So kannst du deine Klassenarbeit entspannter schreiben. Gleichzeitig kräftigst du die Arme.

Tipp>>>

Lehne dich ganz bewusst an deine Stuhllehne an, um zu spüren, dass du gehalten wirst.

DIE WIRKUNG DES FINGERSPREIZENS

Diese Übung wirkt ähnlich wie das Zitronengesicht und sorgt für wohltuende Entspannung. Deine Finger brauchen für den Schreibprozess viel Energie, die sie durch diese durchblutende Übung bekommen.

DER DREHSITZ

Setze dich aufrecht auf den Stuhl, deine Füße stehen parallel auf dem Boden. Atme ein und schenke dir in der Wirbelsäule Länge, atme aus und nimm die Arme mit zu den Seiten nach oben. Drehe dich beim Ausatmen jeweils zu einer Seite und lege eine Hand aufs Knie und die andere Hand auf die Stuhllehne. Wiederhole jede Seite dreimal dynamisch. Senke beim vierten Mal die Arme zu den Seiten und lasse eine Hand auf dein Knie und die andere Hand auf die Stuhllehne sinken.

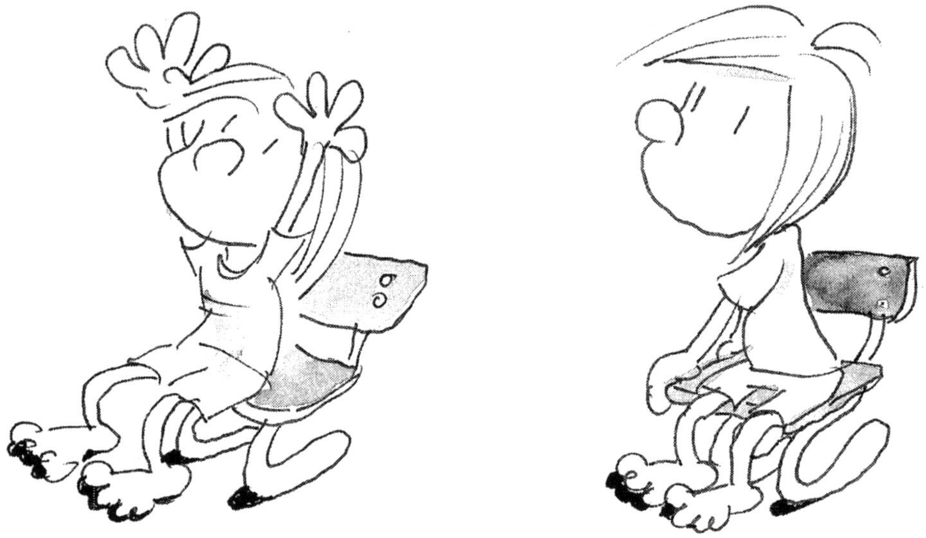

DER BAUM

Komme abwechselnd links und rechts in den *Baum*, indem du einen Fuß an die Innenseite des Oberschenkels bringst. Die Hände nimmst du vor dem Herzen zusammen und schließt die Augen. Einatmend tankst du Kraft und spürst, wie du dich im Boden verwurzelst. Ausatmend konzentrierst du dich auf das, was du kannst.

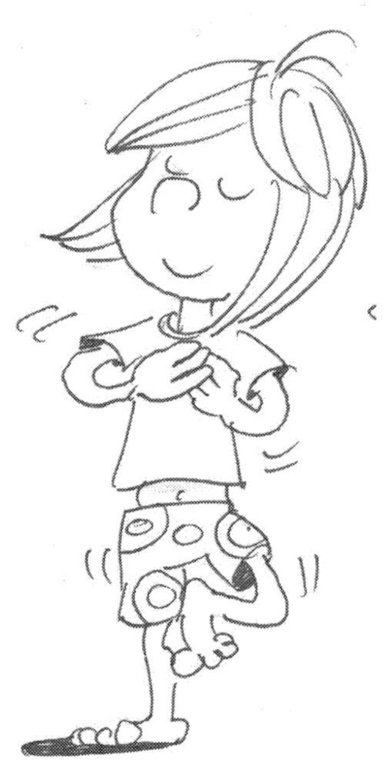

DIE WIRKUNG DES DREHSITZES

Der *Drehsitz* auf dem Stuhl wirkt lockernd und mobilisiert die Brustwirbelsäule, die für einen entspannten Nacken wichtig ist. Halte die Nasenspitze immer auf Höhe des Brustbeins, damit du die Nackenmuskulatur nicht strapazierst.

Tipp>>>

Atme in der Drehung doppelt so lange aus. Diese Technik wirkt der Aufregung entgegen.

DIE WIRKUNG DES BAUMS

Mit dem *Baum* kommst du zu Ruhe und Gelassenheit. Die Übung fördert dein Gleichgewicht, sodass dich sprichwörtlich nichts und niemand aus dem Gleichgewicht bringen kann. Die Konzentration, die du für dieses Asana aufbringen musst, kannst du gut für das Schreiben der Klassenarbeit einsetzen.

Tipp>>>

Führe die Fingerpitzen von Daumen und Zeigefinger, von Daumen und Mittelfinger und von Daumen und kleinem Finger nacheinander zusammen und sprich dabei vor deinem Augen:
Ich: Daumen und Zeigefinder
werde: Daumen und Mittelfinger
es: Daumen und Ringfinder
schaffen: Daumen und kleiner Finger

AUGENBEWEGUNGEN

Öffne deine Augen und setze dich auf deinen Stuhl. Blicke, ohne den Kopf zu bewegen, langsam so weit nach links und rechts, wie du kannst. Wiederhole dies ein paar Mal und wechsle dann die Richtung: schaue sanft nach oben und unten. Auch hier bewegst du deinen Kopf nicht.

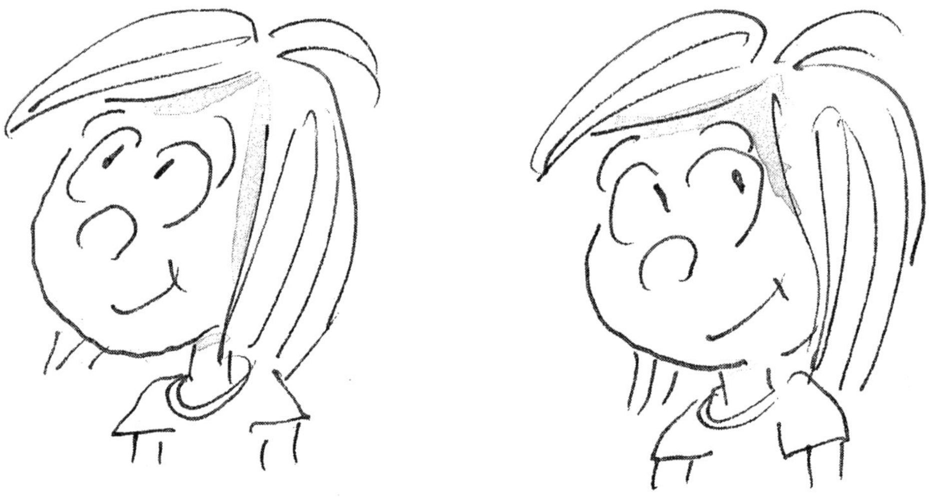

Stelle dir jetzt eine Uhr vor und blicke auf die 12, wandere dann langsam zur 11, zur 10 usw., bis du wieder bei der 12 angekommen bist. Wechsle dann die Uhrzeigerrichtung. Lege deine Hände dann locker auf deine geschlossenen Augen und spüre nach.

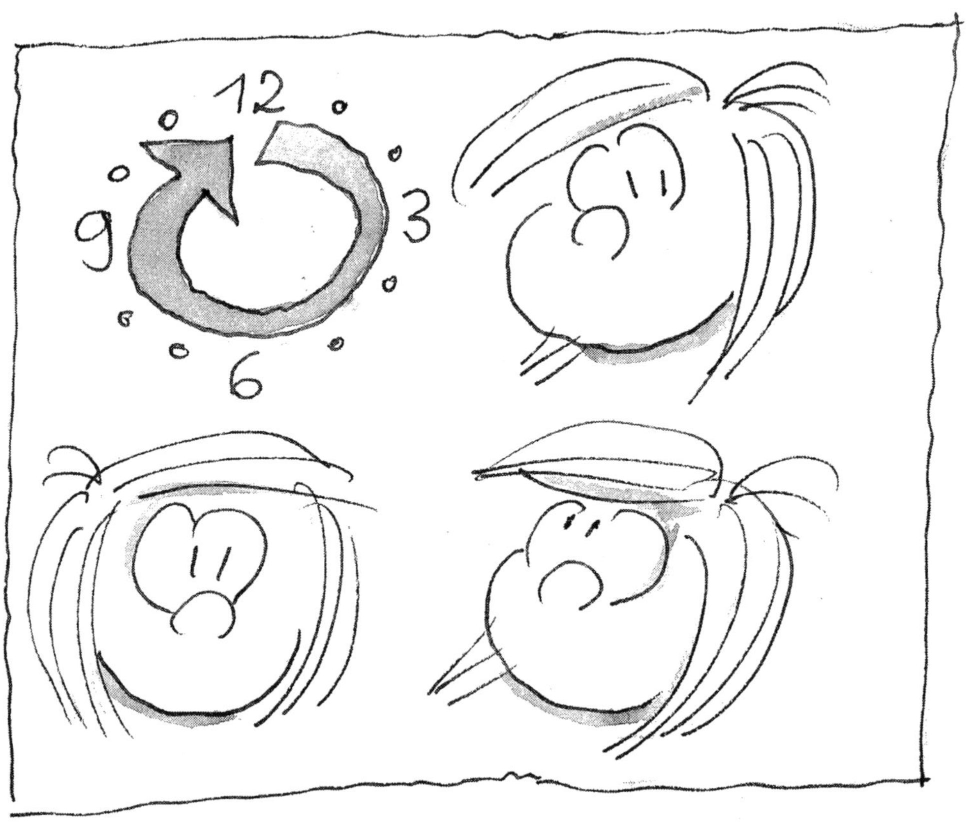

DIE WIRKUNG DER AUGENÜBUNGEN

Bei der Klassenarbeit müssen deine Augen viel Arbeit leisten. Deswegen tust du gut daran, sie mit dieser Abfolge zu stärken und am Ende mit geschlossenen Augen zu entspannen.

Tipp >>> Ziele gelassen erreichen

Ein junger Mann suchte einen Zen-Meister auf: «Meister, wie lange wird es dauern, bis ich Befreiung und Zufriedenheit im Leben erlangt habe?» «Vielleicht zehn Jahre», entgegnete der Meister. «Und wenn ich mich besonders anstrenge, wie lange dauert es dann?», fragte der Schüler. «In dem Fall kann es zwanzig Jahre dauern», erwiderte der Meister. «Ich nehme aber wirklich jede Härte auf mich. Ich will so schnell wie möglich ans Ziel gelangen», beteuerte der Mann. «Dann», entgegnete der Meister, «kann es bis zu vierzig Jahren dauern».

Nach einer zenbuddhistischen Parabel

GESICHTSMASSAGE

Beginne, dein Gesicht sanft mit den Fingerspitzen zu massieren: Massiere die Wangen mit kreisenden Bewegungen, die du langsam in Richtung Kiefer ausdehnst. Lege deine Zeigefinger an deine Nasenflügel und kreise die Finger vorsichtig. Wandere dann zu deiner Stirn und massiere auch diese mit allen Fingerspitzen. Lege deine Zeigefinger auf die Augenbrauen und streiche sie einige Male sanft aus. Ziehe die Finger über die Schläfen und Wangen bis zu deinem Nacken.

Schließe die Massage mit dem Nacken und deinen Schultern ab. Hier darfst du die ganze Hand benutzen und Nacken und Schultern kneten. Schließe die Augen und nimm die Hände vor dem Herzen zusammen. Atme noch dreimal tief durch die Nase ein und aus. Tanke einatmend Kraft und lasse ausatmend alle Zweifel ziehen. Und dann geht's los: Viel Erfolg!

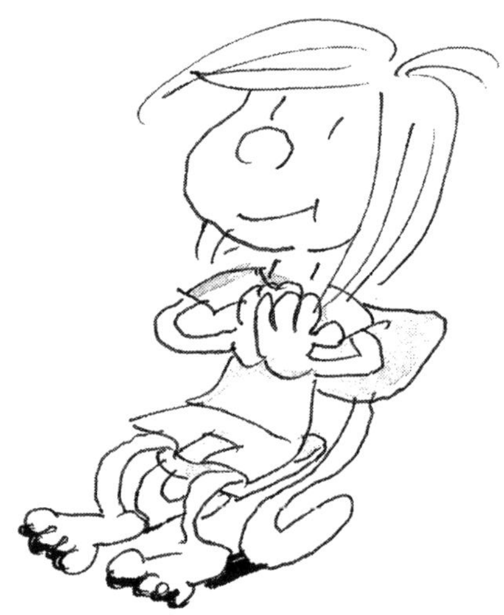

DIE WIRKUNG DER GESICHTSMASSAGE

Mit der Massage sorgst du für eine gute Durchblutung deines Kopfs und für die Lockerung deiner Muskeln. Du fühlst dich in deiner Haut wohler und baust Stress ab. Jetzt kannst du entspannt und guter Dinge ans Werk gehen.

Viel Erfolg!

Tipp>>>

Wem es schwerfällt, die Augen zu schließen, lässt du sie geöffnet und lässt den Blick sanft ruhen.

Tipp>>> **Handmassage**

Zur Entspannung der Hände lege die eine Hand in die andere und streiche sanft über die gesamte Hand.
Ziehe sanft an den einzelnen Fingern und streiche sie sanft aus.
Wechsle dann die Hand.

Kapitel 7

YOGA IN DER PAUSE

7.1 EINLEITUNG

Im hektischen Schulalltag tun kleine Pausen gut und wirken Wunder für Körper und Geist. Mit einfachen Übungsreihen von circa 15 Minuten kannst du entspannen, Kraft auftanken und den Schulalltag für einige Momente hinter dir lassen.

Die einzelnen Sequenzen fokussieren unterschiedliche Bereiche unseres Körpers. Oft ist unser Kopf voller Gedanken. Im Yoga spricht man von dem Affen im Kopf, *Monkey Mind*, der unentwegt von Ast zu Ast springt und so unsere Gedanken auf Trab hält. Auch sind Nacken und Schultern oft verspannt und manchmal tut der Rücken weh.

Von diesen Zuständen und unserem *Monkey Mind* nehmen wir uns eine Pause, um kurze Yogasets dagegen zu setzen. So löst du in deiner Pause Anspannung und Verkrampfung und gehst wieder frisch in den Schultag.

Tipp>>>

Die meisten Schulen haben einen Ruheraum, einen Theaterraum oder eine Sporthalle, um Yoga in der Pause zu praktizieren. Es reichen ein paar Matten; zur Not gehen auch die normalen Sport- oder Isomatten.

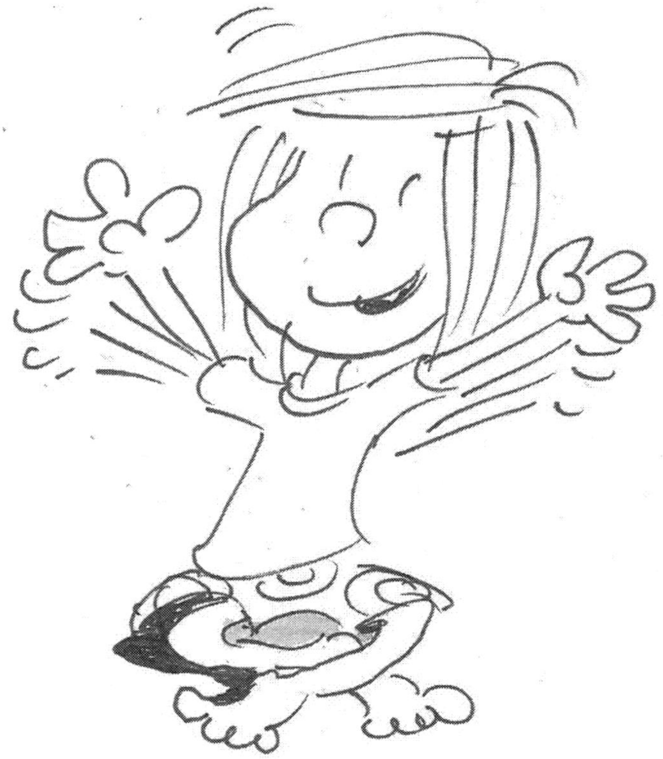

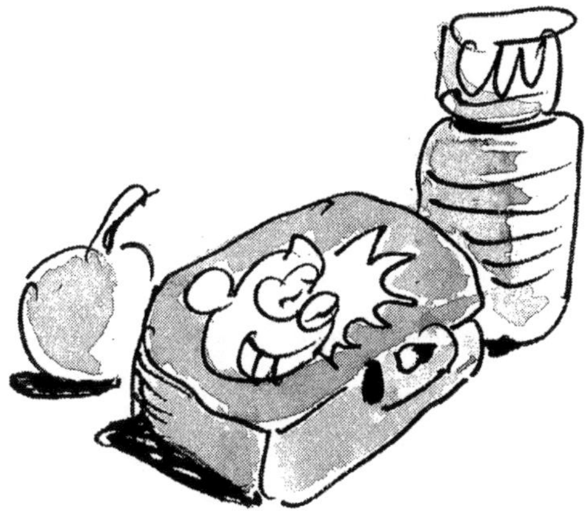

Strebe nach Ruhe, aber durch das Gleichgewicht, nicht durch den Stillstand deiner Tätigkeit.

Friedrich Schiller

7.2 EIN FREIER KOPF SCHENKT DIR MEHR GELASSENHEIT

DAS KIND

Komme in die Position des *Kindes* mit weit geöffneten Knien, indem du dein Gesäß in Richtung Fersen sinken lässt. Die Arme liegen links und rechts neben dem Rumpf. Der Kopf ruht auf dem Boden. Ist der Boden zu weit entfernt, lege die Hände übereinander nach vorne zu einer Ablage für die Stirn. Spüre ein paar Atemzüge in dich hinein und nimm deine Atmung wahr. Löse dich vom Schulalltag: Lasse die Gedanken in deinem Kopf wie Wolken am Himmel vorüberziehen.

Falls du die Stirn auf den Händen abgelegt hast, hebe den Kopf und bringe die Hände links und rechts neben deinen Rumpf. Wandere mit deinen Armen weit zur linken Seite, dein Gesäß ruht auf den Fersen. Lasse deinen Kopf ganz entspannt und wiederhole die Übung nach einigen Atemzügen auf der rechten Seite.

Kehre mit den Armen zurück in die Mitte und hebe deinen Kopf mit der nächsten Einatmung sanft an und lasse ihn ausatmend wieder schwer zur Matte sinken. Wiederhole dies ein paar Mal.

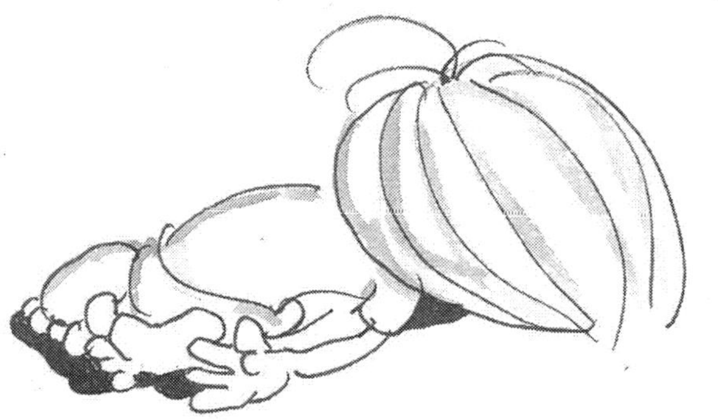

WECHSELATMUNG

Richte dich dann einatmend in den Fersensitz auf und übe ein paar Runden die *Wechselatmung*:

Lege deine rechte Hand auf deinen rechten Oberschenkel. Verschließe mit dem Daumen der linken Hand das rechte Nasenloch und atme lang und tief durch das linke Nasenloch ein. Verschließe nun auch mit dem Ringfinger das linke Nasenloch. Öffne das rechte Nasenloch und atme aus. Atme rechts ein, verschließe beide Nasenlöcher, halte, dann öffne links und atme aus ...

Wenn du fertig bist, legst du auch die linke Hand auf den linken Oberschenkel und schließt die Augen und spürst nach.

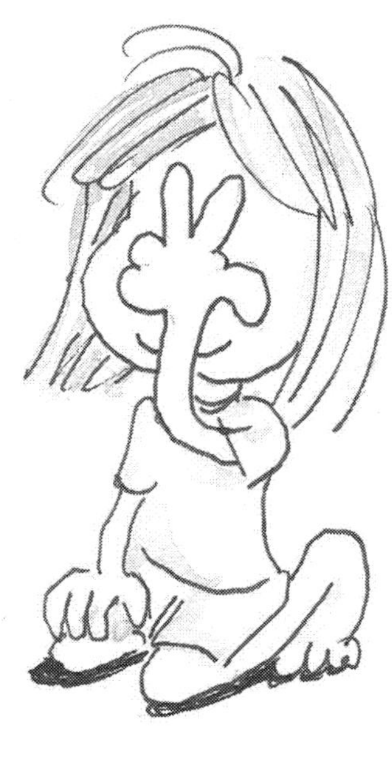

DIE WIRKUNG DES KINDES

Das Asana streckt deine Wirbelsäule sanft und wirkt entspannend auf den gesamten Schulter-Nacken-Bereich. Du dehnst deine Oberschenkelvorderseite und die Knöchel sanft. Dein Körper darf herunterfahren und kann sich so ausruhen. Dein Wohlbefinden steigt, dein Kopf wird frei und eine ruhige Wachheit durchdringt dich.

Tipp >>>

Um es dir noch bequemer zu machen, kannst du dir gerne eine Decke zwischen Ober- und Unterschenkel legen.

DIE WIRKUNG DER WECHSELATMUNG

Die *Wechselatmung* fördert deine Konzentrationsfähigkeit und wandelt innere Unruhe in Ruhe um. Der Geist wird still und der Affe im Kopf, der manchmal mit tausend Gedanken hin und her springt, wird ruhig. Du erweiterst dein Lungenvolumen und kannst so mehr Sauerstoff aufnehmen.

DIE LIEGENDE ACHT

Ändere gerne deine Sitzposition und komme in den Schneidersitz. Kehre zur gleichmäßigen, tiefen Atmung zurück.

Beginne nun, mit deiner Nase eine liegende Acht zu malen. Schließe dabei deine Augen und lasse deine Schultern bewusst unten. Male deine Acht in beide Richtungen. Und spüre dann nach. Statt einer liegenden Acht, kannst du ausatmend mit der Nasenspitze zur linken Seite wandern, sodass dein Kopf einen Viertelkreis beschreibt. Einatmend kehrst du zur Mitte zurück und wanderst ausatmend zur anderen Seite. Wiederhole dies ein paar Mal.

Achte darauf, dass du deinen Kopf sanft und vorsichtig und niemals ruckartig bewegst, einerlei, für welche Variante du dich entscheidest.

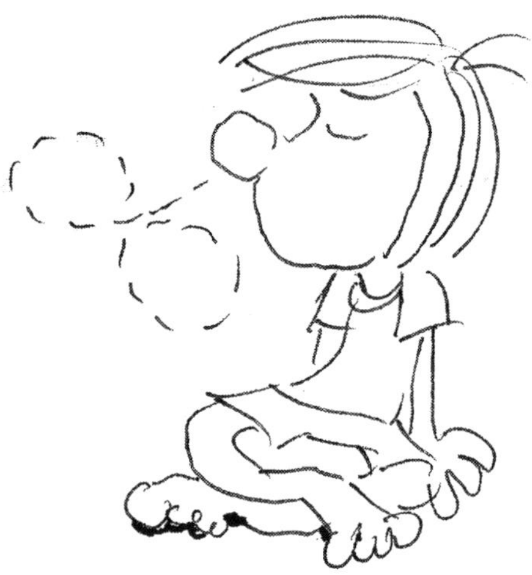

SICH SELBST UMARMEN

Kehre mit deiner Nasenspitze in die Mitte zurück und umarme dich ausatmend einmal selbst. Einatmend öffnest du die Arme weit zu den Seiten, als wolltest du die ganze Welt umarmen. Den Kopf hältst du die ganze Zeit entspannt auf deiner Wirbelsäule. Wiederhole dies fünfmal und halte die letzte Umarmung für einige Atemzüge. Löse deine Zahnreihen voneinander, um den Kiefer zu entspannen.

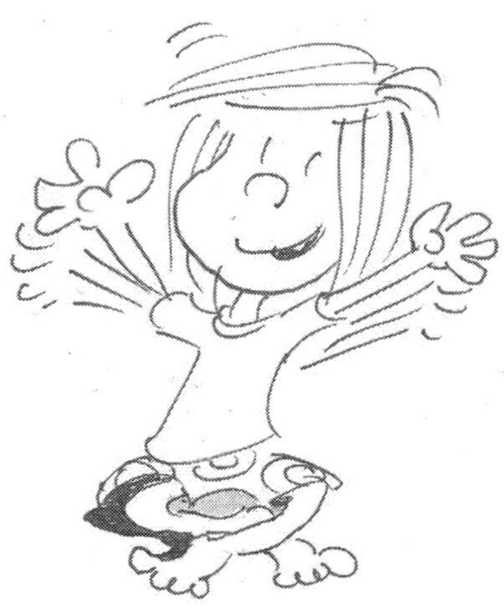

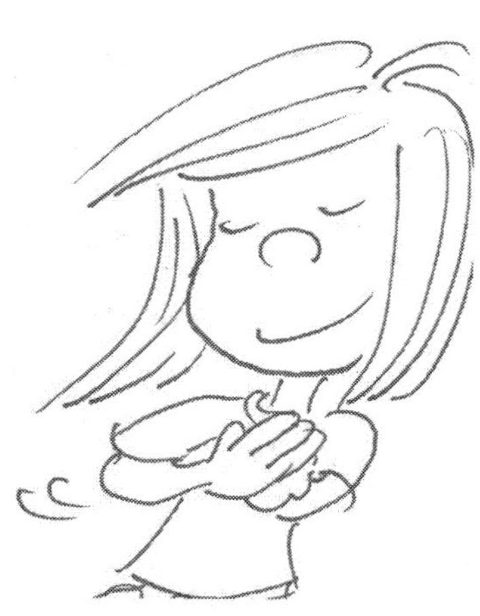

DIE WIRKUNG DER LIEGENDEN ACHT

Diese Haltung entspannt und mobilisiert sanft deine Schulter- und Nackenmuskulatur und kann so Verspannungen und Verkrampfungen entgegenwirken. Halte deinen Mund sanft geöffnet, um auch den Kiefer zu entspannen.

Wenn du zwischendurch noch mehr für einen freien Kopf tun möchtest, lege die Fingerspitzen zunächst an deine Stirn und schicke Ein- und Ausatmung in deine Finger. Entspanne deinen Kiefer und lasse den Atem durch den halb geöffneten Mund ausfließen. Wiederhole dies für fünf Atemzüge.

- Lege die Fingerspitzen dann an die Schläfen und wiederhole den Zyklus.
- Lege die Hände dann unter die Augen und führe ihn nochmals aus.
- Dann lege die Hände auf die Schlüsselbeine und atme wieder in die Fingerspitzen.

DIE WIRKUNG DES ÖFFNENS UND UMARMENS

Auf körperlicher Ebene dehnst und öffnest du deinen Herz- und Brustraum bei der Einatmung. Ausatmend dehnst du sanft deine Rückenmuskulatur. Die Wirbelsäule freut sich über die Mobilisation. Diese Übung führt dazu, dass du dich voller Zuversicht neuen Dingen öffnest und gleichzeitig etwas Gutes für dich selbst tust, weil du dich umarmst. Dies führt zu mehr Wohlbefinden.

DIE BIENENATMUNG

Kehre zurück in einen Sitz mit gekreuzten Beinen und verschließe mit beiden Händen die Öffnungen deines Kopfs: Die Ohren schließt du mit den Daumen, die Augen mit den Zeigefingern, die Nasenflügel durch die Mittelfinger, die Oberlippe durch den Ringfinger und die Unterlippe durch den kleinen Finger. Atme durch die Nase ein und summe mit der Ausatmung mit stimmhaftem „S" wie eine Biene. Wiederhole dies für acht Atemzüge.

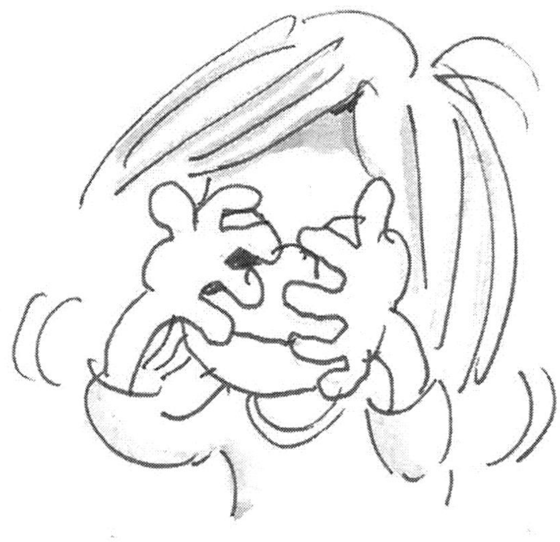

DAS KNIE ZUR BRUST ZIEHEN UND KOSMISCHES EI

Komme dann langsam in die Rückenlage und ziehe deine Knie sanft zu deiner Brust. Umarme dich mit den Armen, während der Kopf zunächst am Boden bleibt. Knie, Wirbelsäule und Kopf bilden dabei eine gerade Linie. Beginne, dich sanft auf dem Rücken von links nach rechts zu bewegen. Die Beine bleiben in der Luft. Nach einigen Malen kehre zurück in die Mitte und verstecke deinen Kopf zwischen den Knien. Schließe die Augen.

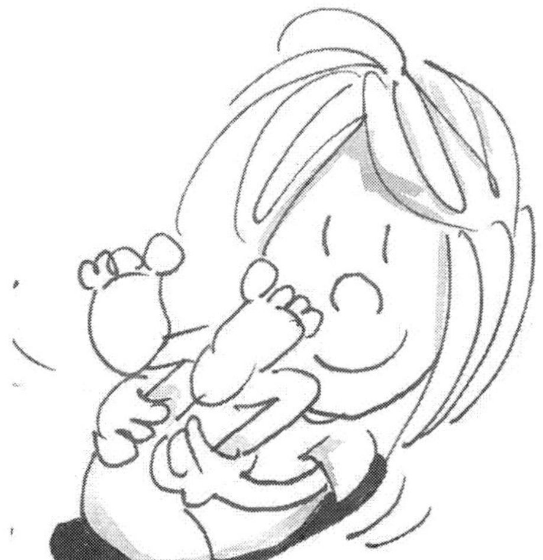

DIE WIRKUNG DER BIENENATMUNG

Die *Bienenatmung* versetzt den Körper in sanfte Schwingung und beruhigt den Geist. Alles, was deinen Geist beschwert, löst sich durch das sanfte Vibrieren auf: negative Gedanken, Ärger und Stress verschwinden. Du hörst dir selbst zu und massierst durch die sanften Schwingungen sanft deinen Kopf, der jetzt stärker durchblutet wird. Viele Menschen empfinden während dieser Übung das Gefühl von Freude und Harmonie.

Tipp>>>

Um deinen Kopf noch weiter zu entspannen, setze deine Fingerspitzen wie beim Haarewaschen auf und massiere ihn sanft.

Um das Shampoo auszuspülen, tippelst du sanft mit den Fingerspitzen auf deinen Kopf, als würde es leise regnen.

DAS KNIE ZUR BRUST ZIEHEN UND DAS KOSMISCHE EI – WIRKUNG

Wenn du die Knie zur Brust ziehst, schenkst du deinem unteren Rücken eine sanfte Massage und entspannst ihn durch die Dehnung der Wirbelsäule. Du wirkst Verspannungen in Schulter und Nacken entgegen. Diese Übung ist ein guter Ausgleich für das viele Sitzen in der Schule. Wenn du deinen Kopf zwischen die Knie steckst, dehnst du noch einmal sanft deinen Nacken und schenkst dir Leichtigkeit.

EIN KNIE ZUR BRUST ZIEHEN

Lege deinen Kopf wieder mittig auf dem Boden ab. Lasse dann dein linkes Bein lang am Boden ausgleiten und umarme dein rechtes Knie mit beiden Händen. Versuche, das Knie mit jeder Ausatmung näher an deine Brust heranzuziehen. Lasse deinen Kopf entspannt auf der Matte ruhen, bevor du nach ein paar Atemzügen die Position wechselst.

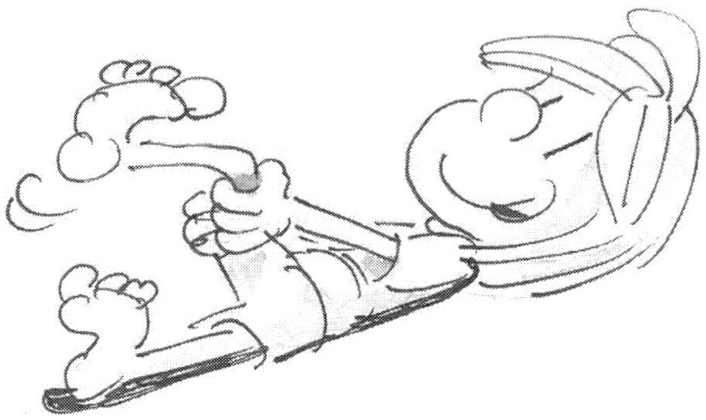

DIE ENTSPANNUNG

Lege dich lang auf deiner Matte ab und bringe deine Hände rechts und links mit den Handflächen nach oben neben deinen Körper. Schließe die Augen und gehe mit jedem Atemzug tiefer in die Entspannung.

Nimm deinen Körper und den Kontakt zur Erde wahr und lasse dich tragen.

Lasse dich dabei immer tiefer in die Matte sinken, bis du ganz bei dir bist.

Bringe deine Aufmerksamkeit zu deinem Kopf. Lasse alle Anspannungen in deinem Kopf los, lasse deine Stirn weicher werden. Entspanne die Kopfhaut und die Augen, die Wangen, die Nase und den Mund. Dein gesamter Kopf ist weich und gleichzeitig klar. Lasse mit jeder Ausatmung alles Unklare los. Entspanne deinen Geist.

Ein helles, klares Licht breitet sich in deinem Geist aus und füllt dich mit Klarheit und Bewusstsein. Genieße deinen wachen, klaren Geist für einige Atemzüge und komm dann langsam wieder zurück.

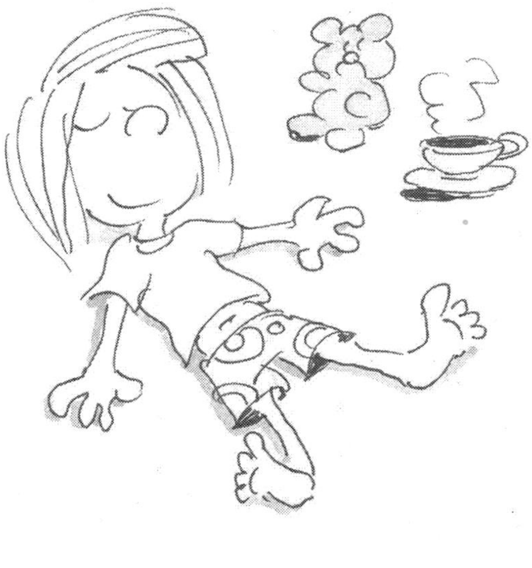

EIN KNIE ZUR BRUST ZIEHEN – WIRKUNG

Auch in dieser Position massierst du deinen unteren Rücken und dehnst alle Bereiche deiner Wirbelsäule. Gleichzeitig wird die Leiste des liegenden Beins nach all dem Sitzen sanft geöffnet und der Oberschenkel des gebeugten Beins gedehnt.

DIE WIRKUNG DER ENTSPANNUNG AUF DEM BODEN

Dein Kreislauf reguliert sich, während sich alle Muskeln des Körpers entspannen. Eventuelle Kopfschmerzen gehen zurück. Selbst das letzte bisschen Stress verabschiedet sich, sodass der Atem ruhig und entspannt fließt. Du bist wach und klar und gleichzeitig ganz frei.

Tipp>>>

Gönne dir eine besonders lange Entspannung und bleibe 10 Minuten auf deiner Matte liegen. Decke dich dabei gut zu.

7.3 EINE ENTSPANNTE SCHULTER-NACKEN-PARTIE BRINGT DICH GUT DURCH DEN TAG

DER SCHNEIDERSITZ

Komme in den *Schneidersitz* und schließe für einige Momente deine Augen. Richte die Wirbelsäule auf und ziehe die Schultern einmal hoch zu den Ohren und dann nach hinten und unten, während du die Schulterblätter zusammenziehst. Schaffe Platz zwischen Schultern und Ohren. Richte deine Aufmerksamkeit auf deinen Schulter-Nacken-Bereich und löse ausatmend alle Verspannungen in diesem Bereich. Stelle dir vor, wie warmes Wasser über deine Schultern fließt.

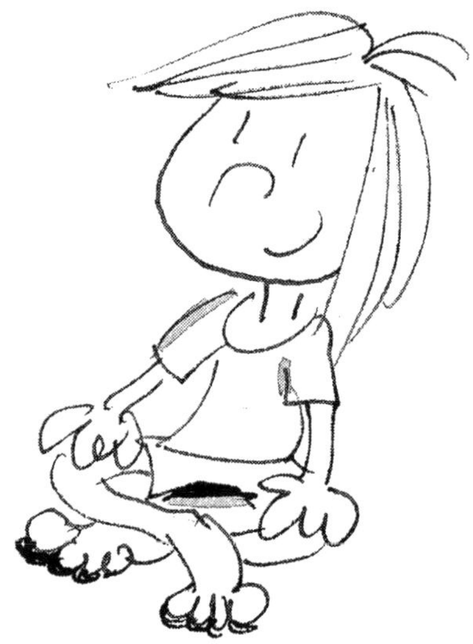

SCHULTERKREISEN

Lege dann deine Hände auf die Schultern und umfasse sie: Der Daumen zeigt nach hinten, die anderen Finger nach vorne. Beginne nun, deine Schultern einige Male nach hinten zu kreisen und den Brustkorb in die Bewegung mitzunehmen.

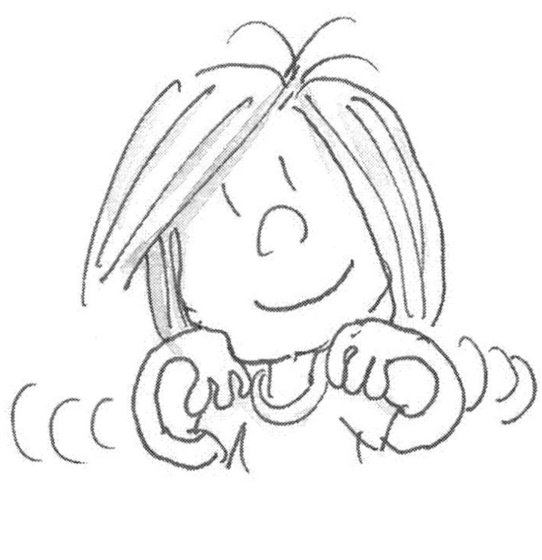

DIE WIRKUNG DES SCHNEIDERSITZES

Der *Schneidersitz* stärkt deine gesamte Rückenmuskulatur und verbessert so deine Haltung. Hältst du die Schultern aktiv und ziehst die Schulterblätter zusammen, öffnest du deine Brustmuskulatur. So kannst du freier atmen und aufrechter sitzen.

Tipp >>>

Schultern haben auch im übertragenen Sinne häufig eine große Last zu tragen.

Vielleicht fällt dir ein, welche Last auf deinen Schultern du loslassen kannst.

DIE WIRKUNG DES SCHULTERKREISENS

Du lockerst deine Schulter- und Nackenmuskulatur und wirkst so Verspannungen entgegen. Deine Schultergelenke werden besser durchblutet und werden wieder beweglicher. Falls du die Haltung für die Rückenmuskulatur intensivieren möchtest, komme in den Langsitz und strecke die Beine lang nach vorne aus.

DIE SEITLICHE FLANKENDEHNUNG

Führe deine Arme gestreckt nach oben über den Kopf und verschränke die Finger ineinander. Die Handflächen zeigen nach oben. Einatmend streckst du die Arme dreimal hoch, ausatmend lässt du die Schultern los. Wiege dich dann mit der Ausatmung jeweils dreimal abwechselnd zur linken und rechten Seite. Achte darauf, dass du mit beiden Sitzbeinhöckern gut auf dem Boden verhaftet bleibst.

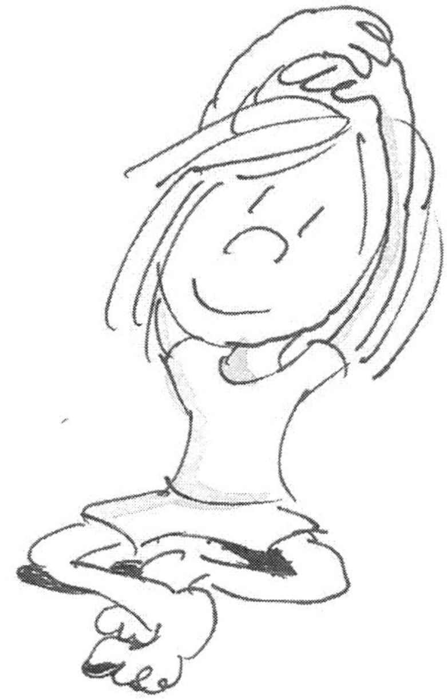

DER KUHKOPF

Löse die Handflächen und bringe die rechte Hand zwischen deine Schulterblätter. Die linke Hand legst du auf den rechten Ellbogen und ziehst ihn sanft nach hinten. Halte dies für fünf Atemzüge und wechsle dann die Seite. Du bist jetzt in einer Variante des *Kuhkopfs*. Lege die Hände in den Schoß und spüre dem Gefühl in Schultern und Nacken nach.

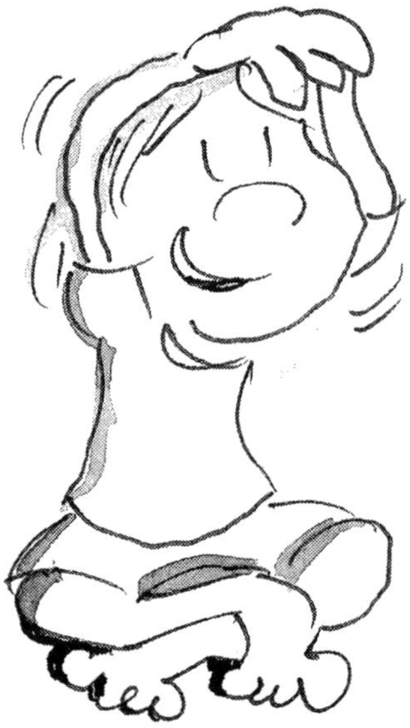

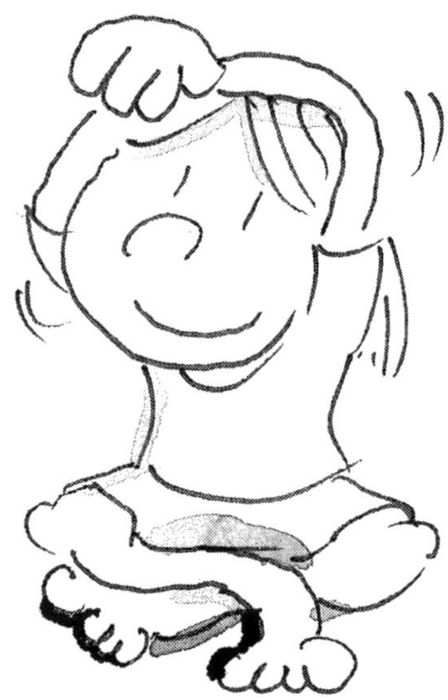

DIE WIRKUNG DER SEITLICHEN FLANKENDEHNUNG

Zur Seite geneigt, dehnst du deine Flanken intensiv und hältst sie flexibel. Gleichzeitig stärkst du deine Rückenmuskulatur, die dafür sorgt, dass du lang und gerade ausgerichtet bist. Du dehnst außerdem die Achselhöhlen und verschaffst den Schultern viel Raum.

DIE WIRKUNG DES KUHKOPFS

In dieser Haltung öffnest du deine Schultern und dehnst und kräftigst deine Arme, was wiederum zu einer Öffnung des Brustraums führt. Ein geöffneter Brustkorb ist unabdingbar für entspannte, geöffnete Schultern und führt zu einem größeren Selbstvertrauen. Auch der Atem fließt tiefer.

DER VIERFÜSSLERSTAND

Komme dann in den Vierfüßlerstand. Achte darauf, dass Schultern, Ellbogen und Handgelenke in einer Linie sind. Dasselbe gilt für Hüfte und Knie. Der Blick ist nach vorn und unten auf die Matte gerichtet, sodass dein Nacken lang ist. Bewege dich intuitiv, so, wie du möchtest. Vielleicht kreist du die Schultern, vielleicht bewegst du dich zur Seite, nach vorne und nach hinten.

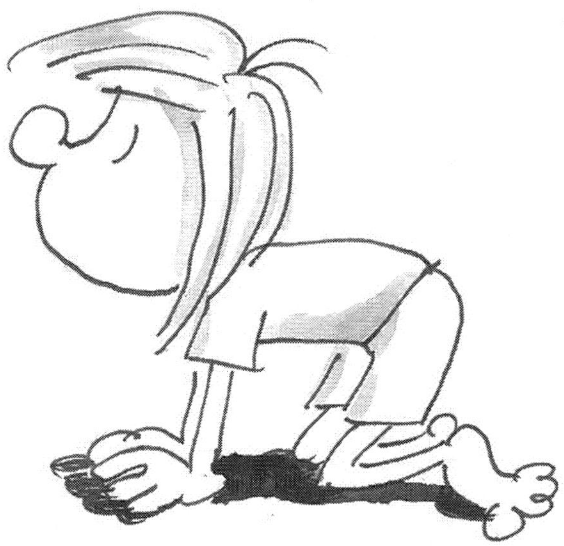

DER GEÖFFNETE VIERFÜSSLERSTAND

Hebe dann aus dem Vierfüßlerstand einatmend den linken Arm in einem Halbkreis nach oben und schaue deiner Hand hinterher. Gehe mit deinem Blick nur so weit, wie es für den Nacken angenehm ist. Fächere die Finger weit auf. Ausatmend bringst du den Arm wieder zurück. Einatmend öffnest du wieder nach oben. Nach 3-5 Wiederholungen wiederholst du die Bewegung auf der anderen Seite.

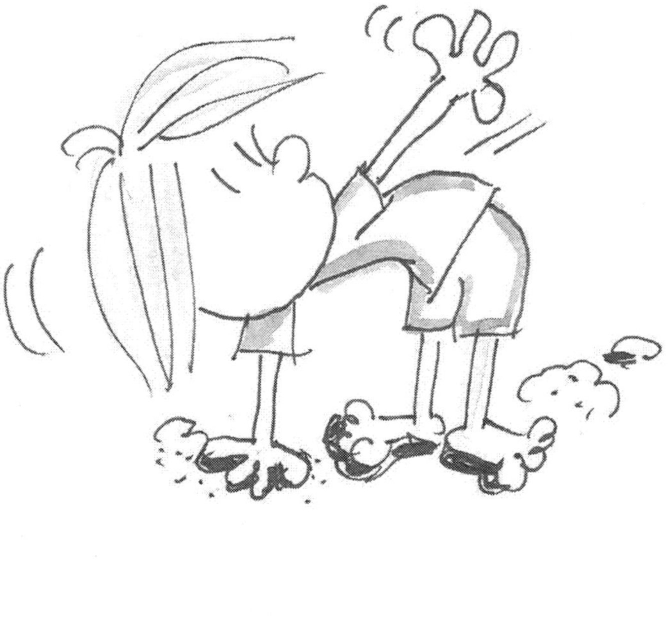

DIE WIRKUNG DES VIERFÜSSLERSTANDS

Du entlastest hier deinen Schulter-Nacken-Bereich. Kreist du die Schultern, kräftigst du die Muskulatur und die Gelenke.

Tipp>>>

Wenn du empfindliche Knie hast, schlage die Matte um oder lege dir eine Decke unter die Knie.

DIE WIRKUNG DES GEÖFFNETEN VIERFÜSSLERSTANDS

Diese Übung öffnet und weitet den Brustkorb und stärkt deine obere Rückenmuskulatur. Die kleine Drehung des Brustkorbs ist eine Wohltat für die Wirbelsäule.

DAS KIND

Spüre danach im *Kind* nach, indem du das Gesäß in Richtung der Fersen schiebst. Den Kopf legst du entweder auf dem Boden oder auf deinen gefalteten Händen ab.

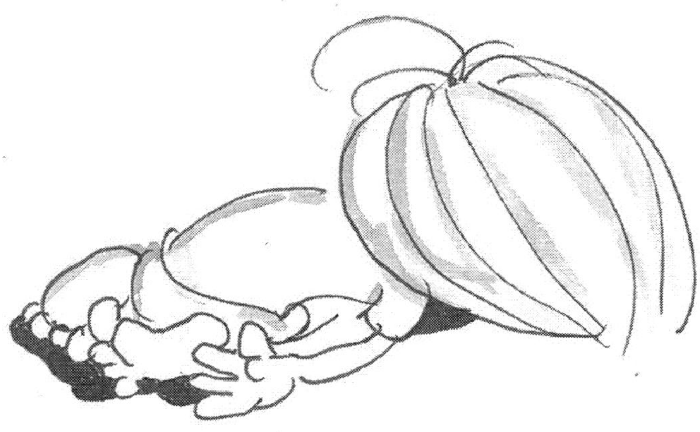

SCHULTERN ZU DEN OHREN

Komme von hier in den Stand. Achte wieder auf Länge im Nacken und ziehe die Schultern hoch zu den Ohren und lasse sie dann mit einem Seufzer wieder los.

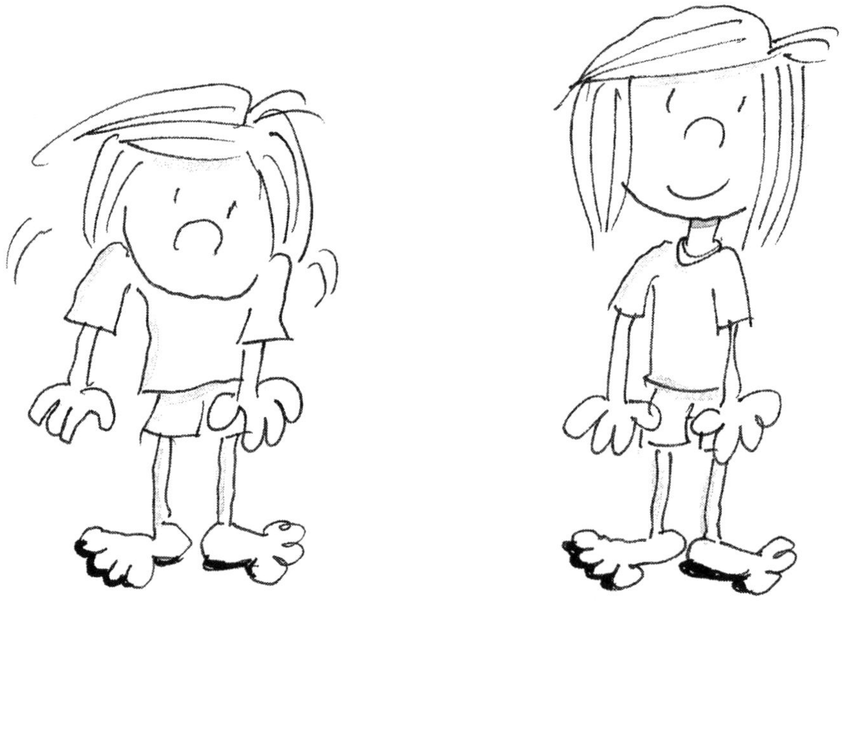

DIE WIRKUNG DES KINDES

Im *Kind* wird der Rücken und vor allem der Hals-Nacken-Bereich sanft gedehnt. Hier wird kein Muskel mehr angespannt, sodass du dich völlig von jeglichem Stress lösen kannst. Du massierst nebenbei ganz sanft deine Bauchorgane.

DIE WIRKUNG DER ÜBUNG SCHULTERN ZU DEN OHREN

Die Übung löst die Anspannung in den Schultermuskeln und verbessert gleichzeitig die Beweglichkeit des Schultergürtels.

Tipp>>>

Intensiviere die Entspannung, indem du ein Zitronengesicht machst, als hättest du in etwas Saures gebissen.

DER HALBE SONNENGRUSS

Übe dann dreimal den *halben Sonnengruß* und richte den Fokus auf bewusst entspannte Schultern: Mit deiner Einatmung führst du die Arme gestreckt in einem weiten Bogen über die Seite nach oben über deinen Kopf.

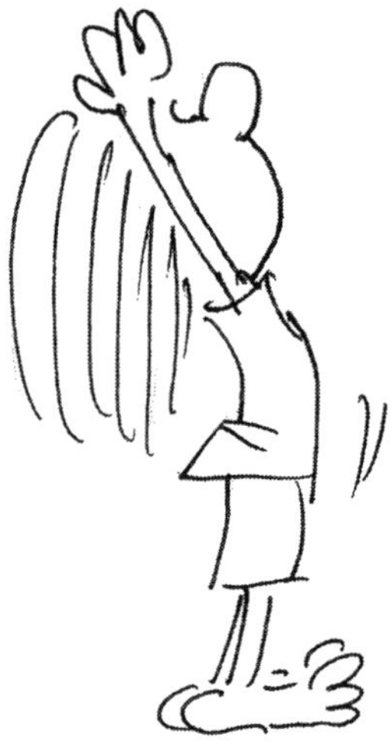

Mit der Ausatmung neigst du dich mit leicht gebeugten Knien und den Armen über die Seite nach unten in deine *Vorbeuge*.

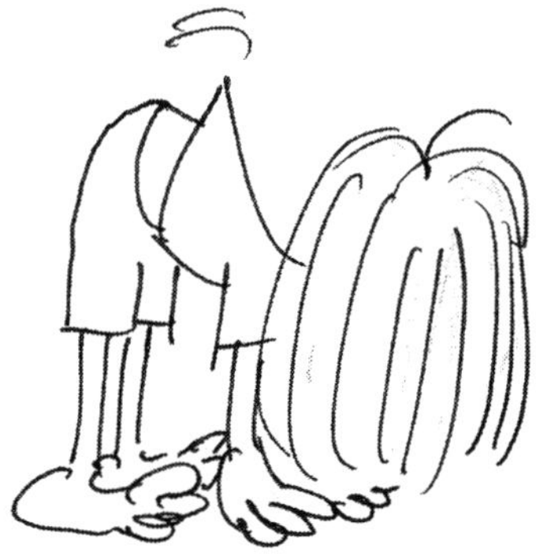

Mit der nächsten Einatmung kommst du mit den Fingerspitzen auf den Boden oder an die Schienbeine, streckst die Beine und auch den Rücken. Du bist jetzt in der *halben Vorbeuge*.

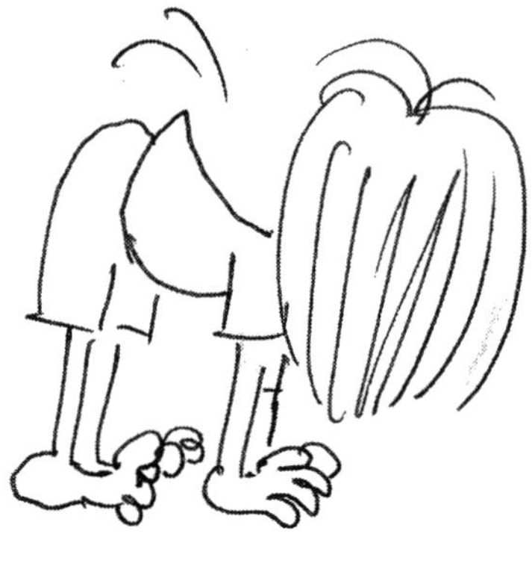

DIE WIRKUNG DES HALBEN SONNENGRUSSES

Du aktivierst den Kreislauf und dehnst die Rückseite der Beine und die Rückenmuskulatur. Gleichzeitig lernst du ganz bewusst, die Schultern auch in fordernden Situationen weit weg von den Ohren zu halten und die Schulterblätter zusammenzuziehen, was den Brustkorb öffnet und den Atem freier fließen lässt.

Tipp>>>

Übe den *halben Sonnengruß* mit deiner Liebelinsgmusik.

DIE WEITE GRÄTSCHE

Von hier aus kommst du ausatmend wieder in die *ganze Vorbeuge* und mit der nächsten Einatmung wieder nach oben in den *gestreckten Berg*. Nach drei Wiederholungen kommst du in eine *weite Grätsche* und lässt die Arme und den Kopf hängen. Um den Nacken noch mehr zu entspannen, schüttele den Kopf ein paar Mal sanft nach links und rechts und dann nach oben und unten.

Stelle dann die Hände mittig vor dir auf; du kannst die Hände gerne auf einen Yogablock oder ein dickes Buch legen. Mit der Einatmung führst du jeweils einen Arm gestreckt über die Seite nach oben und kehrst ausatmend zurück, um die Seite zu wechseln. Wiederhole dann die Bewegung auf der anderen Seite.

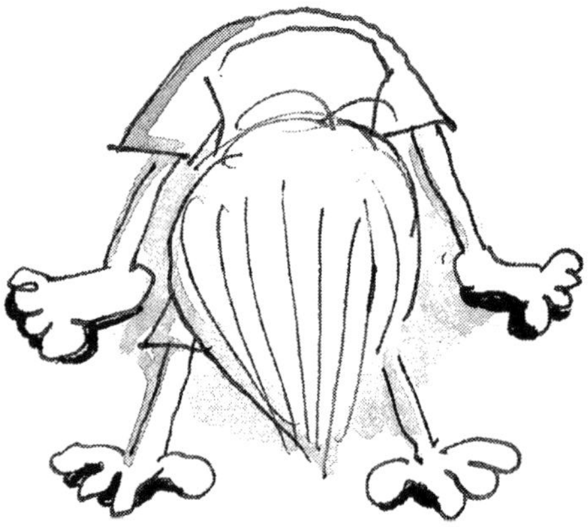

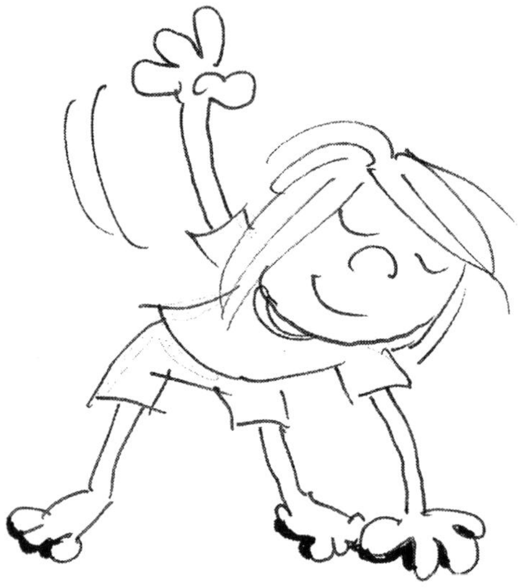

DIE WIRKUNG DER WEITEN GRÄTSCHE

In dieser Position kann die Muskulatur rund um Halswirbelsäule, Nacken und Schultern einmal richtig loslassen, weil sie das Gewicht des Kopfs nicht tragen muss. Gleichzeitig dehnst du in der *Vorbeuge* die Rückseite deines gesamten Körpers. Öffnest du den Arm zur Seite, drehst du die Brustwirbelsäule und die Schulter sanft auf und förderst so ihre Beweglichkeit.

Tipp >>>

Um dich von aller Anspannung zu lösen, pruste mit der Ausatmung mit den Lippen wie ein Pferd und halte den Kopf dabei ganz entspannt. Wiederhole das fünfmal.

DIE SCHULTERBRÜCKE

Komme von hier in die Rückenlage und übe die *Schulterbrücke*: Die Füße stehen vor deinem Gesäß und drücken kraftvoll in den Boden, die Arme liegen rechts und links neben deinem Körper, die Handflächen zeigen nach unten. Führe einatmend die Arme nach oben über den Kopf und hebe dein Becken gleichzeitig, sodass dein Herz weit nach oben angehoben wird. Ausatmend bringst du Arme und Becken wieder in die Ausgangslage. Bewege deinen Kopf während dieses Ablaufs nicht zur Seite! Wiederhole die Übung fünfmal mit ruhig fließendem Atem.

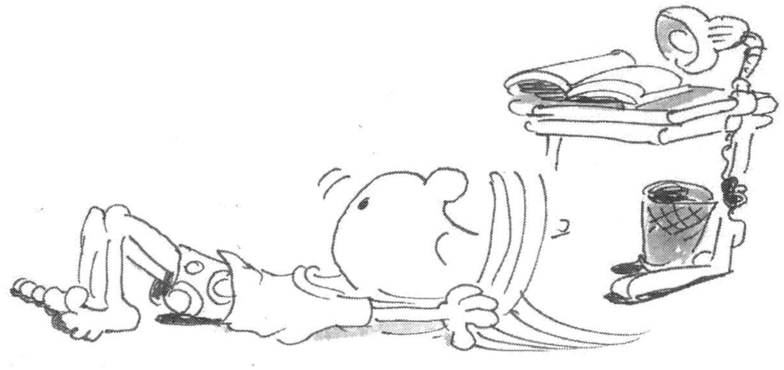

Hebe dein Becken einatmend noch einmal: Die Arme bleiben diesmal rechts und links mit den Handflächen nach unten neben dem Rumpf. Der Nacken bleibt entspannt und der Kopf ruht die ganze Zeit in der Mitte, ohne sich zu bewegen. Halte diese *Schulterbrücke* für drei Atemzüge: den ersten Atemzug für einen entspannten Nacken, den zweiten für entspannte Schultern und den dritten für deinen gesamten Körper.

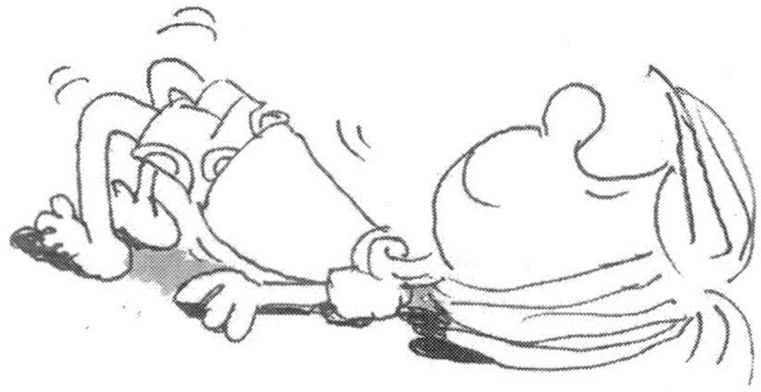

DIE WIRKUNG DER SCHULTERBRÜCKE

Diese Übung schenkt dir Weite in Brustkorb und Nacken. Sie stärkt die Wirbelsäule sowie die Bein- und Gesäßmuskulatur. Sie entlastet das Herz und aktiviert deinen Stoffwechsel. Falls du runde, nach vorne fallende Schultern hast, korrigierst und linderst du diese Fehlstellung. Auf seelischer Ebene beruhigt die *Schulterbrücke*. Mithilfe deines Atemmantras entspannst du noch gezielter in den einzelnen Bereichen.

Tipp>>>

Wenn du bereits Hals- und Nackenbeschwerden hast, lege dir eine gefaltete Decke unter deine Schultern und den Rücken. Schiebe nur deinen Hinterkopf ein wenig nach oben.

Tipp>>>

Wenn wir die Yogaübungen jemanden widmen, wird die Praxis intensiver:

Widme den ersten Atemzug jemandem, der dir sehr am Herzen liegt.

Den zweiten Atemzug jemandem, dem du verzeihen musst.

Den dritten Atemzug jemanden, den du verletzt hast.

DAS KROKODIL

Für das *Krokodil* streckst du deine Arme mit nach oben geöffneten Handflächen ausgestreckt zu den Seiten. Stelle deine Füße hüftgelenkweit auf und halte Kopf und Wirbelsäule in einer Linie. Mit einer Ausatmung senkst du deine Beine nach links, kehrst einatmend wieder in die Mitte zurück. Den Kopf kannst du gerne in die Gegenrichtung drehen. Übe fünf Runden dynamisch und bleibe dann erst auf der rechten, dann auf der linken Seite für fünf Atemzüge liegen. Gehe nur so weit, dass du die Schultern in der Drehung auf dem Boden halten kannst. Wenn deine Beine dann in der Luft bleiben, kannst du dir gerne ein Kissen unter deine Knie legen.

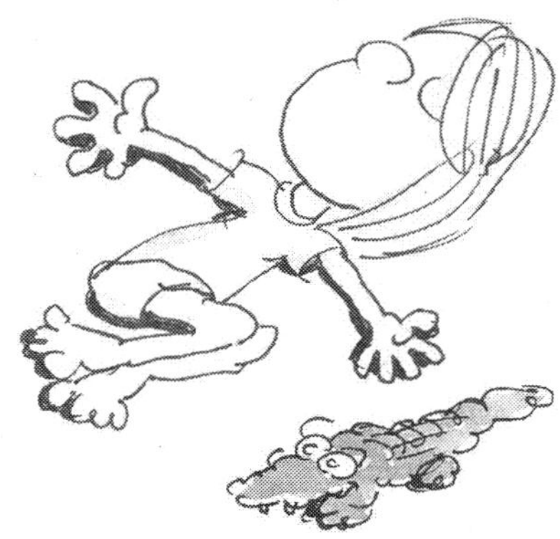

DIE ENTSPANNUNG

Komme mit Kopf und Beinen in die Mitte, lasse die Beine ausgleiten und schließe deine Augen. Öffne die Beine mattenweit und halte die Arme mit etwas Abstand vom Rumpf links und rechts. Die Handflächen schauen nach oben, sodass sich die Schultern noch mehr öffnen. Bewege deinen Nacken sanft nach links und rechts, um anschließend in die Mitte zurückzukommen. Ziehe dann die Schultern noch dreimal zu den Ohren, halte für einen Augenblick und lasse dann los. Genieße deine Entspannung.

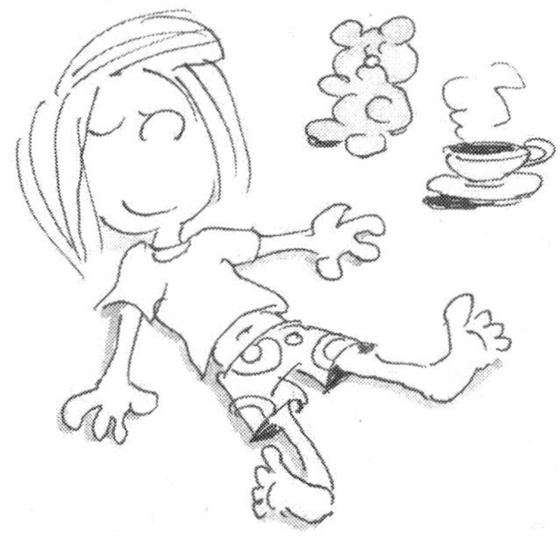

Tipp>>>

Ziehe in der Entspannung auf dem Boden dein Kinn noch einmal in Richtung Brustkorb: So verlängerst du deinen Nacken und entlastest deine Halswirbelsäule.

DIE WIRKUNG DES KROKODILS

Du dehnst in dieser Haltung deine Hals-, Brust-, Gesäß- und Rückenmuskulatur und verwringst deine Wirbelsäule sanft, sodass sie regeneriert und flexibel bleibt. Auch der Schulter-Nacken-Bereich entspannt in dieser Übung, während deine Hüfte und der untere Rücken Beweglichkeit erfährt.

DIE WIRKUNG DER ENTSPANNUNG AM BODEN

Die Tiefenentspannung aktiviert den Parasympathikus, den Teil des Nervensystems, der für Entspannung verantwortlich ist. Du regenerierst und genießt das Gefühl von Weite. Die Muskeln der Schultern entspannen, die Muskulatur im Nackenbereich ist spannungsfrei und weich.

Tipp>>>

Kannst du dich nicht auf die Entspannung einlassen und kreisen immer noch Tausende von Gedanken durch deinen Kopf? Lege die Hände auf deinen Bauch und konzentriere dich auf den Atem: genieße einatmend den Augenblick und lasse ausatmend los.

7.4 EIN WOHLIGER RÜCKEN HÄLT DICH AUFRECHT UND STÄRKT DEIN RÜCKGRAT

DER AUFRECHTE SITZ

Setze dich in einen kreuzbeinigen Sitz, lege deine Hände auf deine Oberschenkel und nimm dir einige Atemzüge Zeit, um anzukommen. Richte die Aufmerksamkeit dabei auf deinen Rücken: Wie fühlt er sich nach langem Sitzen auf den harten Stühlen an? Wenn du einatmest, wanderst du mit deiner Aufmerksamkeit zu deinem Steißbein und dann langsam die gesamte Wirbelsäule bis zu deinem Scheitel hinauf, ausatmend den umgekehrten Weg zurück. Wiederhole das für ein paar Atemzüge.

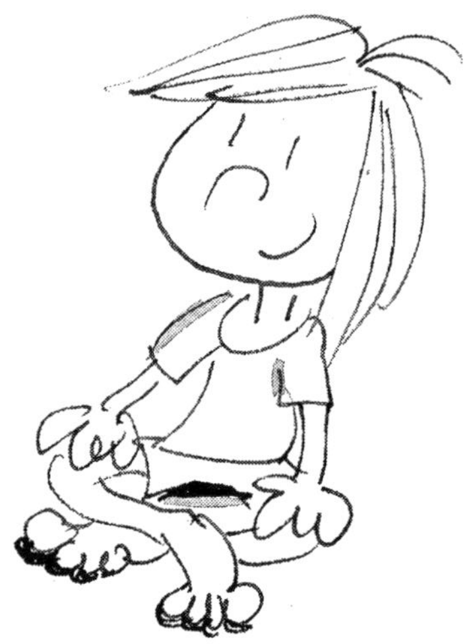

DIE WIRKUNG DES AUFRECHTEN SITZES

Deine Wirbelsäule wird aufgerichtet und gestreckt, sodass die Rückenmuskulatur arbeiten muss. Dies ist ein Gegengewicht zum Sitzen mit krummem Rücken. Wenn du den Bauchnabel noch sanft nach innen ziehst, schützt du deinen unteren Rücken.

Tipp>>>

Wenn du dazu neigst, im Rücken rund zu werden, setze dich etwas erhöht auf ein Kissen oder eine gefaltete Decke. Du kannst das Becken dann besser aufrichten und den Rücken leichter strecken.

Tipp>>>

Erweitere deine Paxis um folgende Atemübung:

Atme ein und lächle dir zu,

atme aus und lasse los.

KREISEN IM SITZEN

Wenn du das nächste Mal einatmest, schiebst du deinen Oberkörper nach vorne und öffnest so deinen Brustkorb. Mit der Ausatmung kreist du deinen Oberköper erst zur Seite und dann nach hinten, wobei der Rücken ganz rund wird. Einatmend schiebst du dich wieder nach vorne. Kreise achtmal in die eine und dann in die andere Richtung.

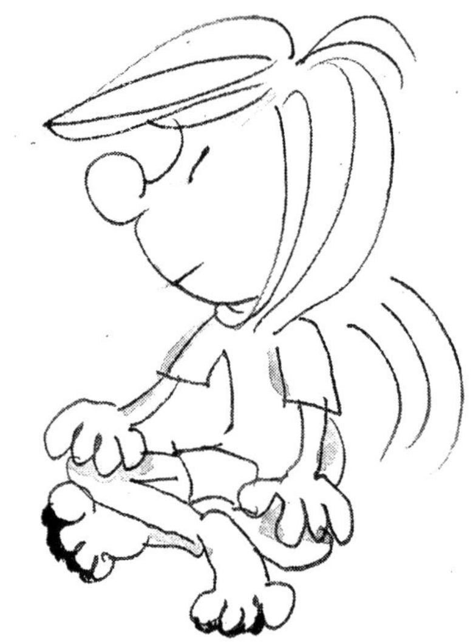

Tipp»»

Diese Übungen kannst du auch wunderbar auf deinem Stuhl im Klassenzimmer zwischendurch machen. Besonders gut funktioniert dies, wenn du dich dabei relativ weit nach vorne auf deinen Stuhl setzt.

KREISEN IM VIERFÜSSLERSTAND

Komme von hier dann in den Vierfüßlerstand und kreise dein Becken für einige Atemzüge. Achte auf die Länge deiner Wirbelsäule und richte den Blick nach unten. Schultern und Hände sind wie Füße und Hüfte auf einer Linie.

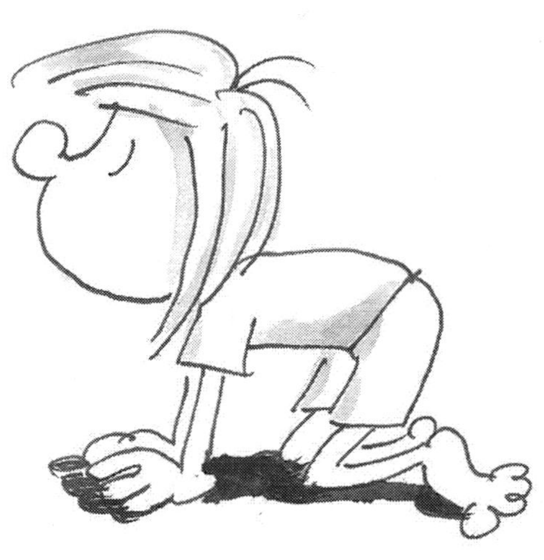

DIE WIRKUNG DES KREISENS

Diese Übung mobilisiert und lockert deine gesamte Wirbelsäule. Du wärmst alle Muskeln deines Rückens auf und machst die Hüfte geschmeidig. Du vergrößerst deine Sitzfläche und erdest dich. Nach dem Kreisen fällt der einfache Sitz leichter.

Tipp>>>

Um diese Übung zu intensivieren, nimm die Arme mit in die Luft.

DIE WIRKUNG DES KREISENDEN VIERFÜSSLERSTANDS

Auch mit dieser Übung lockerst du deine Rückenmuskulatur und nimmst über Füße und Hände Kontakt mit dem Boden auf, um dich zu erden.

KATZE-KUH

Schiebe dann einatmend deinen Rücken in ein geführtes Hohlkreuz und blicke dabei nach oben, ohne den Hals zu überstrecken. Ziehe den Bauchnabel nach innen. Ausatmend machst du deinen Rücken wie eine *Katze* ganz rund. Plustere den Bereich zwischen deinen Schulterblättern schön auf und ziehe den Bauchnabel nach innen.

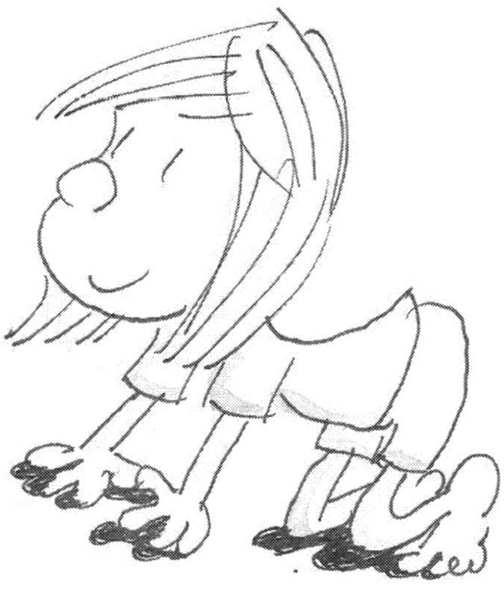

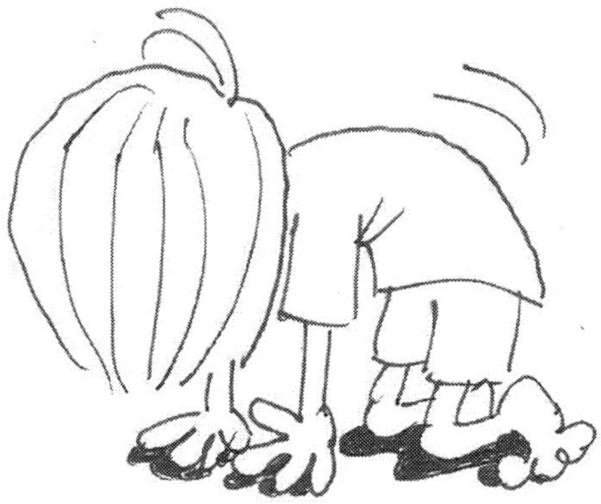

DER HUND

Von hier aus kommst du für fünf Atemzüge in den *Hund*. Stelle dir vor, dein *Hund* würde mit dem Schwanz wedeln. Bewege dein Gesäß von links nach rechts, indem du wechselseitig die Beine beugst und streckst. Halte den *Hund* dann für fünf Atemzüge. Für mehr Länge im unteren Rücken beuge die Knie und schiebe deine Sitzbeinhöcker ins Universum. Hebe abwechselnd für den *dreibeinigen Hund* jeweils das rechte und das linke Bein in die Luft.

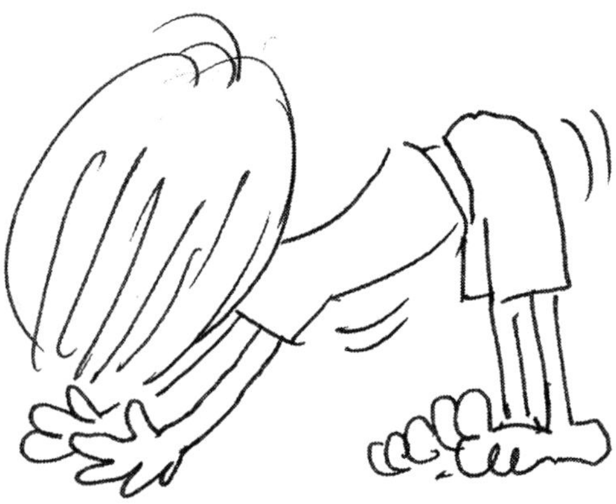

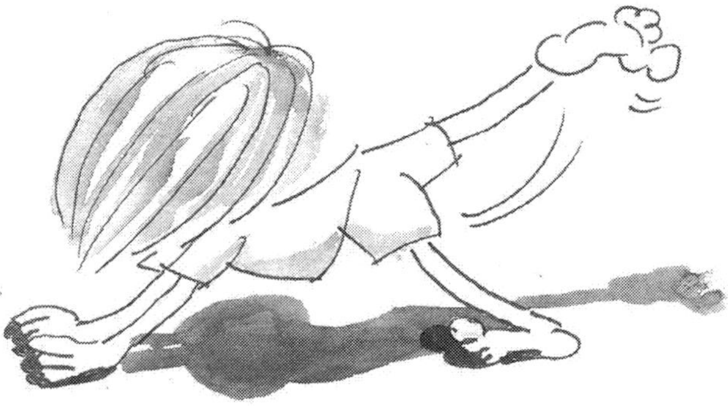

DIE WIRKUNG VON KATZE-KUH

In dieser Abfolge mobilisierst du deine gesamte Wirbelsäule vom Steißbein bis zum Hals. Du dehnst und kräftigst den Rücken, Nacken, Flanken und die Schultern und massierst deine Bauchorgane. Diese Bereiche werden besser durchblutet. Verspannungen in der Wirbelsäule lassen sich besonders gut mit dieser fließenden Abfolge lindern, die beruhigend und ausgleichend wirkt. Je fließender du übst, desto besser.

DIE WIRKUNG DES HERABSCHAUENDEN HUNDES

Der *Hund* dehnt den gesamten Rücken sanft und löst Verspannungen. Dadurch kannst du besser entspannen und Ärger und Stress abbauen. Da der *Hund* auch fordernd ist, fördert er deine Ausdauerbereitschaft und vergrößert dein Selbstbewusstsein. Hebst du nur ein Bein hoch, stärkst du die seitliche Rückenmuskulatur.

Tipp>>>

Kreise den Fuß in der Luft in die eine und die andere Richtung, um auch das Fußgelenk zu entspannen.

DAS KIND

Setze dann deine Knie ab und bringe dein Gesäß zu den Fersen, sodass du im *Kind* landest. Schiebe die Arme nach vorne und komme mit den Händen auf die Fingerspitzen. Einatmend hebst du deinen Oberkörper sanft an und ausatmend senkst du ihn wieder. Nach 3-5 Wiederholungen wanderst du ausatmend mit dem Oberkörper sanft nach rechts; das Gesäß bleibt auf den Fersen. Wechsle die Flankendehnung im *Kind* nach 3-5 Atemzügen.

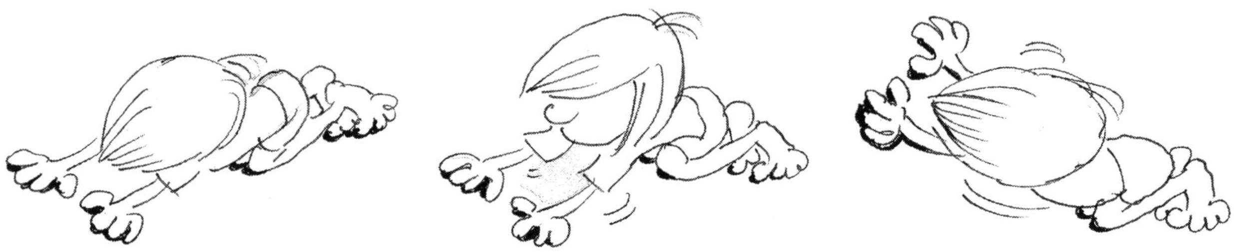

DIE VORBEUGE

Laufe dann langsam an den Anfang deiner Matte in die *Vorbeuge*. Hebe die Hände vom Boden und lasse die Arme hängen, beuge deine Knie sanft und komm einatmend über die linke Seite in einem großen Bogen mit langen Armen nach oben und ausatmend wieder nach unten. Übe jede Seite dreimal und beuge deine Knie leicht, um deinen Rücken zu schützen. Nach der letzten Wiederholung kommst du einatmend nach oben in den Stand.

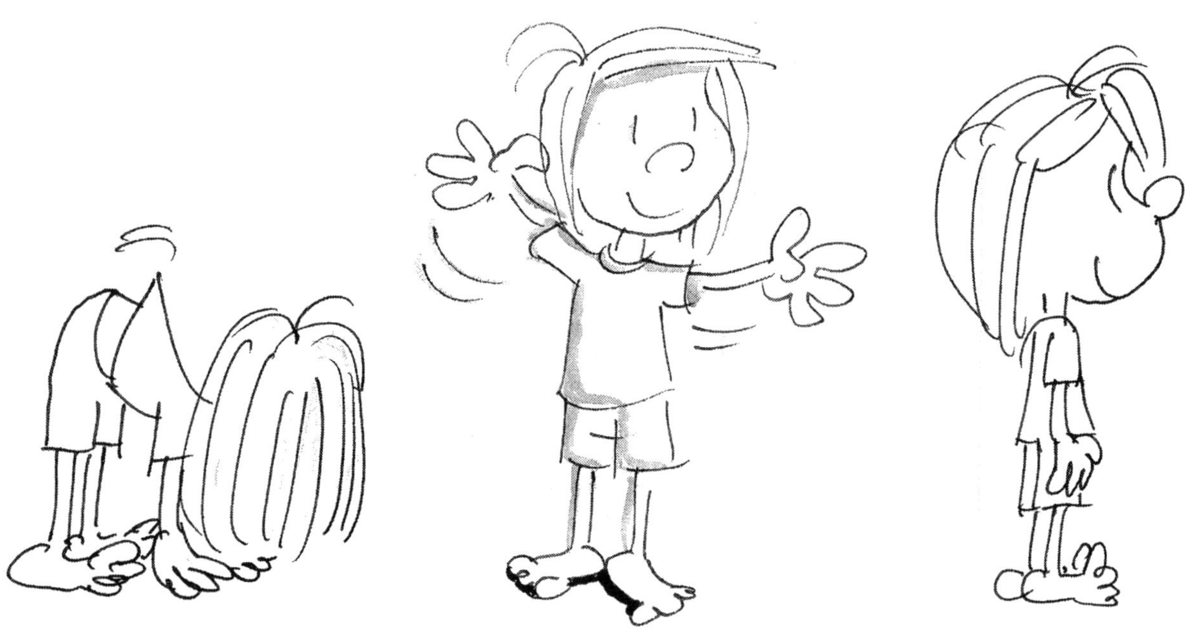

DIE WIRKUNG DES GESTRECKTEN UND GEDEHNTEN KINDES

Du dehnst sanft noch einmal deinen Rücken sowie die Flanken, wenn du dich zur Seite drehst.

DIE WIRKUNG DER VORBEUGE UND DES KREISENDEN AUFRICHTENS

In der *Vorbeuge* dehnst du noch einmal deinen Rücken sowie die Beinrückseiten. Das Aufrichten über die Seiten stärkt die Muskulatur in deinen Flanken.

SEITLICHE FLANKENDEHNUNG

Im Stand angekommen, führst du die Arme gestreckt nach oben und lehnst dich ausatmend mit dem Oberkörper zur Seite, einatmend kommst du in die Mitte. Wiederhole jede Seite dreimal. Wenn du zum Hohlkreuz neigst, beuge deine Knie leicht.

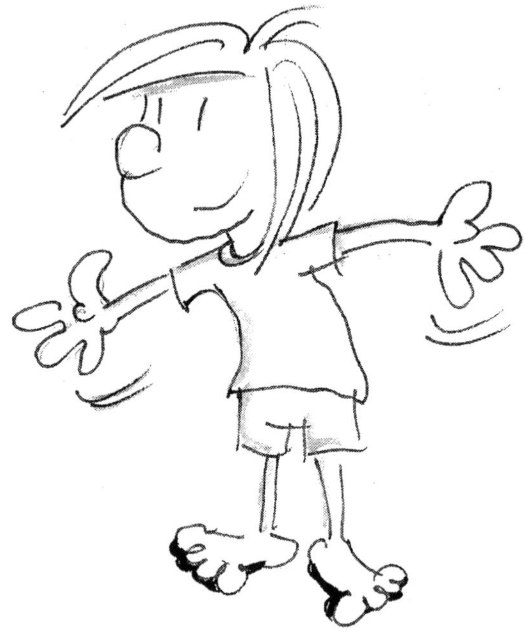

KAKTUSARME

Winkle die Arme wie *Kaktusarme* an und drehe dich ausatmend nach rechts und links und nimm die Wirbelsäule mit in die Bewegung. Blicke jeweils in die Handflächen der Drehrichtung und halte die Oberarme in einer Linie sowie das Becken nach vorne ausgerichtet. Auch diese Übung wiederholst du dreimal zu jeder Seite.

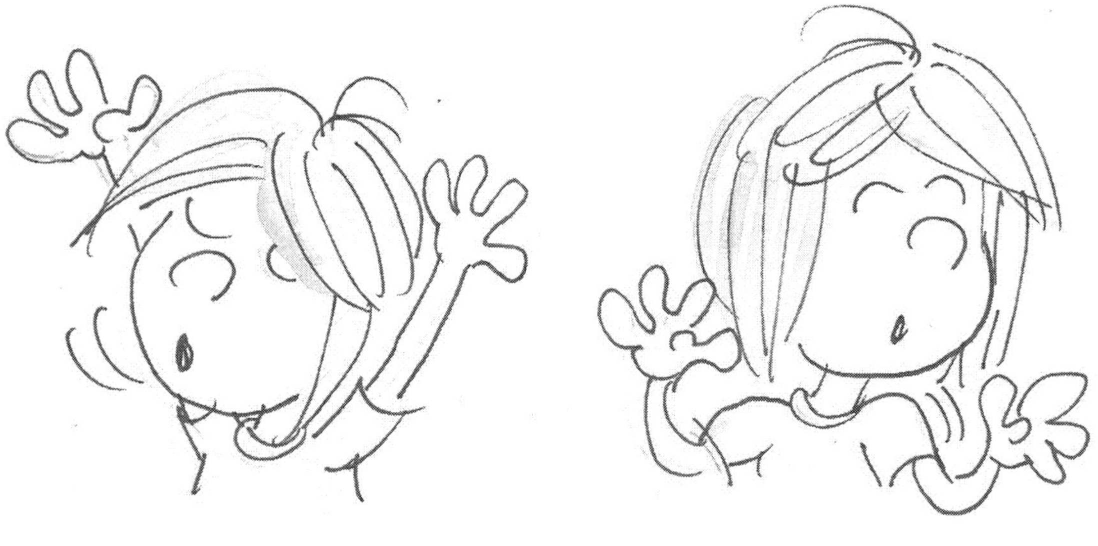

DIE WIRKUNG DER SEITLICHEN FLANKENDEHNUNG

In dieser Übung kräftigst du deine Rücken- und Flankenmuskulatur. Die Flankenmuskulatur wird zudem gedehnt.

Tipp>>>

Schließe die Augen und nimm die beiden Seiten wahr. Verwurzle dich gut über deine Füße, um das Gleichgewicht zu halten.

DIE WIRKUNG DER DREHUNG MIT KAKTUSARMEN

Durch die Drehung verbesserst du die Beweglichkeit der Wirbelsäule, speziell der Brustwirbelsäule. Dadurch kann der Atem tiefer fließen. Die Muskeln werden gelockert.

RÜCK- UND VORBEUGE

Einatmend führst du die Arme wieder nach oben und kommst in den *gestreckten Berg* in eine *leichte Rückbeuge*, ausatmend beugst du dich nach unten in die *Vorbeuge*. Beuge die Knie gerne leicht und wiederhole das dreimal. Bleibe beim letzten Mal unten in der *Vorbeuge*. Lasse los.

Aus der *tiefen Vorbeuge* kommst du einatmend in die *halbe Vorbeuge*, ausatmend wieder tief. Wiederhole dreimal. Setze dich nach dem letzten Mal nach unten auf den Boden in den Schneidersitz.

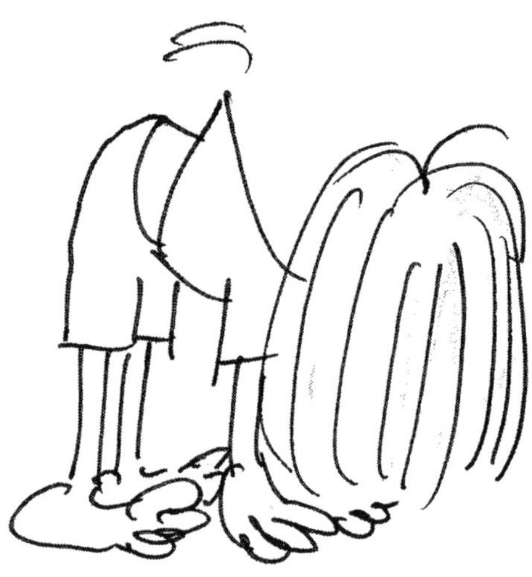

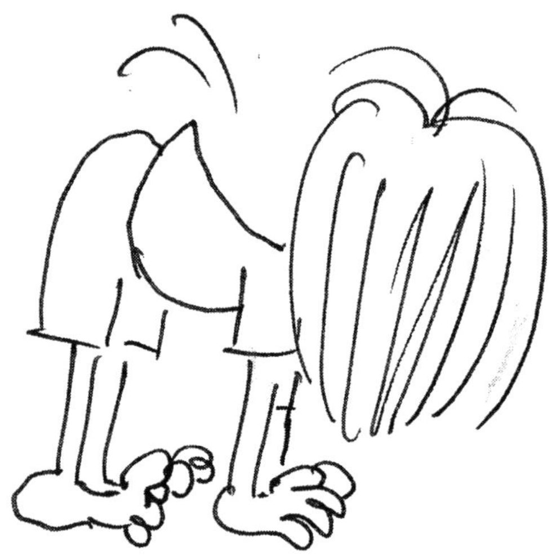

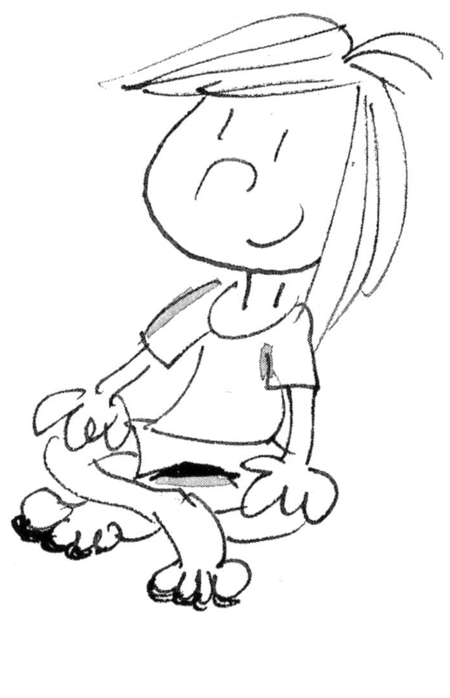

DIE WIRKUNG DER RÜCKBEUGE UND VORBEUGE

Die sanfte *Rückbeuge* im *gestreckten Berg* stärkt deine Rumpfmuskulatur und gibt dir Weite und Offenheit im Brustkorb, sodass der Atem befreit und tief fließen kann. Die Rückseite des Körpers wird in der *Vorbeuge* gedehnt, sodass sich die Muskeln der Wirbelsäule lockern.

DIE WIRKUNG DER HALBEN VORBEUGE

In der *halben Vorbeuge* tust du deinem unteren Rücken Gutes, weil du ihn hier sanft dehnst. Deine Wirbelsäule wird in die Länge gestreckt und gedehnt, während deine Bauchmuskulatur arbeiten muss.

Tipp>>>

Tue etwas für deine Koordination. Drehe ausatmend den Kopf nach links, während du die rechte Hand zu einer Faust ballst. Kehre einatmend zur Mitte zurück und wechsle dann die Seite.

DER DREHSITZ

Führe aus dem Sitz einatmend die Arme nach oben und ausatmend drehst du dich jeweils aus der Brustwirbelsäule heraus nach rechts und links. Die Hände setzt du jeweils auf dem vorderen Knie und hinter dir auf dem Boden ab. Achte darauf, dass die hintere Hand nicht zu viel Gewicht trägt.

Übe jede Seite dreimal dynamisch und bleibe dann jeweils für drei Atemzüge auf einer Seite. Die Hände kannst du absetzen. Schenke deiner Wirbelsäule dabei einatmend Länge und drehe dich ausatmend jedes Mal ein wenig weiter. Schließe deine Augen, um noch intensiver zu üben.

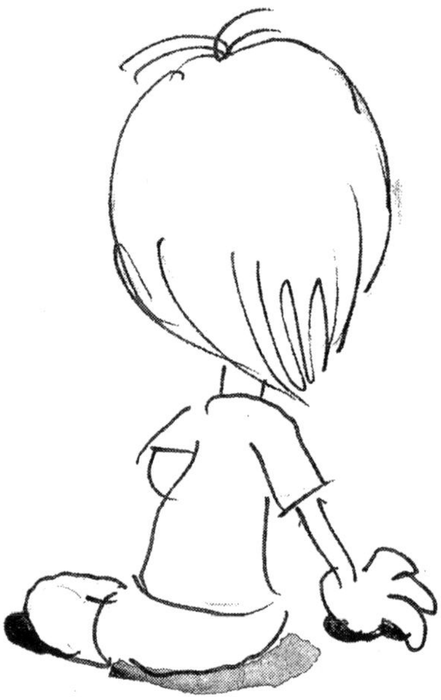

Tipp>>> Tipps für den Drehsitz

Achte darauf, dass dein Kopf in einer Linie mit der Brust bleibt. So sorgst du dafür, dass du wirklich mit der Brustwirbelsäule drehst. Viele Yoginis und Yogis nehmen gerne den Kopf mit zur Seite, in dem Irrglauben, dass sie dann weiterdrehen.

Halte die Wirbelsäule auch in der Drehung gerade und sacke nicht zusammen. Deine hintere Hand trägt kaum Gewicht; es ist dein Rücken selbst, der sich aufrichtet.

Sehr wichtig: Beide Sitzbeinhöcker halten die ganze Zeit Kontakt zum Boden. So bleibst du gut geerdet.

DIE WIRKUNG DES DREHSITZES

Der *Drehsitz* vergrößert die Beweglichkeit deiner Wirbelsäule, vor allem der Brustwirbelsäule. Du dehnst und stärkst deine Rückenmuskulatur und machst die Hüften weicher und geschmeidiger. Deine Bauchorgane werden sanft massiert und der Stoffwechsel wird angeregt. Durch die Drehung wird dein Körper ausgewrungen und dadurch saugen sich die Bandscheiben mit frischer Flüssigkeit voll und werden geschmeidig. Die Haltung baut Stress ab und schenkt dir innere Ruhe. Du bleibst offen für Neues, weil du nicht nur nach vorne schaust, sondern auch das siehst, was links und rechts liegt.

Tipp>>>

Probiere auch diese Variante des Drehsitzes:

Halte bei der Drehung nach rechts die Arme ein bis zwei Atemzüge in der Luft; den rechten Arm ziehst du dabei nach hinten, den linken Arm nach vorne. Setze dann die Hände ab und verweile im Drehsitz.

Wechsle dann die Seite.

NACHSPÜREN IM SCHNEIDERSITZ

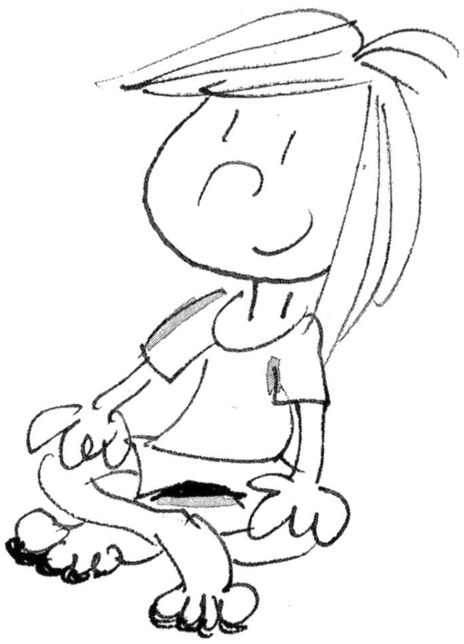

Komme zurück in die Mitte in den *Schneidersitz* und schließe die Augen. Stelle sicher, dass du mit beiden Sitzbeinhöckern guten Kontakt zur Erde hast und sich die Wirbelsäule in einer sanften Aufrichtung befindet. Erde dich mit der Einatmung und lasse Altes und Verbrauchtes mit der Ausatmung los. Wandere mit deiner Aufmerksamkeit zu deiner Wirbelsäule und zu deinem Rücken. Halte dich mit deiner Rückenkraft aufrecht und spüre nach, welchen Effekt die Übungen auf deinen Rücken haben.

- Wo spürst du mehr Kraft?
- Wo fühlst du dich beweglicher?
- Wo kannst du den Atem besonders gut wahrnehmen?
- Wo kannst du einen Unterschied in deinem Körper wahrnehmen?

DIE WIRKUNG DES NACHSPÜRENS

Du erdest dich jetzt noch einmal ganz bewusst und lässt alle muskuläre Anspannung im Rücken bewusst los. Dein Körper baut eine Erinnerung an die Haltungen und Empfindungen auf, die die Asanas mit sich bringen. Da wir alle im Grunde aus Erinnerungen bestehen und hier positive Erinnerungen der Ruhe, der Stärke, der Gelassenheit und der Akzeptanz entstehen, wird dein Selbst reicher in Bezug auf gute echte innere Bilder des eigenen Körpers und der eigenen Seele. Dies ist der eigentliche Fortschritt im Yoga und für dich.

Tipp>>>

Spüre im Sitzen nach und nimm auch die inneren Bilder wahr, die in dir entstanden sind. Lass dir ein paar Augenblicke Zeit, bevor du wieder zurück in deinen Alltag kehrst.

Kapitel 8

YOGA WENN'S MAL NICHT RUND LÄUFT

8.1 EINLEITUNG

Manchmal geht es einem einfach nicht gut, alles ist schwierig und anstrengend. Anforderungen, die an dich herangetragen werden, machen dich unglücklich oder auch wütend. Du fühlst dich allein und unverstanden. Vielleicht fehlt auch nur Leichtigkeit.

Yoga kann dir in diesen Momenten helfen. Du kommst dir selbst nah und lernst, in den Übungen auch mit unangenehmen Gefühlen konstruktiv umzugehen. Darum sieht die Welt am Ende der Yogaeinheit fast immer schon wieder ganz anders aus.

Im ersten Set geht es darum, bei sich selbst anzukommen, sich selbst anzunehmen und einen guten Kontakt durch fließende und weiche Bewegungen zum Körper herzustellen. So stellt sich nach der Praxis ein Gefühl der inneren Ruhe und Zufriedenheit ein.

Das zweite Set kannst du gut üben, wenn du wütend und unzufrieden bist. Die Übungen geben dir Gelegenheit, überschüssige Energie loszuwerden, Aggressionen und Spannungen abzubauen und Kraft aufzubauen, sodass du nach der Praxis in ein körperliches und seelisches Gleichgewicht zurückkehrst.

Die Sets können in der Gruppe geübt werden, sind aber genauso auch zu Hause alleine und oder mit der besten Freundin oder dem besten Freund umsetzbar.

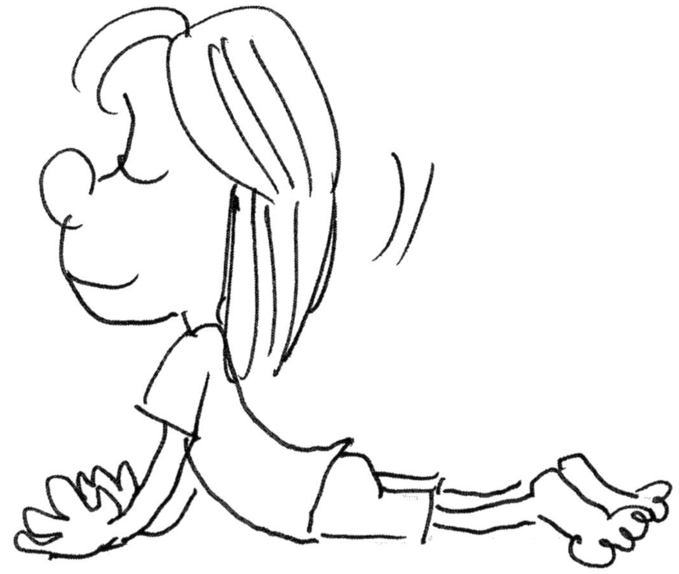

Das Ärgerliche am Ärger ist, dass man sich schadet, ohne anderen zu nutzen.

Kurt Tucholsky

Tipp>>>

Richte dir zu Hause einen Yogaplatz ein.

Alles, was du dafür brauchst, ist eine Matte und vielleicht einen Yogablock oder ein dickes Buch. Wenn du es noch schöner haben möchtest, stellst du eine Kerze, einen schönen Stein oder eine Blume neben deine Matte.

Sage deiner Familie, dass du zum Yogaüben Ruhe brauchst und leg dann los!

8.2 YOGA, WENN DU DICH VERLOREN FÜHLST

DER SCHNEIDERSITZ

Komme in den *Schneidersitz*. Schließe deine Augen. Konzentriere dich auf die gleichmäßige Verteilung deines Gewichts auf dem Gesäß. Lasse deine Schultern hängen. Werde rund in der Wirbelsäule, als würdest du gleich zusammenfallen und lasse den Kopf hängen. Mache ein verkniffenes Gesicht, indem du die Augenbrauen zusammenziehst, die Augen zusammenkneifst, lasse die Mundwinkel nach unten fallen. Nimm wahr, wie es dir in dieser Haltung geht.

Richte dich jetzt Wirbel für Wirbel auf, bis du gerade sitzt, Schultern und Kopf folgen als Letztes. Jetzt lasse dein Gesicht ganz weich werden und lächle dir selbst zu. Nimm wahr, wie es dir jetzt geht.

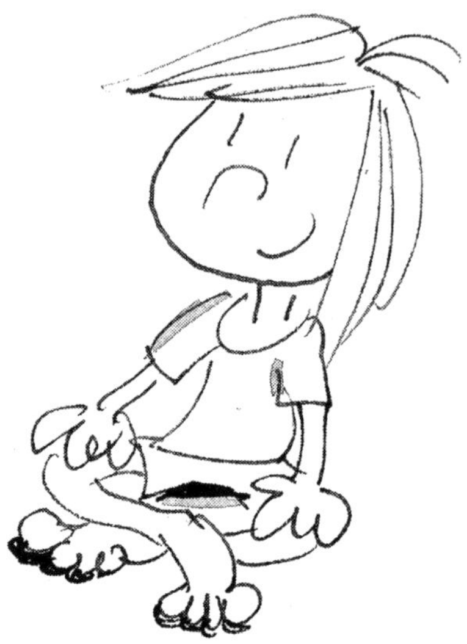

ATEMÜBUNG UND ÖFFNEN ZU DEN SEITEN

Lege deine Hände dann auf deine Brust und richte die Aufmerksamkeit auf deinen Atem. Beobachte ihn und nimm die kleinen Bewegungen wahr, die durch den Atem entstehen. Nimm wahr, wie sich dein Brustkorb mit jeder Ein- und Ausatmung weitet.

Fange dann an, den Atem zu führen. Atme tief durch deine Nase ein – 1, 2, 3, 4. Halte die Atemfülle für 1, 2, 3, 4. Atme dann lang und vollständig aus – 1, 2, 3, 4. Wiederhole diesen Zyklus für fünf Atemzüge.

Öffne mit der Einatmung deine Arme weit zu den Seiten, öffne deinen Brustkorb und nimm die Weite wahr. Umarme dich ausatmend selbst. Wiederhole dies fünfmal und bleibe nach der letzten Ausatmung für fünf Atemzüge in einer Umarmung.

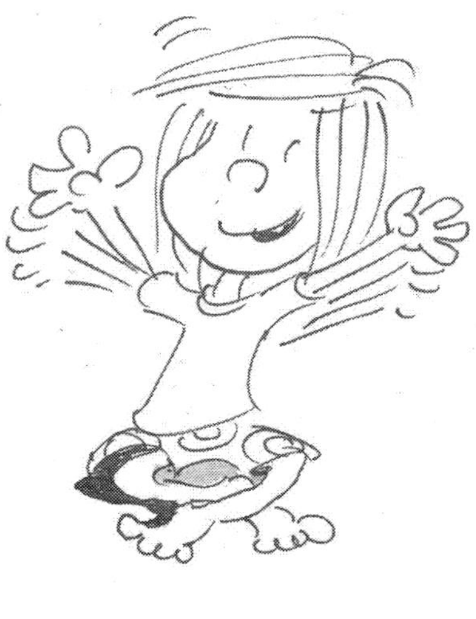

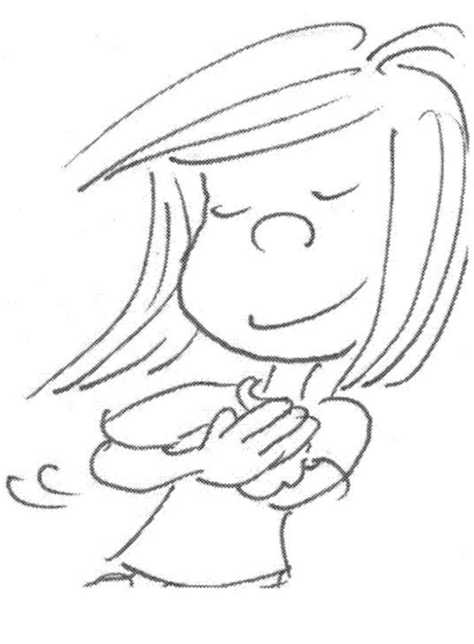

DIE WIRKUNG DES SCHNEIDERSITZES

Der *Schneidersitz* trägt zu mentaler und körperlicher Ausgeglichenheit bei. Der Atem fließt ruhiger. Die Aufrichtung des Körpers aus der zusammengesunkenen Haltung zeigt dir, wie wichtig die körperliche Haltung ist. Vielleicht fühlst du dich aufgerichtet besser, leichter und zufriedener.

Tipp>>>

Schreibe alles auf einen Zettel, was dich belastet, und lege diesen Zettel unter deine Matte.

DIE WIRKUNG DER AUSGEGLICHENEN ATMUNG UND DES ÖFFNENS DER ARME

Das bewusste Führen und Halten des Atems führt dazu, dass sich dein Geist auf den Atem und nichts anderes konzentriert. Dadurch wirst du entspannter und gelassener und die Muskelspannung nimmt ab. Die Bewegung der Arme und des Oberköpers mobilisiert und dehnt Wirbelsäule und Oberkörper. Du weitest dein Herz und sorgst in der Umarmung für dich selbst.

KATZE-KUH

Öffne dann sanft deine Augen und komme langsam in deinen Vierfüßlerstand mit rundem Rücken. Atme ruhig weiter. Einatmend kommst du dann in die *aufschauende Katze* und öffnest deinen Brustkorb. Wiederhole diese Bewegung einige Male und achte darauf, dass die Bewegung aus dem Becken kommt und der Kopf der Bewegung als Letztes folgt. Arme und Oberschenkel hältst du senkrecht.

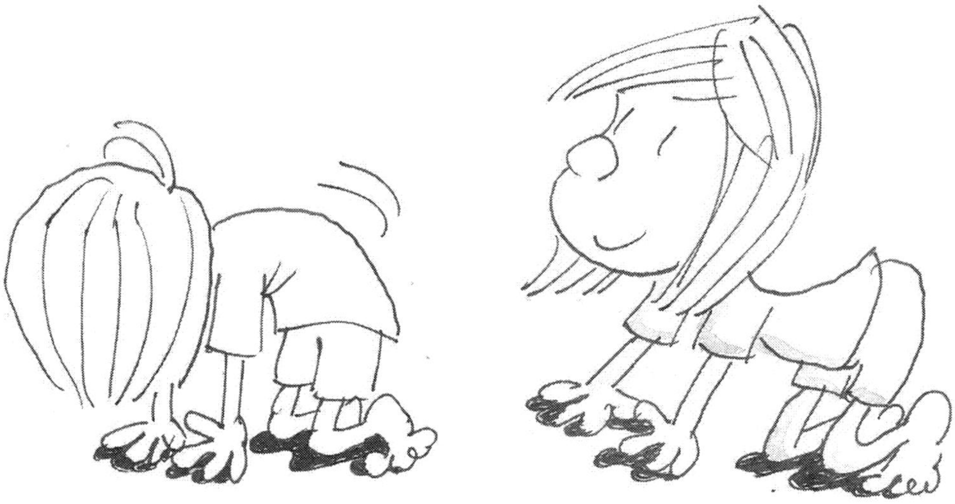

DAS KIND

Schiebe dich ausatmend zurück in die Position des *Kindes*. Lege die Hände links und rechts neben deinen Körper und nimm in der Stille erneut deinen Atem wahr. Schicke ihn in alle Bereiche deines Körpers. Verweile für acht tiefe Atemzüge.

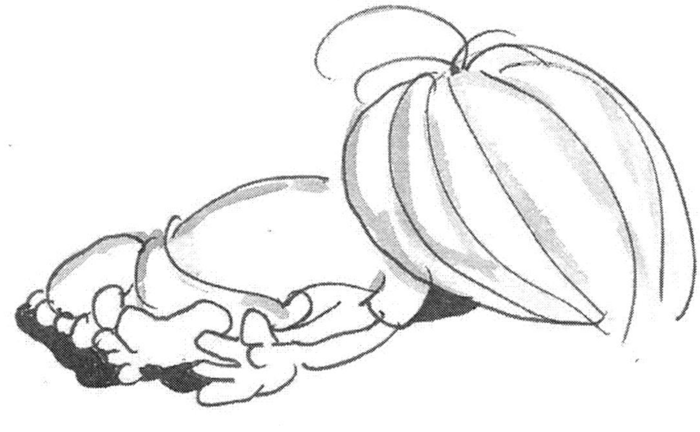

DIE WIRKUNG VON KATZE-KUH

Die *Katze-Kuh-Abfolge* optimiert die Beweglichkeit des Nacken-Schulter-Apparats und der Wirbelsäule. Sie kann auch bei Bauch- und Unterleibsschmerzen helfen.

Tipp >>>

Schiebe alles, was dich traurig werden lässt, mit der Ausatmung weg und bleibe so lange im runden Katzenbuckel, bis sich in dieser Haltung ein Gefühl von Erleichterung einstellt.

DIE WIRKUNG DES KINDES

Das Asana wirkt beruhigend und ausgleichend auf den Geist und dehnt die Wirbelsäule sanft. Die Gedanken können zur Ruhe kommen.

Tipp >>>

Lass dich schwer in die Matte sinken. Dabei werden deine Sorgen, die unter der Matte liegen, immer kleiner, bis sie vielleicht sogar ganz verschwinden.

DER HUND

Stelle dann einatmend deine Zehen auf und komme ausatmend in den *herabschauenden Hund*. Auch hier hängt dein Kopf entspannt und schwer und du schickst deinen Atem wieder in alle Bereiche deines Körpers. Halte die Übung für fünf tiefe Atemzüge.

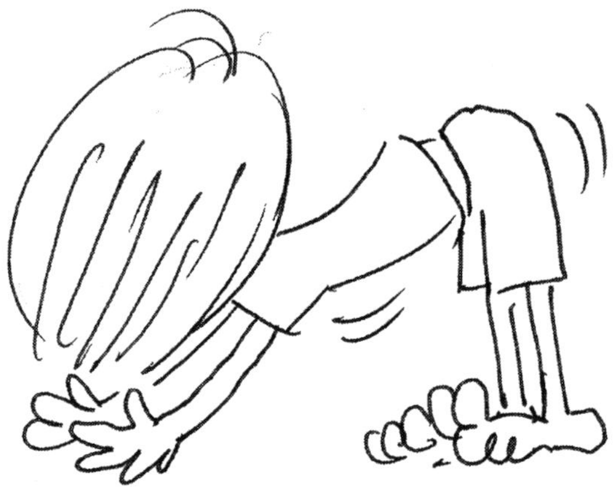

DIE VORBEUGE

Wandere dann langsam an den Anfang deiner Matte, die Füße stehen parallel und dein Kopf hängt in der *stehenden Vorbeuge* nun wieder schwer nach unten. Kneife das Gesicht noch einmal zusammen. Wenn es leichter ist, beuge die Beine leicht an. Lasse deinen Kopf los und versorge deinen Körper mit deiner ruhigen, gleichmäßigen Atmung mit Energie. Halte diese Übung für 3-5 Atemzüge.

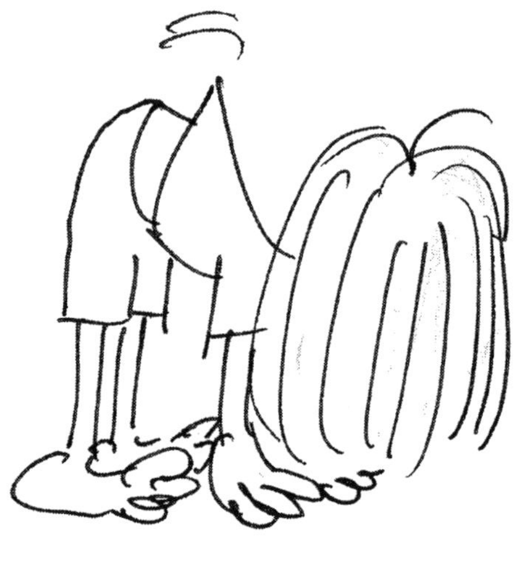

DIE WIRKUNG DES HERABSCHAUENDEN HUNDES

Der *Hund* dehnt die Beinrückseiten und deinen Rücken. Auch die Schultern weitest du herrlich in dieser Position. Der Kopf darf loslassen und genießen, wird er doch mit viel Sauerstoff versorgt. Der *Hund* gibt wunderbare Ruhe und Gelassenheit, beruhigt das strapazierte Nervensystem und lässt das Herz langsamer und ausgeglichener schlagen. Du regenerierst, während du kopfüber eine neue Perspektive auf dich und die Welt einnimmst.

Tipp>>>

Übe hier die *Löwenatmung* und stoße die Sorgen jedes Mal, wenn du die Zunge ausatmend rausstreckst, weiter weg.

DIE WIRKUNG DER STEHENDEN VORWÄRTSBEUGE

In dieser Position fließt sauerstoffreiches Blut in dein Gehirn, sodass du erfrischt wirst. Du entspannst Nacken und Schultern und spürst, wie du deinen unteren Rücken und die Rückseite deiner Beine wunderbar dehnst. Die *Vorwärtsbeuge* beruhigt dein Nervensystem, so kommst du leichter in dein Gleichgewicht zurück.

DER HALBE SONNENGRUSS

Mit deiner Einatmung führst du die Arme gestreckt in einem weiten Bogen über die Seite nach oben über deinen Kopf.

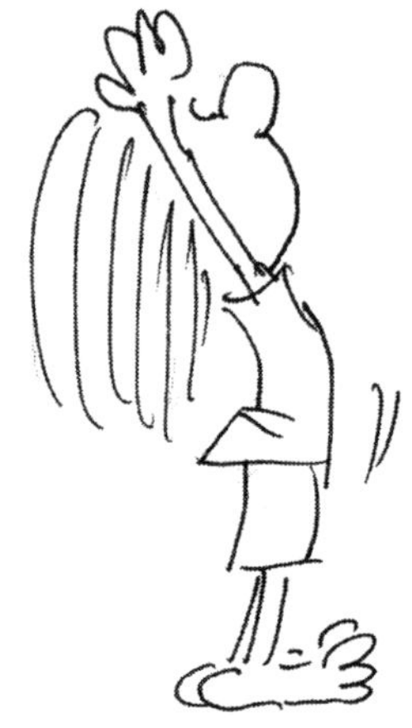

Mit der Ausatmung neigst du dich mit leicht gebeugten Knien und den Armen über die Seite nach unten in deine *stehende Vorbeuge.*

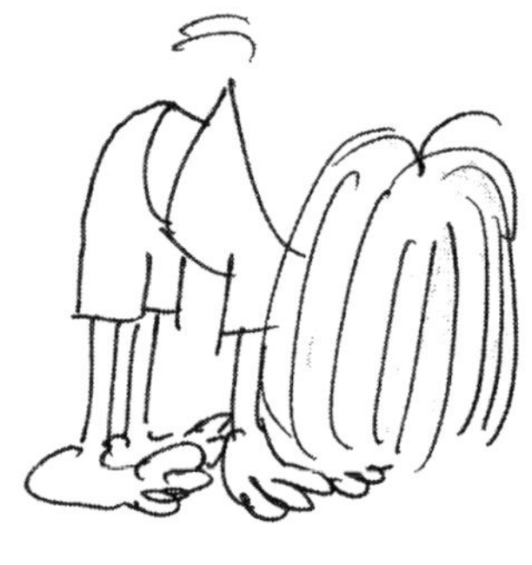

Mit der nächsten Einatmung kommst du auf die Fingerspitzen oder an die Schienbeine, streckst die Beine und den Rücken. Dein Blick ist schräg nach unten und vorne gerichtet, sodass der Nacken lang ist. Auch in der *halben Vorbeuge* fließt dein Atem ruhig und entspannt.

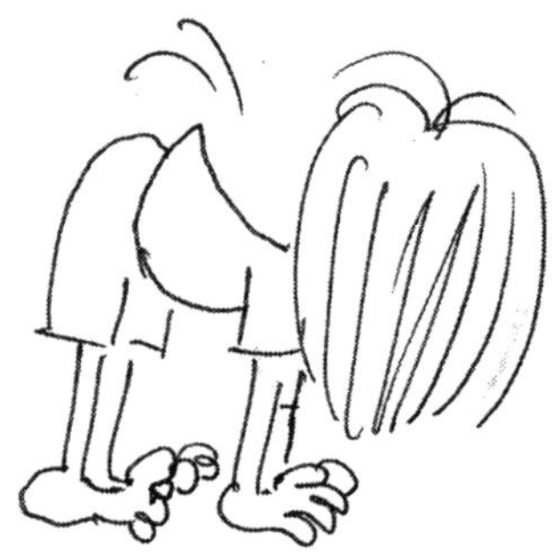

Ausatmend kommst du zurück in die *Vorbeuge*

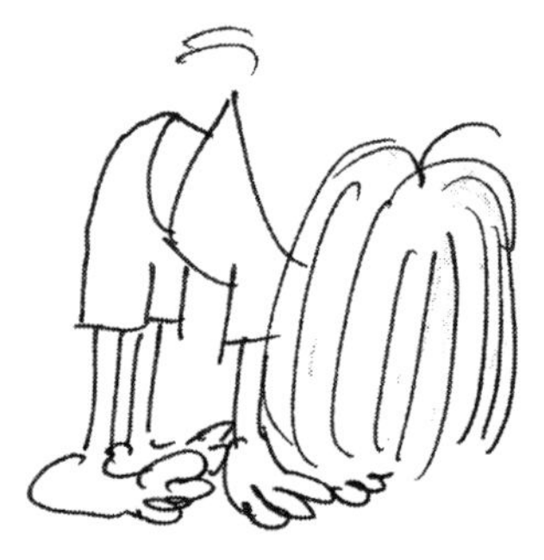

und richtest dich mit der nächsten Einatmung und leicht gebeugten Knien wieder nach oben auf.

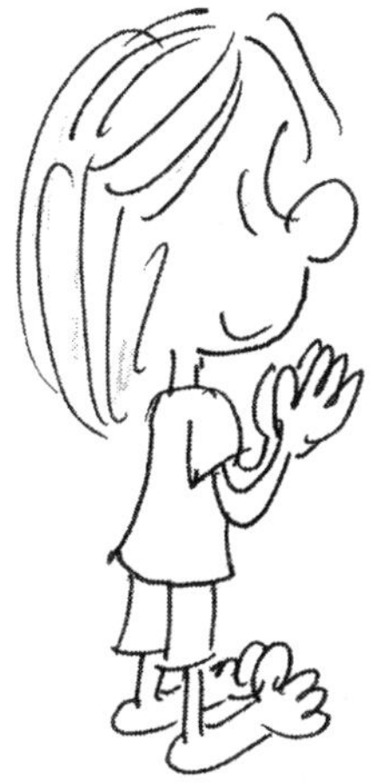

Wiederhole den *halben Sonnengruß* dreimal und spüre dann mit geschlossenen Augen nach, wie sich dein Körper jetzt anfühlt.

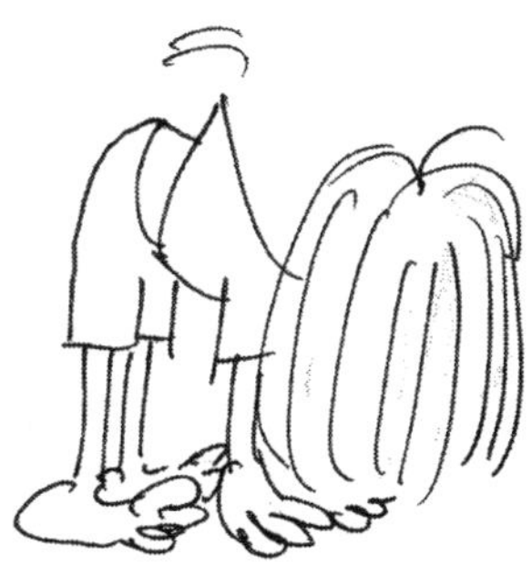

DIE WIRKUNG DES HALBEN SONNENGRUSSES

Der *halbe Sonnengruß* versorgt dich mit neuer Energie und weckt deine Lebensgeister. Das Gefühl von Traurigkeit und Verlorenheit weicht dem Gefühl von körperlicher und innerer Offenheit und Stärke. Auf muskulärer Ebene bewegst du deinen Rücken gut durch und dehnst die Rückseite des Körpers, während die Vorderseite geöffnet wird.

DER BAUM

Verlagere dein Gewicht auf dein rechtes Bein und führe für den *Baum* deinen linken Fuß an die Innenseite des rechten Ober- oder Unterschenkels und führe die Hände vor dein Herz. Schlage in dieser Position Wurzeln.

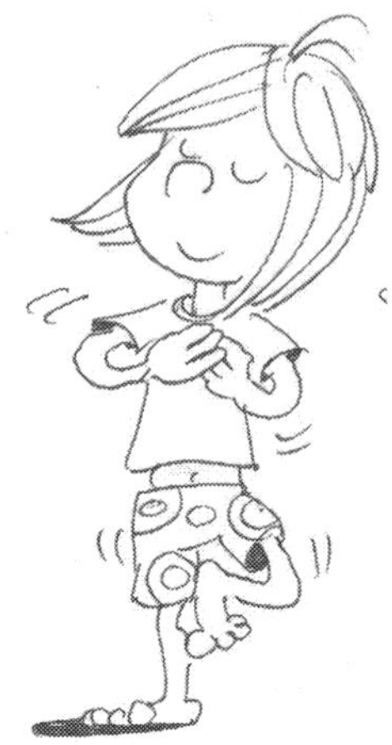

Führe die Arme einatmend über die Seite nach oben und bringe die Handflächen zusammen. Suche dir einen Fixpunkt für deine Augen und nimm die Ruhe in dir wahr. Verweile hier für fünf Atemzüge.

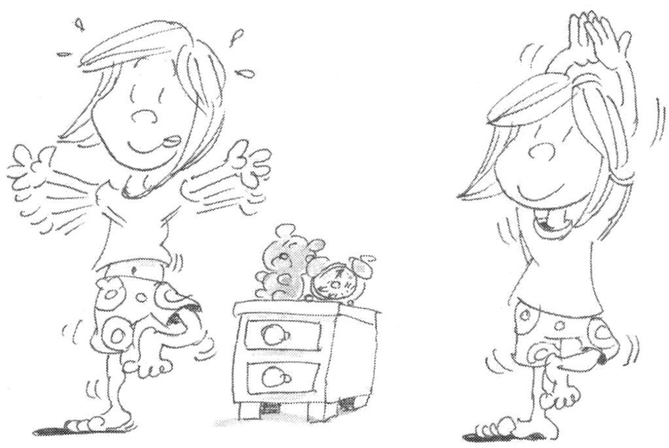

DER STORCH

Stelle die Füße parallel auf und beuge deine Knie so tief du kannst. Beuge dich mit dem Oberkörper parallel zum Boden nach vorne, während du die Arme nach hinten streckst und die Schulterblätter zueinander ziehst. Achte auf eine lange Halswirbelsäule und halte den Kontakt zum Boden, der dich trägt. Du kannst mit dem Oberkörper auch ein wenig nach oben kommen, falls du in der Position des *Storchs* sonst die Balance nicht halten kannst.

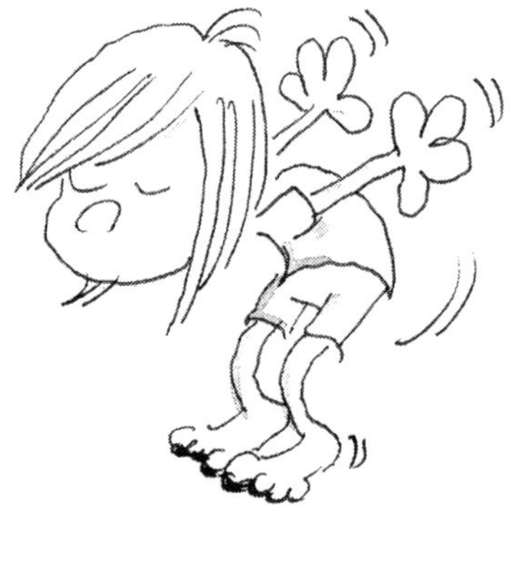

DIE WIRKUNG DES BAUMS

Diese Haltung schult dein Gleichgewicht und stärkt gleichzeitig deine Konzentration. So kann der *Baum* Unruhe entgegenwirken und das nervliche Gleichgewicht fördern. Vielleicht empfindest du auch Zufriedenheit mir dir selbst. Auf körperlicher Ebene kräftigst du Hüft- und Beinmuskulatur und stärkst Knöchel und Füße.

Tipp>>>

Nicht nur der Körper, sondern auch die Seele können aus dem Gleichgwicht geraten. Lausche nach Innen und nimm wahr, wer oder was bringt dich aus dem Gleichgewicht?

Wer oder was hält dich im Gleichgewicht?

DIE WIRKUNG DES STORCHS

Dieses Asana schult ebenfalls dein Gleichgewicht und gibt körperliche und innere Stabilität. Du aktivierst und stärkst die Schulterblattmuskulatur sowie die Muskeln in Rücken und Hüfte. Du dehnst die Beinrückseiten und öffnest durch die Aktivierung der Schulterblätter zueinander deine Brustmuskulatur.

DER KRIEGER 1

Vergrößere den Schritt, beuge für den *Krieger 1* das vordere Bein und richte den Oberkörper nach oben auf. Deine Arme streckst du gen Himmel und die Schultern lässt du nach hinten und unten fallen. In dieser Variante lasse die Zehen des hinteren Fußes aufgestellt – dies schützt dein Knie.

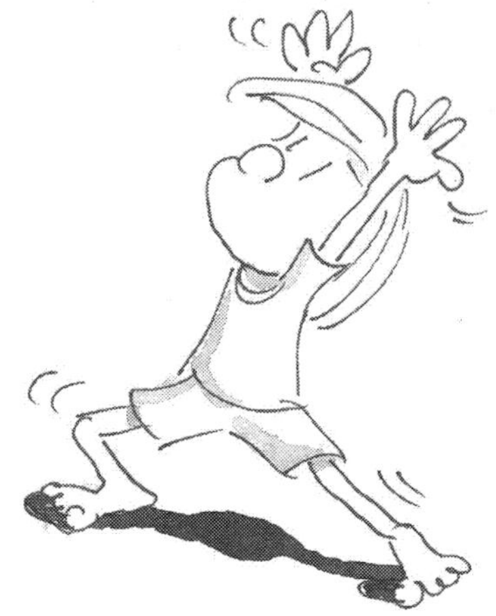

DER KRIEGER 2

Drehe die Hüfte auf, indem du den hinteren Fuß parallel zum Mattenende stellst. Richte im *Krieger 2* den rechten Arm nach vorne und den linken Arm nach hinten aus. Die Schultern sind weit weg von den Ohren. Achte darauf, dass das vordere gebeugte Knie nicht nach innen fällt und halte das hintere Bein aktiv. Atme dreimal durch die Nase ein und mit einem Pferdeblubbern aus.

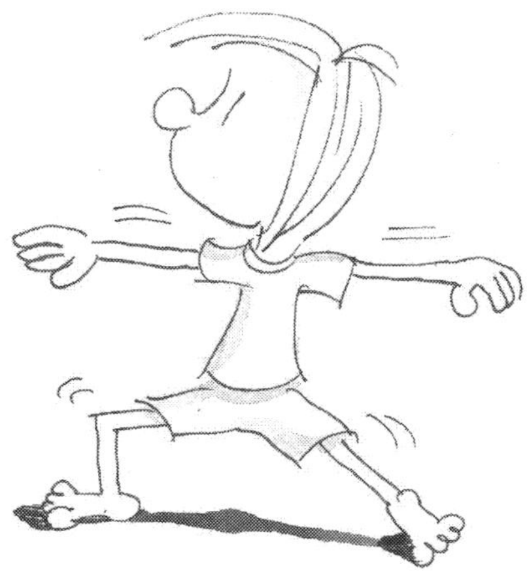

Strecke dann beide Beine, ohne sie zu überstrecken.

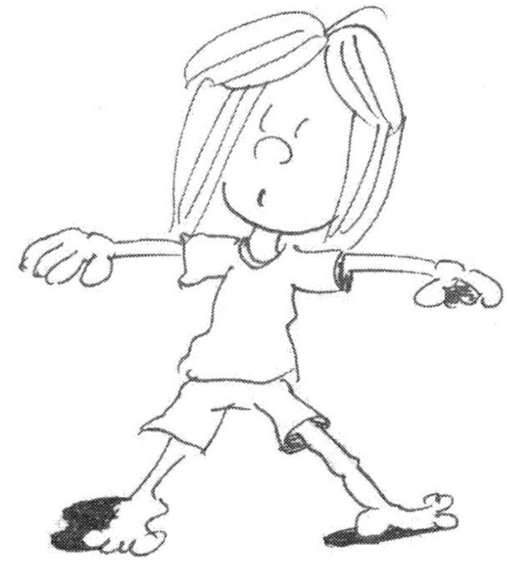

DIE WIRKUNG VON KRIEGER 1

Arme und Schultern werden gestärkt, während du die gesamte Vorderseite streckst. Nacken und Rücken werden gedehnt. Du führst deinem Körper viel Energie zu.

Tipp >>>

Lausche auch in dieser Haltung deiner inneren Stimme. Wer oder was schenkt dir in deinem Leben Kraft und Energie? Wer oder was ist ein Energieräuber?

DIE WIRKUNG VON KRIEGER 2

Auch der *Krieger 2* schenkt deinem Körper Energie und stärkt Arme und Beine sowie die Schultern, die gleichzeitig auch geöffnet werden. Er ist eine hervorragende Position, um über den vorderen Arm in deine Zukunft zu blicken und mit dem hinteren Arm deine Vergangenheit zu erinnern. So kommst du in deine Mitte, in deine Gegenwart, und bist konzentriert und ausbalanciert. Mit dem Bewusstsein für das, was du alles bist, was du alles geschafft hast und kannst, darfst du selbstbewusst in die Zukunft blicken.

Tipp >>>

Versuch genauer herauszufinden, was du in deiner Zukunft tun willst, wer du sein willst und wen du bei dir haben willst.

DAS DREIECK

Ziehe deinen rechten Arm, so weit du kannst, nach vorne und sinke dann mit geradem Oberkörper nach vorne. Die rechte Hand legst du auf der Innenseite des Beins ab. Blicke entweder nach vorne oder zu deiner oberen Hand, wenn dir das nicht im Nacken wehtut. Gehe nur so weit mit dem Oberkörper nach unten, dass du ihn nicht nach vorne beugst. Dann komme lieber ein wenig weiter nach oben. Du kannst dir vorstellen, dass du an einer Glasscheibe lehnst. Nimm in der Position des *Dreiecks* das Gefühl von Ausgeglichenheit und Balance wahr.

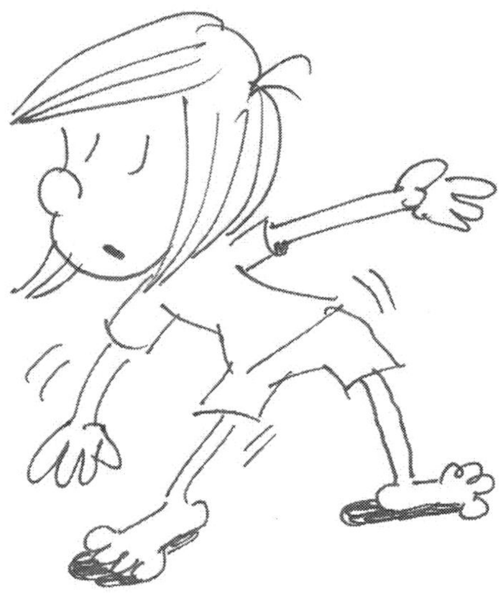

DIE BERGHALTUNG

Blicke zum Boden und komme zurück in den *Krieger 2* und zurück in den Stand an den Anfang der Matte. Spüre einen Augenblick in dich hinein und übe die ganze Serie auf dem anderen Bein. Hast du auch die andere Seite geübt, schließe die Augen und atme wieder durch deine gut verwurzelten Füße den ganzen Weg nach oben ein und vom Scheitel bis zu den Füßen aus. Verwurzele dich mit der Erde und du stehst so stabil, dass dich nichts und niemand aus dem Gleichgewicht bringen kann. Wiederhole für fünf Atemzüge und nimm wahr, wie es dir geht.

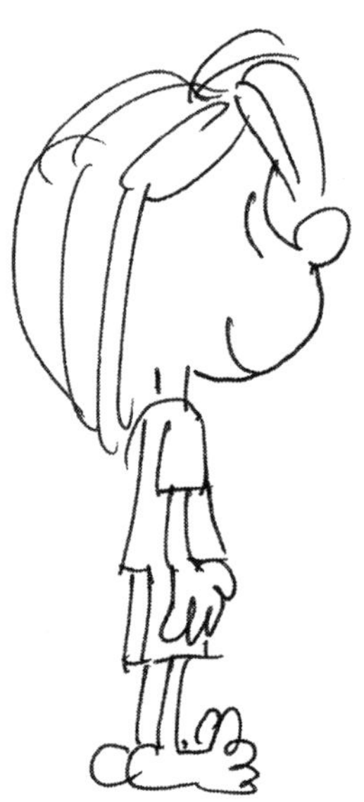

DIE WIRKUNG DES DREIECKS

Das *Dreieck* regt den gesamten Körper an. Die Muskeln an den Flanken, an der Taille und an der Rückseite der Beine werden gestärkt und gedehnt. Die Hüft-, Brust- und Schultermuskulatur wird langsam flexibler und der Rücken wird sanft gestreckt. Das *Dreieck* hat eine positive Wirkung auf das Nervensystem, kann Traurigkeit lindern und dir das Gefühl von Erdung schenken.

Tipp >>>

Um die Wirkung des Dreiecks zu entfalten, bleibe für fünf lange und tiefe Atemzüge in dieser Haltung.

DIE WIRKUNG DER STEHENDEN BERGHALTUNG

Die *Bergposition* gibt dir die Gelegenheit, den fordernden Stehpositionen nachzuspüren und nach innen zu blicken:

- Wo fühlst du Kraft und Stabilität?
- Wie geht es dir?

Du verbesserst deine Körperhaltung, stärkst die Muskulatur deines Rumpfs und der Beine.

KATZE-KUH IM STAND

Beuge deine Knie sanft. Lege deine Hände auf deine Oberschenkel und mache hier im Stand ausatmend einen Katzenbuckel und dehne dich aus. Suche dir den Raum, den du brauchst. Einatmend öffnest du dein Herz und kommst hier in die *aufschauende Katze* im Stand. Wiederhole diese Übung fünfmal.

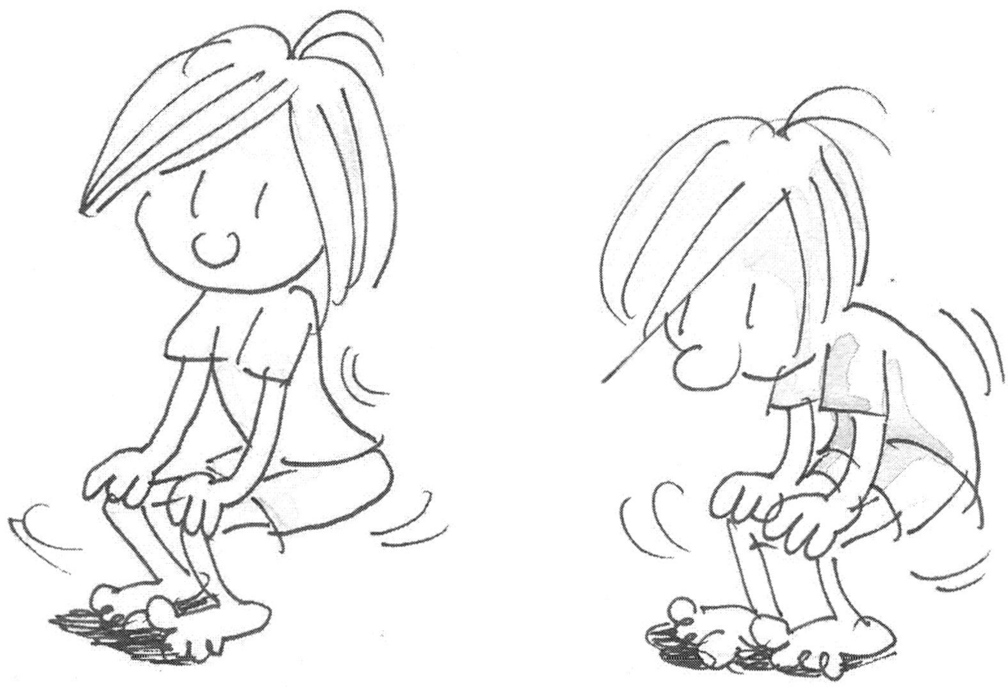

DIE WIRKUNG VON KATZE-KUH IM STAND

Nimm dir jetzt den Raum, den du benötigst, um den Herzraum so weit zu öffnen, wie du magst und kannst. Durch die Bewegung in *Katze-Kuh* mobilisierst du sanft deine gesamte Wirbelsäule vom Steißbein bis zum Scheitel und dehnst und stärkst die Muskeln. Du wirst merken, dass du mit jedem Mal flexibler und geschmeidiger in den Bewegungen wirst. Die Bewegungen können Schmerzen in der oberen Wirbelsäule und zwischen den Schulterblättern abmildern.

Tipp>>>

Variiere die Stärke deiner Kniebeuge und übe Katze-Kuh mal mit stärker, mal mit weniger stark gebeugten Knien.

Probiere dann die Haltung auf Zehenspitzen aus.

DER ZEHENSTAND

Einatmend kommst du auf die Zehenspitzen und führst die Arme gestreckt über die Seite nach oben. Ausatmend führst du die Arme zurück, bleibst aber auf den Zehenspitzen. Wiederhole dies fünfmal. Spüre dann mit geschlossenen Augen nach.

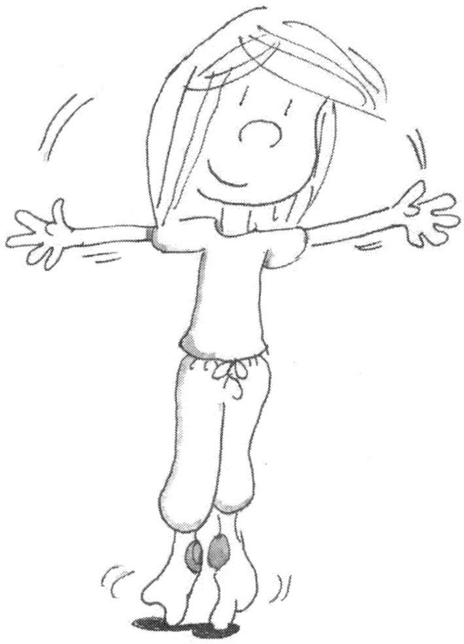

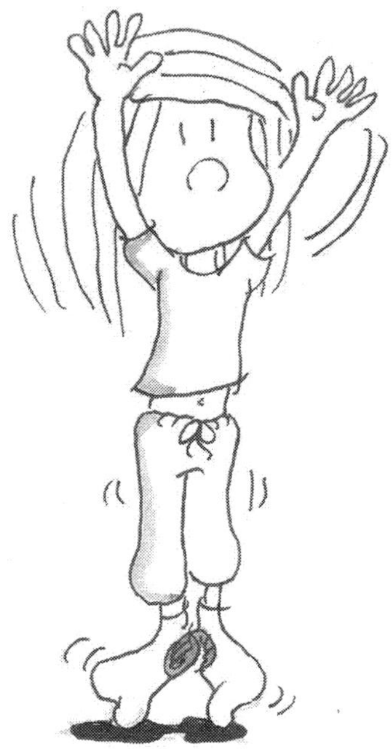

Lege dich dann auf den Rücken und stelle die Füße parallel vor dem Gesäß auf, die Arme liegen mit den Handflächen nach unten neben deinem Rumpf. Hebe mit der nächsten Einatmung dein Becken nach oben und komme in die *Schulterbrücke.* Die Arme führst du mit nach hinten. Ausatmend senkst du dich Wirbel für Wirbel wieder nach unten ab. Übe dies dreimal dynamisch.

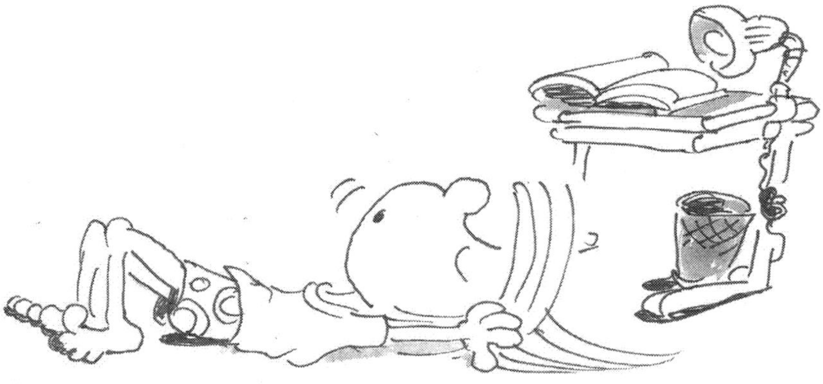

DIE WIRKUNG DES ZEHENSTANDES

Die Übung ist gut für deinen Gleichgewichtssinn und stärkt deine Bein- und Fußmuskulatur. Du wirst schnell merken, dass du besonders die Muskulatur der Waden aufbaust. Außerdem werden deine Zehen gedehnt, die durch unsere Lebensweise oft verkürzt sind. Du aktivierst dein Kreislaufsystem.

Das Geheimnis der Zufriedenheit

Es kamen ein paar Suchende zu einem alten Zen-Meister. „Herr", fragten sie, „was tust du, um glücklich und zufrieden zu sein? Wir wären auch gerne so glücklich wie du." Der Alte antwortete mit mildem Lächeln: „Wenn ich liege, dann liege ich. Wenn ich aufstehe, dann stehe ich auf. Wenn ich gehe, dann gehe ich und wenn ich esse, dann esse ich."

Die Fragenden schauten etwas betreten in die Runde. Einer platzte heraus: „Bitte, treibe keinen Spott mit uns. Was du sagst, tun wir auch. Wir schlafen, essen und gehen. Aber wir sind nicht glücklich. Was ist also dein Geheimnis?" Es kam die gleiche Antwort: „Wenn ich liege, dann liege ich. Wenn ich aufstehe, dann stehe ich auf. Wenn ich gehe, dann gehe ich und wenn ich esse, dann esse ich."

Die Unruhe und den Unmut der Suchenden spürend, fügte der Meister nach einer Weile hinzu: „Sicher liegt auch ihr und ihr geht auch und ihr esst. Aber während ihr liegt, denkt ihr schon ans Aufstehen. Während ihr aufsteht, überlegt ihr, wohin ihr geht und während ihr geht, fragt ihr euch, was ihr essen werdet. So sind eure Gedanken ständig woanders und nicht da, wo ihr gerade seid. In dem Schnittpunkt zwischen Vergangenheit und Zukunft findet das eigentliche Leben statt. Lasst euch auf diesen nicht messbaren Augenblick ganz ein und ihr habt die Chance, wirklich glücklich und zufrieden zu sein."

Nach einer zenbuddhistischen Parabel

DIE SCHULTERBRÜCKE

Komme dann über die Rückenlage in die *Schulterbrücke*, lasse die Hände neben deinem Rumpf liegen und führe fünf Atemzüge aus: den ersten Atemzug für dich selbst, den zweiten Atemzug für deine Familie, den dritten Atemzug für deine Freunde, den vierten Atemzug für jemanden, dem du verzeihen musst.

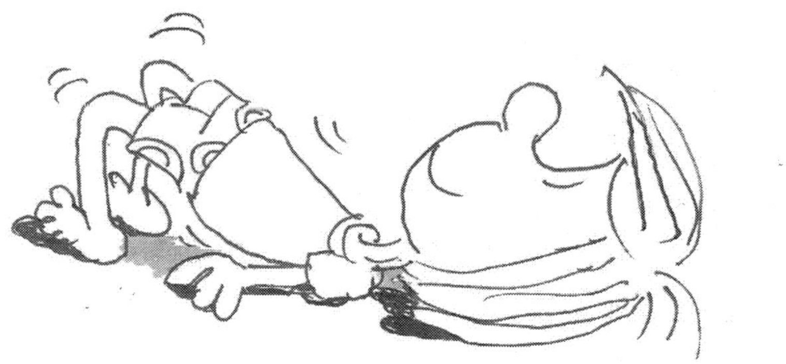

DAS KOSMISCHE EI

Ziehe dann beide Knie an dich heran und stecke die Nasenspitze zwischen deine Knie. Die Position nennt sich *kosmisches Ei*. Halte die Leichtigkeit des Asanas einige Atemzüge.

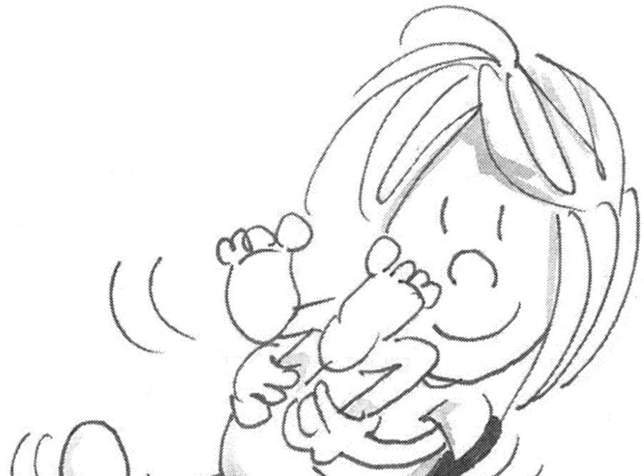

DIE WIRKUNG DER SCHULTERBRÜCKE

Diese Übung schenkt dir Weite in Brustkorb und Nacken. Sie stärkt Wirbelsäule und Bein- und Gesäßmuskulatur. Sie entlastet das Herz und aktiviert deinen Stoffwechsel. Falls du runde, nach vorne fallende Schultern hast, korrigierst und linderst du diese Fehlstellung.

Lege dir bei Hals- und Nackenproblemen wieder eine gefaltete Decke unter deine Schultern und den Rücken. Auf seelischer Ebene beruhigt die *Schulterbrücke* und öffnet deinen Herzensraum. Die Atmung unterstützt dich bei dieser Öffnung.

DIE WIRKUNG DES KOSMISCHEN EIS

Die Haltung lockert die Rückenwirbel und massiert sanft den Unterleib und den Rücken. Auch die Nackenmuskeln werden sanft gedehnt. Du blickst nach innen und schottest dich für einen Augenblick von der Welt ab und schließt mit dir selbst Frieden.

Tipp>>>

Um die Wirkung zu vergrößern, halte die Atemfülle nach der Ausatmung, solange es dir möglich ist. Atme dann lang und vollständig aus und halte auch die Atemleere. Wiederhole einige Runden und spüre nach.

DER SEESTERN

Von hier aus komme in den *Seestern*: Lege dich auf den Rücken wie in ein großes X, die Arme und Beine von dir gestreckt und lasse dich mit jeder Ausatmung mit geschlossenen Augen schwerer in den Boden sinken. Nimm in der Stille deinen Atem wahr.

- Wo fließt er überall hin?

Lasse dir Zeit, tief in dich hineinzuspüren. Nimm den Boden wahr, der dich trägt und dir Halt gibt. Nimm die Vorder- und Rückseite deines Körpers sowie die linke und rechte Seite aufmerksam wahr. Nimm deinen Rumpf und deine Arme und Beine sowie deinen Kopf wahr. Lausche deinem Atem, wie ein Kind einem Märchen lauscht, und mache ihn dir zu deinem besten Freund, der dich in allen Momenten begleitet.

Wenn du so weit bist, führst du die Arme, weiter im Liegen einatmend, in einem weiten Bogen über die Seite gestreckt nach oben und führst die Hände ausatmend vor deinem Herzen zusammen. Lasse deine Augen geschlossen und atme tief und ruhig und lang.

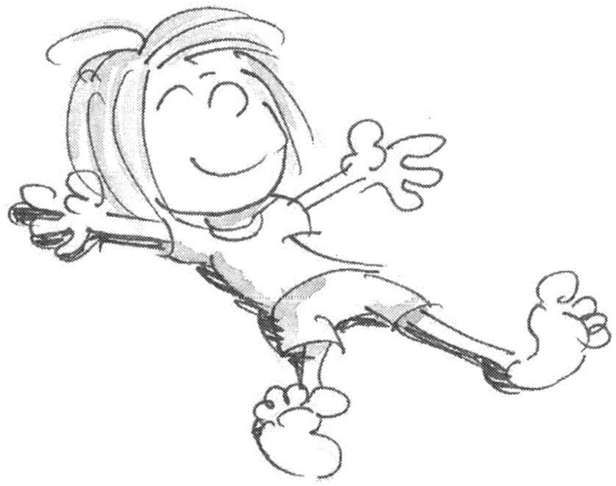

DIE ENTSPANNUNG

Verkleinere dann den Abstand deiner Füße zueinander und lege deine Hände mit geschlossenen Augen auf dein Herz. Bleibe hier einige Atemzüge liegen und genieße die Ruhe.

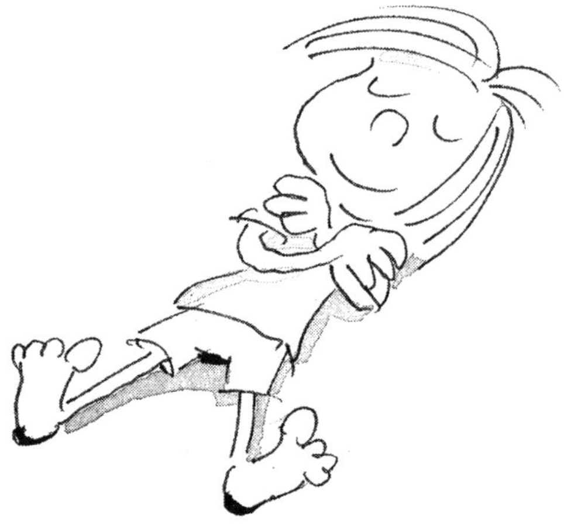

DIE WIRKUNG DES SEESTERNS

Du aktivierst hier erneut den Parasympathikus, den Teil des Nervensystems, der für Entspannung verantwortlich ist. Dein gesamter Organismus entspannt, du regenerierst und genießt das Gefühl von Weite. Die Muskeln der Schultern entspannen, die Muskulatur im Nackenbereich ist spannungsfrei und weich.

Wir alle bewerten uns und andere ständig: Wir vergleichen und ziehen Bilanz. Oft wollen wir so sein wie jemand anders oder wir wollen auf keinen Fall so sein. Beobachte an dir selbst, wie oft du dich und andere bewertest und beurteilst. Versuche einmal für einen Vormittag, nicht zu bewerten und zu beurteilen, sondern nur zu beobachten. Dies tust du auch, wenn du im Yoga die einfache Atemübung durchführst: So, wie du den Atem beobachtest, wie er kommt und geht, beobachte, welche Gefühle und Gedanken du hast, ohne zu bewerten und zu beurteilen.

Wenn es gut gelingt, dehne die Beobachtung auf den ganzen Tag und vielleicht sogar auf eine Woche aus.

Tipp >>>

Gönne dir eine extra lange Entspannung am Boden. Blicke nach Innen und finde ein Mantra, was dir jetzt Ruhe und Zufriedenheit schenkt und wiederhole es fünf Mal vor deinem geistigen Auge. Zum Beispiel: Ich bin in Ruhe und Frieden mit mir selbst.

Atme dann für fünf Atemzüge durch die Nase ein und doppelt so lange aus.

Atme dann durch die Fußsohlen bis zu deinen Kniekehlen ein und durch die Fußsohlen wieder aus.

Atme durch die Fußsohlen bis zu deinem Becken ein und durch die Fußsohlen wieder aus.

Fahre so fort und atme bis zum Bauch, zum Brustkorb, zu den Schultern, zum Kopf, zum Scheitel und immer wieder zurück zu den Fußsohlen. Bleibe dann noch einige Atemzüge in Ruhe liegen.

Zum Schluss nimm dir den Zettel unter der Matte und wirf ihn ungelesen weg!

8.3 YOGA, WENN DU MIT DER WELT AUF KRIEGSFUSS STEHST

DIE ENTSPANNUNG AM BODEN

Lege dich in Rückenlage auf deine Matte und finde eine angenehme Position für Arme und Beine, die am besten mit leichtem Abstand zum Körper liegen. Lasse dich von der Matte tragen: Alles ist gut, so, wie es gerade ist. Sinke mit jeder Ausatmung mehr in deine Matte und lasse Altes und Verbrauchtes los. Übe das ein paar Mal und lasse dein Becken jedes Mal schwerer zum Boden sinken.

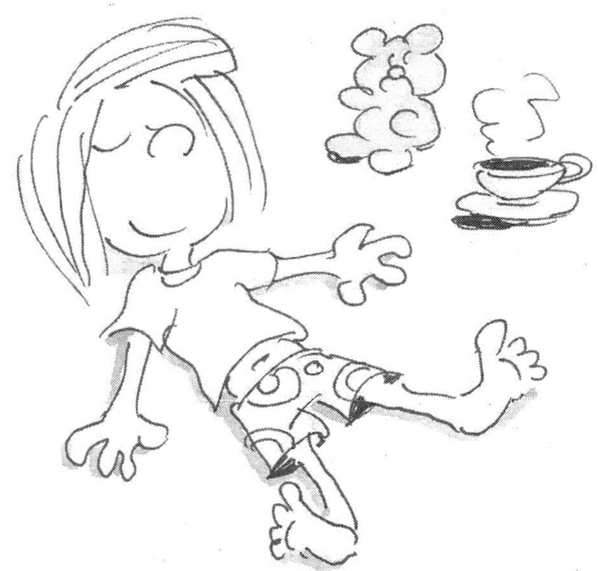

DIE WIRKUNG DER ENTSPANNUNG AM BODEN

Du aktivierst hier den Teil des Nervensystems, der für Entspannung und Ruhe verantwortlich ist. Alle Muskeln entspannen und du musst für einen Augenblick nichts tun. Löst du die Zahnreihen voneinander, entspannen auch die Muskeln des Kiefers.

Tipp>>> Eine Geschichte zum Loslassen

Ein Schüler möchte von seinem Meister wissen, wie er besser mit Ärger und Wut umgehen könne. Der Zen-Meister schaut den Schüler lächelnd an und spricht: „Stelle dir einen nebligen Tag vor, an dem du mit deinem frisch gestrichenen Boot draußen auf dem See schipperst. Durch den Nebel erkennst du kaum etwas, bis plötzlich ein anderes Boot durch die Nebelschwaden auf dich zukommt und in dich hineinkracht. Du wirst wütend. Dein Boot gerade neu angestrichen und nun das! Wut und Ärger steigen immer mehr in dir auf, du willst den anderen Bootsfahrer anschreien. Aber das andere Boot ist leer. Niemand da. Niemand, den du verantwortlich machen kannst. Deine Wut verfliegt. Du atmest tief ein und aus: Ach was soll's, dann streiche ich mein Boot eben nochmal."

DAS ZITRONENGESICHT

Ziehe die Schultern weit zu den Ohren und die Haut deines Gesichts bis zur Nasenspitze, mache den Mund spitz und stelle dir vor, du beißt in eine saure Zitrone. Spanne gleichzeitig Arme, Beine und Gesäß an. Halte dies, so lange du kannst, und lasse dann los. Wiederhole 3-5-mal.

Tipp>>>

Manchmal tut es auch gut, sich das Gesicht zu reiben und Spannung loszulassen. Reibe deine Hände aneinander und reibe zunächst sanft die Stirn, dann die Wangen, den Mund bis zum Kinn, um im Anschluss vorsichtig deine Ohrläppchen zu massieren.

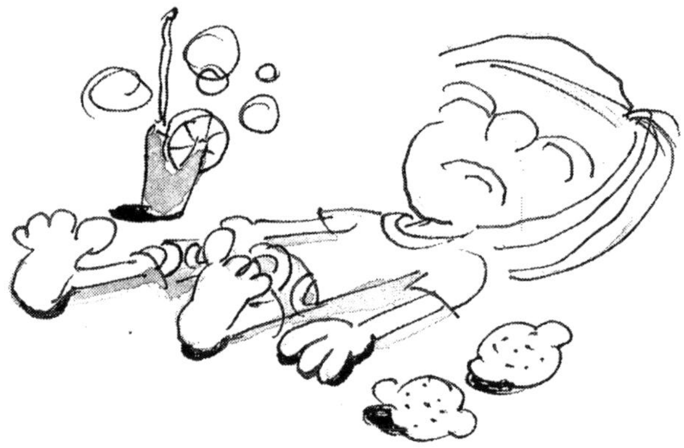

DIE LÖWENATMUNG

Komme in den Vierfüßlerstand und atme tief durch die Nase ein. Nimm ausatmend den Kopf leicht in den Nacken, reiße dabei die Augen weit auf und strecke deine Zunge aus dem weit geöffneten Mund heraus. Brülle dabei wie ein Löwe und löse dich von allem, was dich belastet. Du blickst dabei mit den weit geöffneten Augen nach oben. Und wenn du lachen musst, dann lache!

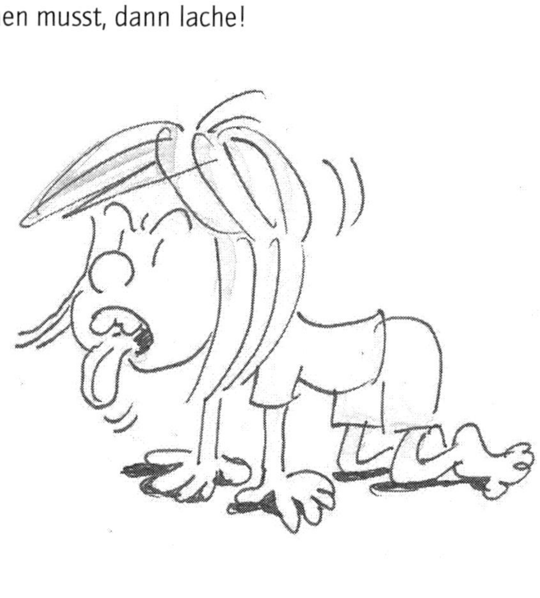

DIE WIRKUNG DES ZITRONENGESICHTS

Wenn du deine Schultern, so weit es dir möglich ist, nach oben zu den Ohren ziehst und ein Zitronengesicht machst, aktivierst du zunächst die Schulter-Nacken-Muskulatur. Wenn du dann loslässt, entspannen sich alle Muskeln. Über dieses Spiel von An- und Entspannung kommst du zu deiner Wohlspannung. Vielleicht kannst du wahrnehmen, dass du nicht nur körperlich, sondern auch auf mentaler Ebene entspannst.

DIE WIRKUNG DER LÖWENATMUNG

Die *Löwenatmung* baut Stress und Wut ab und erleichtert dich so. Auf der körperlichen Ebene verbesserst du deine Stimme und dein Ausdrucksvermögen, während du deine Gesichtsmuskulatur stärkst.

DER HUND

Stelle die Zehenspitzen auf und schiebe dich in den *herabschauenden Hund*. Achte auf guten Bodenkontakt mit weit gespreizten Fingern und beuge die Knie, um Länge im Rücken zu schaffen.

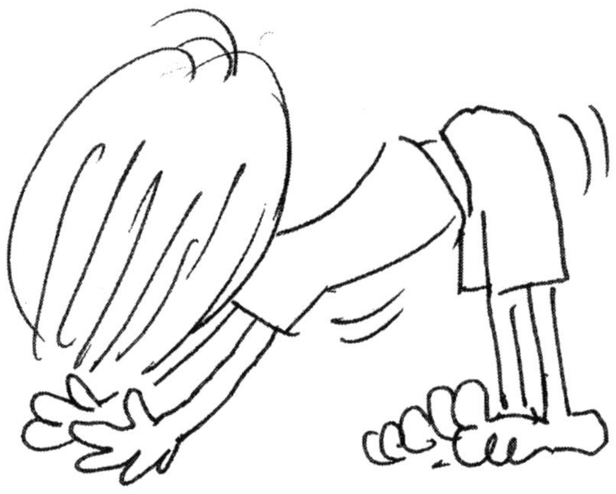

DAS BRETT

Einatmend fließt du vom *Hund* nach vorne in ein starkes *Brett*. Deine Arme und Beine sind gestreckt und du spürst die Kraft im gesamten Körper, vor allem aber im Rumpf. Gesäß, Oberkörper und Kopf liegen auf einer Linie. Blicke nach unten auf deine Matte und nimm in dieser kraftvollen Position deine Stärke wahr. Mit deiner Ausatmung kommst du zurück in den *herabschauenden Hund*, dann wieder ins *Brett*. Wiederhole diesen Ablauf 3-5-mal und ende im *Hund*.

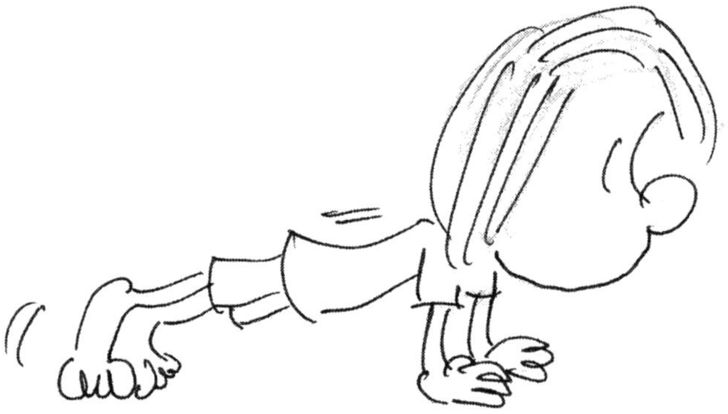

DIE WIRKUNG DES HERABSCHAUENDEN HUNDES

Der *Hund* dehnt den gesamten Rücken sanft und löst Verspannungen. Dadurch kannst du besser entspannen und Ärger und Stress abbauen. Die Schultern werden geweitet, während der Kopf alle Gedanken loslassen kann. Da der *Hund* auch fordernd ist, fördert er deine Ausdauerbereitschaft und vergrößert dein Selbstbewusstsein.

DIE WIRKUNG DES BRETTS

Diese herausfordernde Haltung kräftigt Körper und Geist zugleich und du kannst alle Energie in diese Haltung schicken. Du stärkst deinen ganzen Körper: Arme, Handgelenke und Beine und auch Gesäß, Bauch und die Muskulatur des Rumpfs. Da die Übung deine ganze Kraft fordert, musst du deinen Kreislauf aktivieren und meistens auch tiefer ein- und ausatmen, um deinem Körper energiereichen Sauerstoff zu schenken. Du übst dich in Willenskraft und Durchhaltevermögen und überwindest innere Widerstände.

Tipp>>>

Hast du noch mehr Energie und Kraft? Dann hebe abwechselnd einatmend ein Bein und setze es ausatmend wieder ab.

DER BERG

Laufe nach vorne an den Anfang deiner Matte in die *Vorbeuge* und richte dich dann einatmend nach oben auf in den *Berg*.

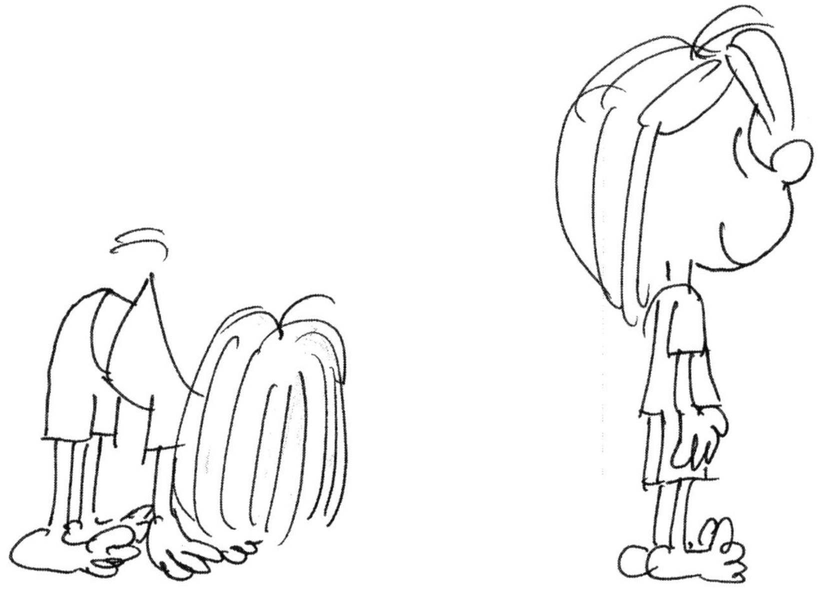

DIE HOLZFÄLLERATMUNG

Stelle dich nun für die *Holzfälleratmung* breitbeinig hin und beuge die Knie leicht. Achte auf genügend Platz, um nach vorne auszuholen. Mit der Einatmung führst du die Arme gestreckt über die Seiten nach oben und verschränkst die Finger ineinander. Stelle dir vor, du hättest eine Axt in den Händen. Ausatmend lässt du den Oberkörper mit deiner Axt nach unten zwischen die Beine schwingen. Rufe dabei laut „AAAAAA" und lasse alles los. Wiederhole dies so oft, bis du dich befreit fühlst.

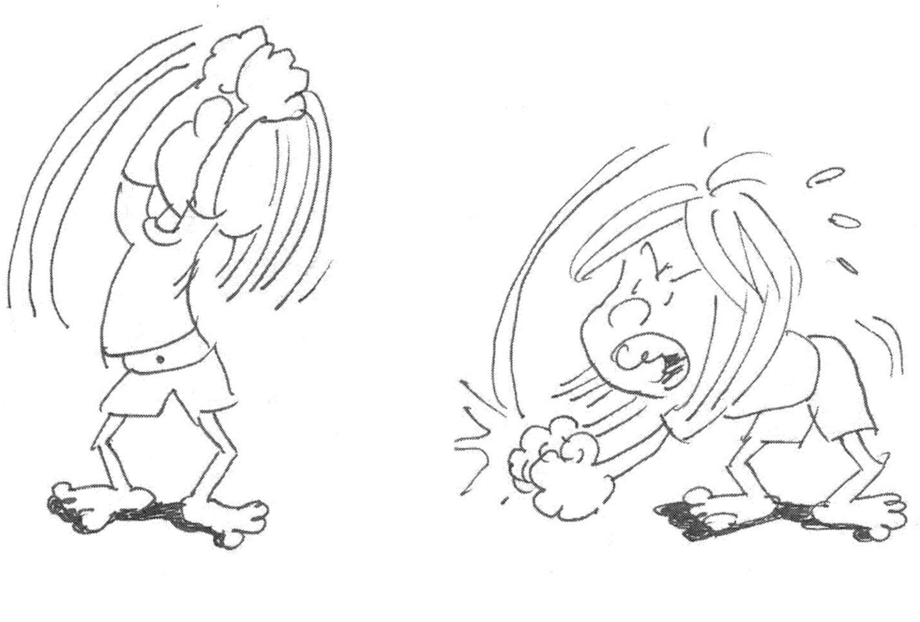

DIE WIRKUNG DER STEHENDEN BERGHALTUNG

Die *Bergposition* gibt dir die Gelegenheit, dich genauer zu beobachten:

- Wie fließt dein Atem nach der Bretthaltung?
- Wie fühlt sich dein Körper an?
- Wo nimmst du Spannungen wahr?

Tipp>>>

Schicke den Atem in den Körperteil, in dem du extreme Spannungen wahrnehmen kannst. Schicke den Atem dann in den Körperteil, der sich am leichtesten anfühlt. Fahre für fünf Atemzüge fort.

DIE WIRKUNG DER HOLZFÄLLERATMUNG

Diese Atmung wirkt ähnlich wie die *Gorillaatmung* und ist gut zum Abreagieren in anstrengenden Situationen geeignet. Sie hilft auch in Situationen, in denen du dich verkrampft fühlst. Du kannst von Ärger und Wut ablassen und alles Unschöne, Anstrengende von dir schleudern. Bist du müde oder antriebslos, hilft dir die *Holzfälleratmung*, um zu Energie zu kommen.

DER BERG MIT DEN HÄNDEN VOR DEM HERZEN

Stelle dich hüftbreit an den Anfang deiner Matte und nimm die Hände vor dem Herzen zusammen. Deine Schultern ziehst du nach hinten und unten, sodass sie weit weg von den Ohren liegen. Die Wirbelsäule ist aufgerichtet und du atmest ein paar Mal tief durch die Nase ein und aus. Drücke die Füße in den Boden und nimm den Boden unter dir bewusst wahr, während du dein Gewicht gleichmäßig auf deinen Füßen verteilst. Aktiviere deine Oberschenkel, indem du sie nach oben ziehst. So stehst du fest verwurzelt und geerdet wie ein Berg; dich kann nichts erschüttern. Richte deinen Blick in die Weite, halte deinen Kopf dabei aufrecht.

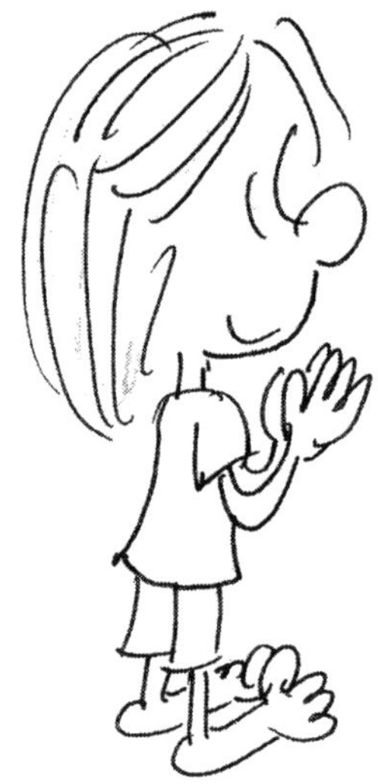

DER GESTRECKTE BERG

Führe mit deiner Einatmung die Arme gestreckt in einem weiten Bogen über die Seite nach oben über deinen Kopf. Der Blick folgt den Händen. Die Handinnenflächen können, müssen sich aber nicht berühren. Achte auf deine Schultern, die weit weg von deinen Ohren bleiben sollten. Öffne die Arme hier sonst ein wenig weiter. Deine Schultern entspannst du, indem du sie nach hinten und unten ziehst. Die Seiten deines Körpers sind lang. Deine Füße sind dein Fundament und deine Arme ragen hoch hinaus. Während du hier ruhig und gelassen stehst und über dich hinauswächst, lässt du die Luft tief in dich hineinströmen. Nutze deine Kraft für Arme, Beine und Rumpf, dass du fast fliegen könntest. Auch in dieser Position kann dich nichts aus der Ruhe bringen.

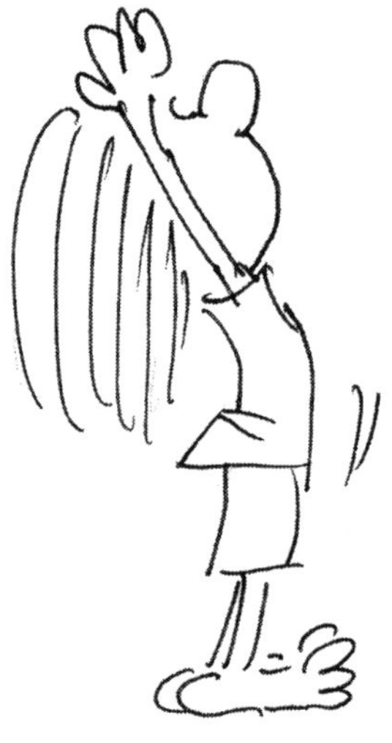

DIE WIRKUNG DER STEHENDEN BERGHALTUNG MIT DEN HÄNDEN VOR DEM HERZEN

Führe eine erneute Bestandsaufnahme durch und nimm wahr, ob du dich auf mentaler und körperlicher Ebene besser fühlst. Du setzt so den Weg für eine entspannte Yogapraxis fort.

DIE WIRKUNG DER GESTRECKTEN BERGHALTUNG

In diesem Asana wächst du über dich hinaus: Mit den Armen über dem Kopf bist du groß und übst dich so in Selbstvertrauen. Dein Brustkorb wird intensiv gedehnt, so dass du und dein Herz gen Himmel wachsen kann, während die Füße für Erdung und Vertrauen sorgen. Mit dem Einatmen nimmst du dir Raum und dehnst dich aus, ausatmend zentrierst du dich.

DIE VORBEUGE

Mit der Ausatmung neigst du deinen Oberkörper mit leicht gebeugten Knien und den Armen über die Seite nach unten in deine *Vorbeuge*. Deine Hände sind neben deinen Füßen. Mache dir keine Sorgen, wenn die Hände dort nicht ankommen. Du kannst die Knie gerne weiter beugen, um die Hände zum Boden zu bringen. Lasse deinen Kopf entspannt hängen. Wenn du möchtest, kannst du ihn gerne ein paar Mal zur Seite, vor und zurück bewegen. Stelle dir vor, dass du dich selbst vor dir und deinem Körper verneigst.

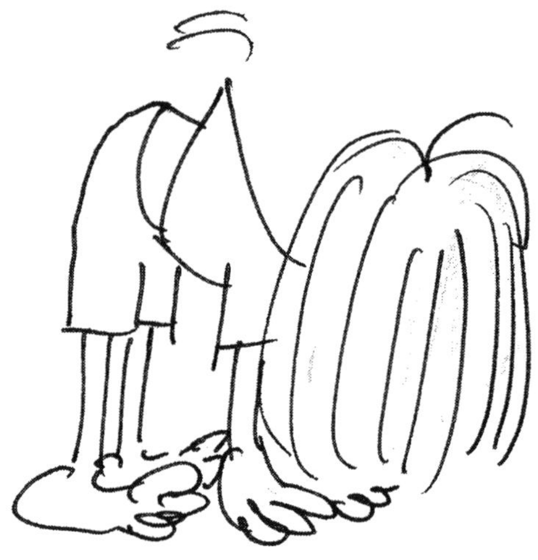

DIE HALBE VORBEUGE

Mit der nächsten Einatmung kommst du mit den Händen auf die Fingerspitzen am Boden oder an die Schienbeine, streckst Arme, Beine und auch den Rücken. Dein Oberkörper wandert so parallel zum Boden. Die Schultern ziehst du nach hinten. Dein Blick ist schräg nach unten und vorne gerichtet, sodass der Nacken lang ist. Auch in der *halben Vorbeuge* fließt dein Atem ruhig und entspannt.

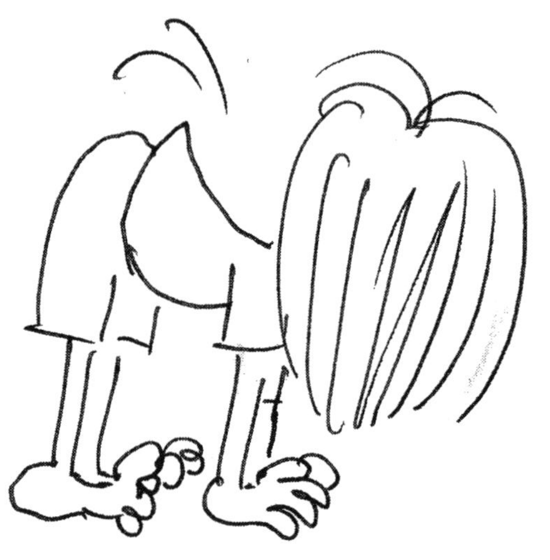

DIE WIRKUNG DER STEHENDEN VORWÄRTSBEUGE

In dieser Position fließt sauerstoffreiches Blut in dein Gehirn, sodass du erfrischt aus der Position kommst. Die *Vorwärtsbeuge* beruhigt dein Nervensystem, so kommst du leicht in dein Gleichgewicht. Lässt du deinen Kopf wirklich locker hängen, entspannen sich Nacken und die Schultern. In der *Vorwärtsbeuge* wird die Beweglichkeit der Wirbelsäule und die Aktivität der Rückennerven angeregt.

DIE WIRKUNG DER HALBEN VORBEUGE

Während du den Oberkörper nach oben und parallel zum Boden ausgerichtet hältst, stärkst du deine gesamte Rückenmuskulatur. Gleichzeitig dehnst du deine hinteren Oberschenkelmuskeln und öffnest die Vorderseite des Oberkörpers.

DER STUHL

Beuge deine Knie und komme mit dem Oberkörper in den *Stuhl*, indem du den Oberkörper gerade hältst und die Arme noch oben ausstreckst. Achte auf entspannte Schultern und einen langen Rücken. Halte fünf Atemzüge. Diese Haltung wird auch der *Blitz* genannt. Um diesem zu entsprechen, stampfe mit den Füßen auf den Boden und bewege die Arme schnell vor und zurück.

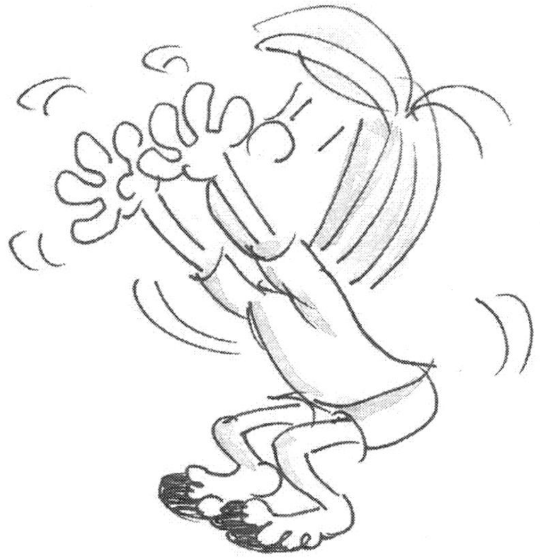

DER SPRINTER

Führe ausatmend das rechte Bein in einem großen Schritt nach hinten. Strecke dein rechtes Bein kraftvoll durch und halte die rechte Ferse in der Luft. Achte auf dein linkes Knie: Es steht im rechten Winkel. Deine Hände stehen links und rechts neben deinem vorderen Fuß. Der Kopf ist die Verlängerung deiner langen, gestreckten Wirbelsäule. Richte deinen Blick nach vorne, wach und konzentriert wie ein *Sprinter*, der auf den Startschuss bei einem Rennen wartet. Mit jeder Einatmung nimmst du neue Kraft auf, ausatmend wirst du dir deiner Kraft bewusst.

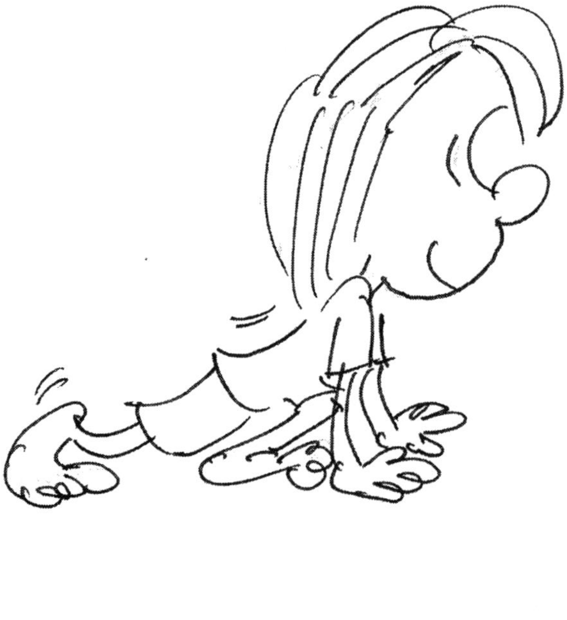

DIE WIRKUNG DES STUHLS

Der *Stuhl* lässt alle Muskeln im Rücken arbeiten und stärkt dadurch die Muskeln vor allem des unteren Rückens. Du streckst die Schultern und die Brust. Die Wärme, die durch dieses Asana entsteht, löst Verspannungen und aktiviert deinen Kreislauf. Du trainierst auch deine Entschlossenheit, da du eine fordernde Haltung ausübst. Das Stampfen der Beine und die Armbewegung verstärkt diesen Effekt.

DIE WIRKUNG DES SPRINTERS

Der Ausfallschritt streckt zunächst wunderbar deine Wirbelsäule vom Steißbein bis in die Halswirbel und kräftigt Rücken und Beine. Neben Bauch und Brustkorb dehnst du die Leisten und die Oberschenkelvorderseiten des gestreckten Beins. Je öfter du das Asana ausführst, desto beweglicher werden deine Hüften. Du bist konzentriert und fokussiert wie ein *Sprinter*.

DER KRIEGER 1

Richte dich von hier kraftvoll in den *Krieger 1* auf: Dein vorderes Bein ist gebeugt, das hintere kraftvoll durchgestreckt. Die Arme sind selbstbewusst und kraftvoll nach oben gestreckt. Wie ein Krieger richtest du deinen Blick fokussiert nach vorne. Halte den *Krieger 1* für fünf Atemzüge.

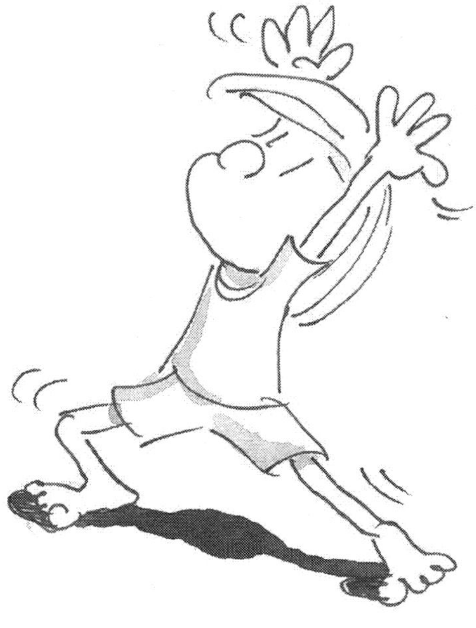

DER SPRINTER, DIE HALBE VORBEUGE VOR DEM BERG

Kehre zurück in den *Sprinter* und von hier in die *halbe Vorbeuge*. Richte dich in den *Berg* auf. Spüre einen Augenblick nach, bevor du die Abfolge mit dem anderen Bein übst.

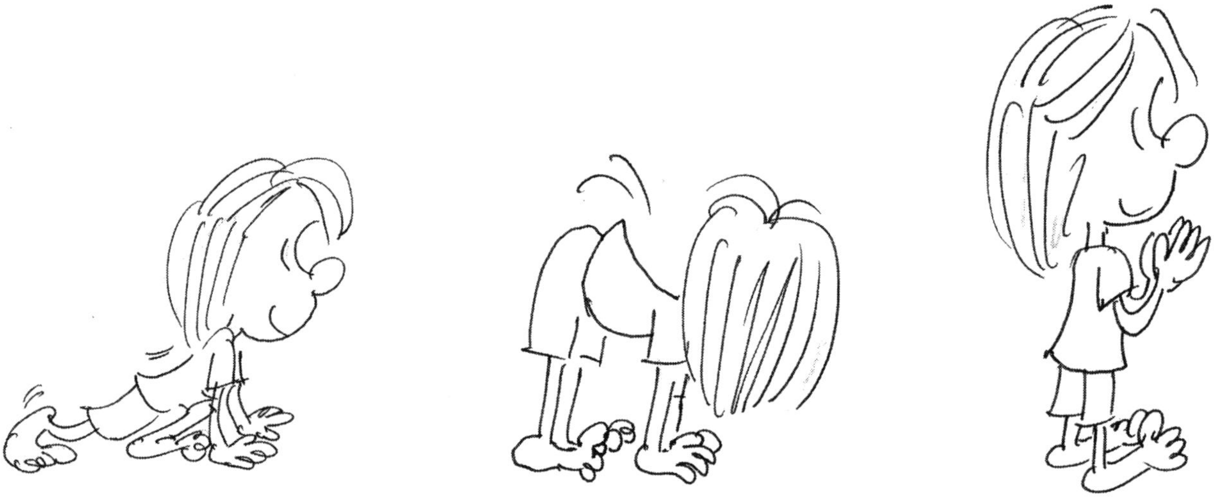

DIE WIRKUNG VON KRIEGER 1

Im *Krieger 1* werden Arme und Schultern gestärkt, während du die gesamte Vorderseite streckst. Nacken und Rücken sind nach der Übung gedehnter. Du führst deinem Körper viel Energie zu und verbesserst deinen Gleichgewichtssinn.

Tipp>>>

Für noch mehr Stärke, ziehe die Arme mit der Ausatmung gebeugt zu den Seiten und balle die Fäuste. Einatmend streckst du die Arme wieder nach oben.

DIE WIRKUNG DER STEHENDEN BERGHALTUNG

Die *Bergposition* gibt dir erneut die Möglichkeit, einmal innezuhalten und den Atem zu beruhigen.

ALLES LOSLASSEN

Schüttele nacheinander kraftvoll deine Füße aus.

Schüttele die Beine aus und lasse alle Klötze los, die an deinen Beinen hängen.

Schüttele deine Hände aus. Lasse alles los, was dich ärgert.

Fahre jetzt mit Armen und Schultern fort und befreie sie schüttelnd von aller Last und Wut.

Schüttele vorsichtig auch den Kopf los und vertreibe anstrengende Gedanken. Öffne dafür auch deinen Mund leicht.

Jetzt schüttele deinen ganzen Körper durch, um alles loszuwerden, was dich noch belastet und ärgert.

Stelle dich erneut in einen hüftweiten Stand. Nimm den Kontakt zum Boden wahr und erspüre, wie du jetzt hier stehst. Der Kopf ruht entspannt auf deinem Hals und deine Stirn ist weich und entspannt. Nimm die Haut wahr, die von Luft ummantelt wird. Nimm die Haut wahr, die von deiner Kleidung bedeckt wird. Beuge sanft die Knie, um den Rücken zu entlasten. Die Füße sind fest mit dem Boden verwurzelt. Nimm deinen ganzen Körper wahr:

- Wo spürst du Leichtigkeit?
- Wo ist Anspannung?
- Gibt es neutrale Bereiche oder Teile, zu denen du keinen Kontakt hast?

Nimm deinen Atem wahr:

- Wo fließt er?
- Wie fließt er?

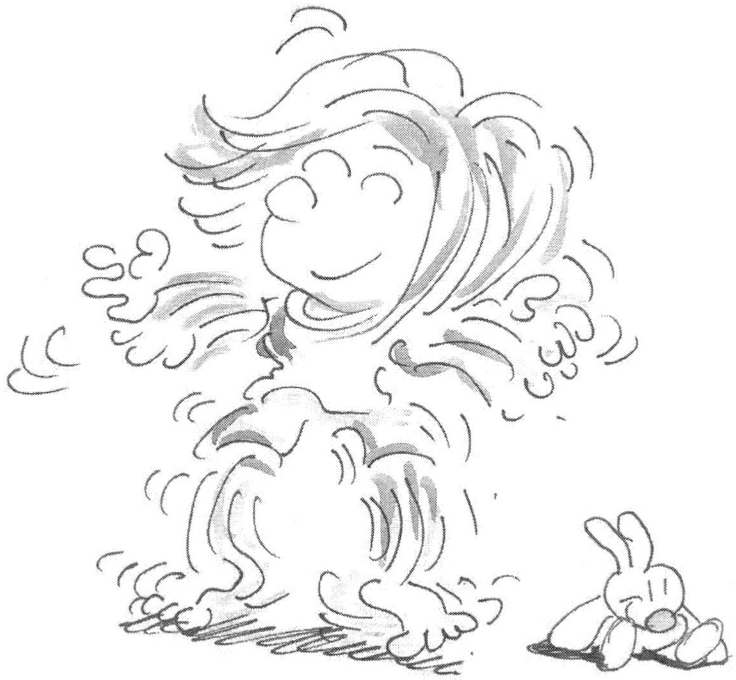

WIRKUNG VON ALLES LOSLASSEN

Du lässt den Körper los und erreichst ein Gefühl von Freiheit und Leichtigkeit. Deine Muskeln haben Pause und können mal so richtig entspannen. Das Ausschütteln löst Verspannungen in allen Bereichen deines Körpers: selbst diejenigen, die wir selbst gar nicht in uns bemerken. Du fühlst dich nach der Übung lebendiger und hast ein besseres Körpergefühl. Körper und Geist sind wach.

Tipp>>>

Führe die Übung zu Hause mit lauter Musik und zusammen mit Freunden durch.

Tipp>>>

Hast du nach dieser Übung einen spontanen Gedanken zu etwas, was du umsetzen möchtest?

Notiere ihn sofort.

DAS BOOT

Setze dich für das *Boot* auf die Matte und stelle die Füße hüftgelenkweit auf. Hebe die Beine angewinkelt an und fasse deine Kniekehle. Dabei rutschst du ein Stück hinter die Sitzbeinhöcker und hältst den Rücken lang und gerade, um ein Hohlkreuz zu vermeiden. Löse dann die Arme parallel zum Boden wie die Reling eines Schiffs, an der du dich festhalten kannst. Die Handflächen blicken zueinander. Achte auf entspannte Schultern. Halte die Position für 10 Atemzüge. Wenn es zwischendurch zu anstrengend wird, nimm die Hände einfach wieder in die Kniekehlen.

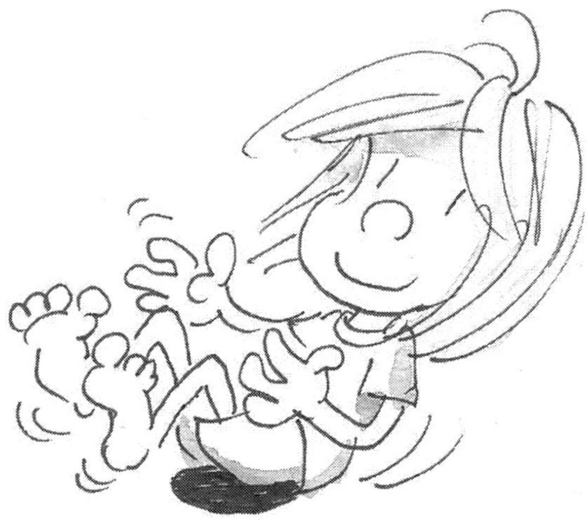

DAS KOSMISCHE EI

Lege dich dann auf den Rücken, ziehe die Beine nacheinander zu deiner Brust. Wiege dich zunächst ein paar Mal von links nach rechts und stecke dann die Nasenspitze zwischen deine Knie. Schließe im *kosmischen Ei* die Augen und bleibe für 10 Atemzüge so.

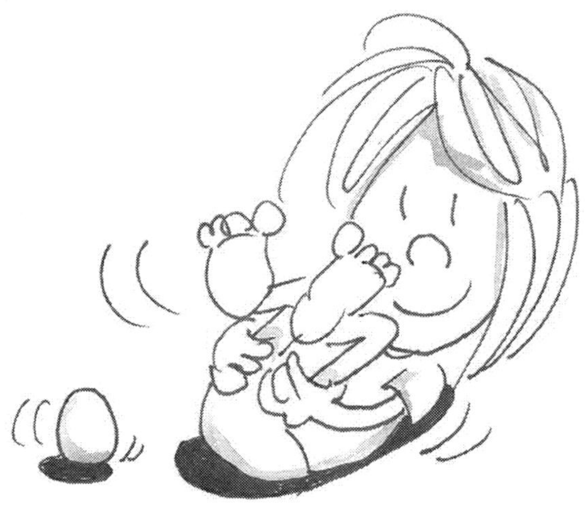

DIE WIRKUNG DES BOOTES

Die Haltung trainiert Gleichgewicht und Selbstbewusstsein. Du stärkst den Rücken und stabilisierst ihn. Halte ihn dafür unbedingt aufrecht, um Rückenbeschwerden entgegenzuwirken. Deine Bauchmuskulatur wird im *Boot* sehr stark gefordert und dadurch gekräftigt. Ebenso arbeitet deine Oberschenkelvorderseite und die Hüftmuskulatur. Dein Gesäß bekommt eine sanfte Massage.

Tipp>>>

Um das *Boot* zu intensivieren, nimm die Hände rechts und links an die Schläfen. Die Ellbogen schauen nach außen.

Wenn du noch eine Steigerung möchtest, strecke deine Beine in der Luft aus oder kreuze sie angewinkelt abwechselnd links über rechts und rechts über links.

DIE WIRKUNG DES KOSMISCHEN EIS

Nach der kraftvollen Haltung des *Boots* kannst du hier entspannen und den Rücken sanft massieren. Der Nacken wird umso mehr entlastet, wenn der Kopf am Boden liegt.

DAS KROKODIL

Für das *Krokodil* streckst du deine Arme mit nach oben geöffneten Handflächen ausgestreckt zu den Seiten. Stelle deine Füße hüftgelenkweit auf und halte Kopf und Wirbelsäule in einer Linie. Mit einer Ausatmung senkst du deine Beine nach links, kehrst einatmend wieder in die Mitte zurück. Den Kopf kannst du in die Gegenrichtung drehen. Übe fünf Runden dynamisch und bleibe dann erst auf der rechten, dann auf der linken Seite für fünf Atemzüge liegen. Gehe nur so weit, dass du die Schultern in der Drehung auf dem Boden halten kannst. Wenn deine Beine dann in der Luft bleiben, lege dir ein Kissen unter deine Knie.

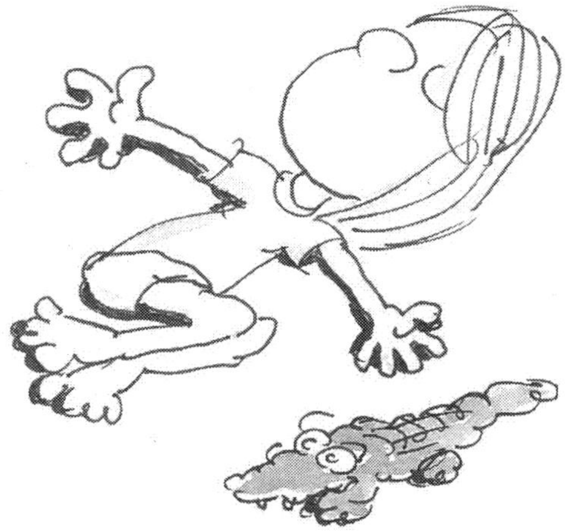

DER UNTERSTÜTZTE SCHULTERSTAND

Stelle die Füße hüftgelenkweit auf und ziehe die Knie dann nacheinander zur Brust. Du streckst die Beine und hebst das Becken an. Zur Unterstützung des Rückens legst du deine Hände an dein Becken. Bleibe 10 Atemzüge in dieser Haltung, die *unterstützter Schulterstand* heißt. Halte deinen Kopf ruhig in der Mitte und vermeide Bewegungen des Kopfs, um deinen Nacken zu schonen.

Wenn du aus der Haltung kommst, ziehe die Knie nacheinander zur Brust und rolle dich auf deinen Rücken.

Tipp>>>

Alternative 1: Du kannst unter dein Becken ein dickes Buch oder einen Yogablock legen. Dein Becken sollte ruhig auf dem Boden oder Buch ruhen, ohne zu wackeln.

Rückenschonende Alternative: Lasse dein Becken am Boden und strecke die Beine einfach so in die Luft, dass sie einfach in deinen Hüftgelenken stehen. Wenn du die Beine sanft beugst, ist es noch entspannender.

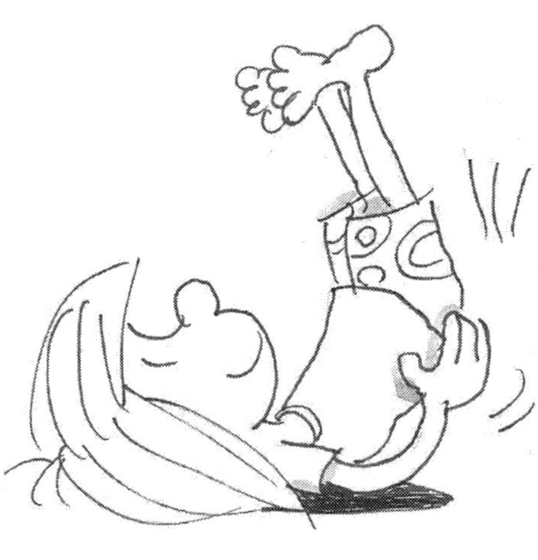

DIE WIRKUNG DES KROKODILS

Du dehnst in dieser Haltung deine Hals-, Brust-, Gesäß- und Rückenmuskulatur und verwringst deine Wirbelsäule sanft, sodass sie regeneriert und flexibel bleibt. Auch der Schulter-Nacken-Bereich entspannt in dieser Übung, während deine Hüfte und der unteren Rücken Beweglichkeit erfährt. Du erdest dich. Vielleicht stellt sich so das Gefühl von Ruhe und Gelassenheit ein.

DIE WIRKUNG DES UNTERSTÜTZTEN SCHULTERSTANDS

Die *Umkehrhaltung* fördert die Durchblutung und beruhigt die Nerven. Sie wirkt so entspannend und lässt Stress schwinden. Du kannst die Variante 2 auch gut am Abend durchführen, wenn du unter Einschlafproblemen leidest.

DIE ENTSPANNUNG

Lege dich dann auf den Rücken und schließe deine Augen: Nimm dich auf der Matte wahr und lächle dir zu. Denke an eine Person oder eine Idee, die dir besonders am Herzen liegt und schenke der Person oder der Idee für einige Atemzüge deine Aufmerksamkeit. Öffne dich mit jeder Einatmung und lasse alles, was du nicht mehr brauchst, mit der Ausatmung in den Boden fließen. Bleibe hier für 15 lange Atemzüge. Wenn du nach der Entspannung zurück in den Sitz kommst, recke deine Arme nach oben wie ein Sieger nach einem Marathonlauf. Sei stolz auf dich!

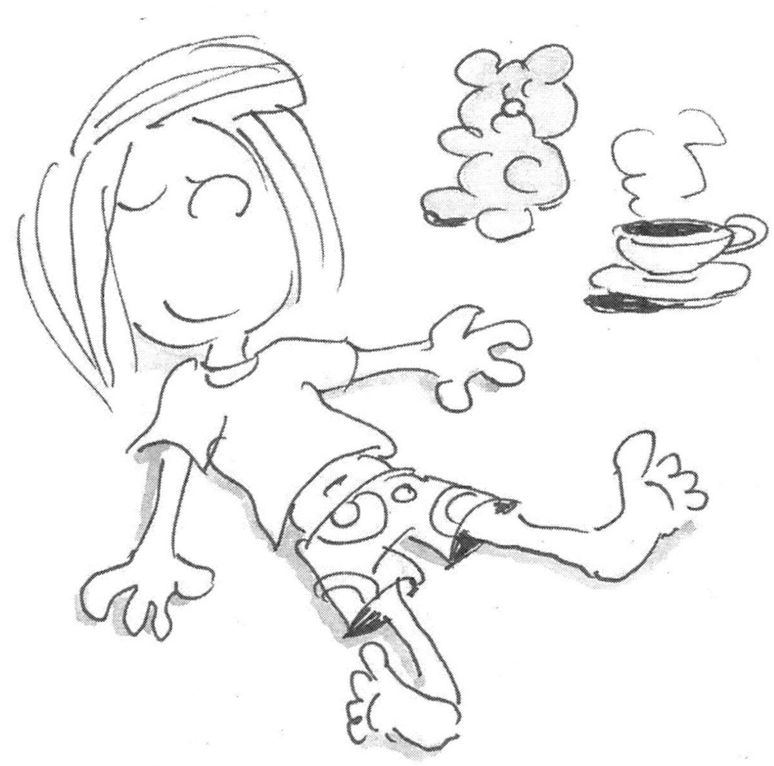

DIE WIRKUNG DER ENTSPANNUNG AM BODEN

Die Tiefenentspannung beruhigt dein Nervensystem und lässt den gesamten Körper entspannen. Du regenerierst und genießt das Gefühl von Weite und Entspannung. Lasse los. Lasse den Ärger, den Streit und die Wut los. Lasse die Anspannung, die Härte und Nervosität los. Komme in dir, deinem Körper und deinem Geist an.

Tipp>>> Tipp zum Loslassen

Um noch mehr zu entspannen, konzentriere dich auf deinen Atem und zähle ihn. Sprich zu dir in Gedanken: 20 ich atme ein, 20 ich atme aus, 19 ich atme ein, 19 ich atme aus. Fahre so fort, bis du bei 1 angekommen bist. Bleibe dann noch für einige Augenblicke bewegungslos auf der Matte liegen.

Tipp>>> Entspannung mit Wand

Lege dich in die Nähe einer Wand und rutsche mit dem Gesäß nahe an die Wand. Die Beine streckst du nach oben und lehnst sie an die Wand. So können deine Beine entstauen und werden getragen.

Kapitel 9

YOGA ZU ZWEIT MACHT LAUNE

9.1 EINLEITUNG

Yoga macht auch mit einem Partner viel Spaß. Schließlich sind wir auf dieser Welt nicht alleine, sondern gehen permanent Beziehungen zu anderen Menschen ein. Beim Partneryoga bauen wir eine intensive Beziehung zu unserem Gegenüber auf und lernen uns auch selbst in einem neuen Licht kennen. Gleichzeitig lernen wir, Vertrauen aufzubauen und auch zu schenken.

Es ist ungeheuer schön, in einem gemeinsamen Atemrhythmus altbekannte Positionen zu erproben. Ganz nebenbei schulst du so deine Konzentration und Achtsamkeit. Für manche Positionen ist es besser, einen Partner zu haben, der ungefähr so groß ist wie du. Und noch etwas: Gehe achtsam und sorgsam mit deinem Partner um, sodass er sich nach den gemeinsamen Übungen gut fühlt.

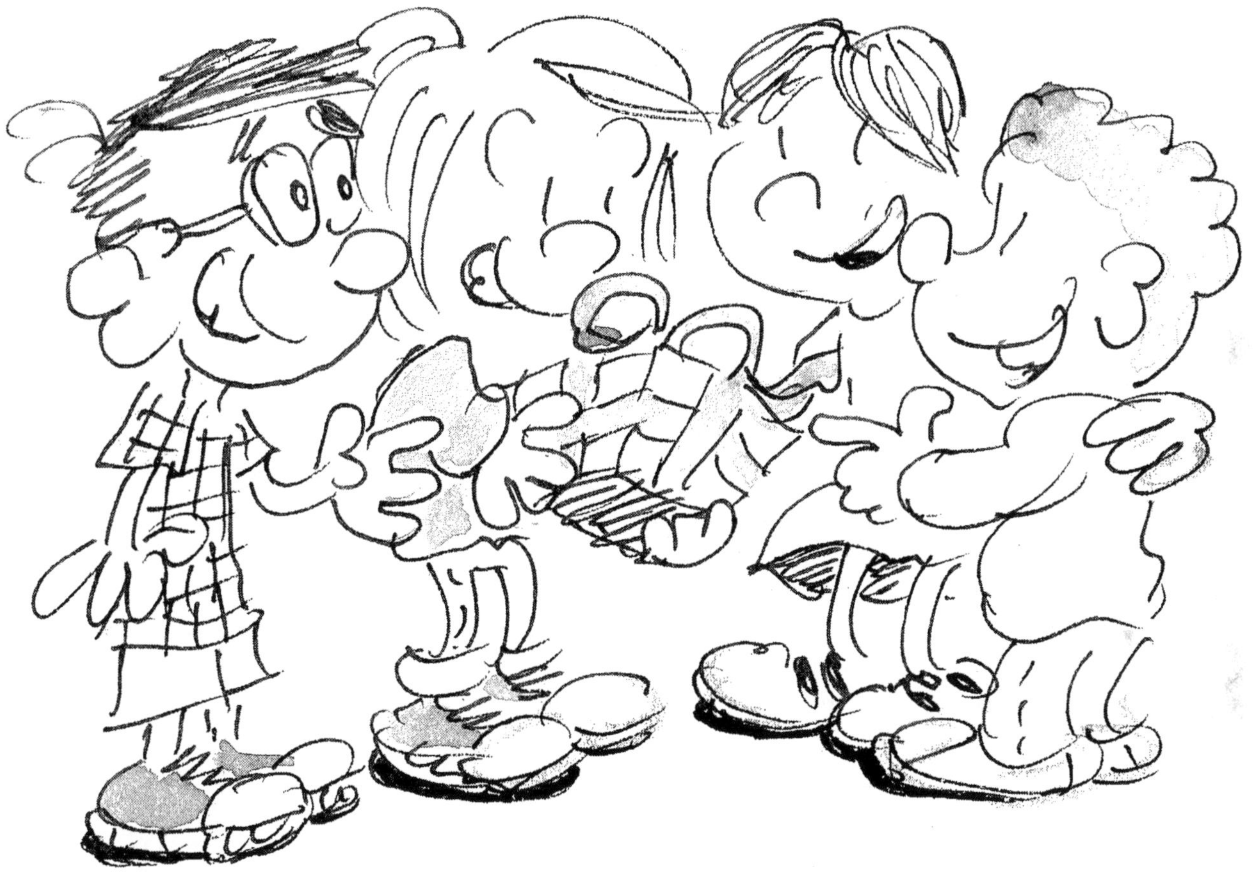

Wir sind füreinander Spiegel unserer Stärken und Schwächen.

Krishnataki

9.2 PARTNERÜBUNGEN

DER DOPPELTE BAUM

Stelle dich neben deinen Partner, sodass sich eure Schultern berühren. Gebt euch jeweils die innere Hand und schenkt euch so gegenseitig Stabilität. Euer inneres Bein ist euer Standbein und ist gut mit dem Boden verwurzelt. Beugt euer äußeres Knie und bringt den Fuß je nach körperlicher Verfassung an die Innenseite von Ober- oder Unterschenkel. Führt die äußeren Hände vor euch zusammen ins gemeinsame *Namasté*. Schließt eure Augen und etabliert einen gemeinsamen Atemrhythmus. Wechselt dann die Seite.

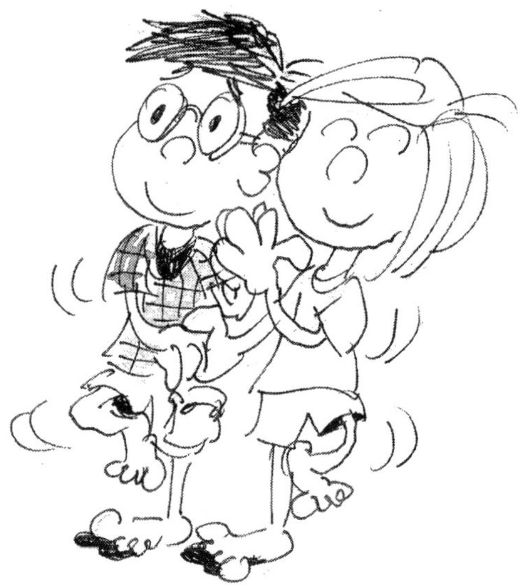

GEMEINSAMES WIEGEN IM STAND

Stellt euch Rücken an Rücken, die Arme sind links und rechts neben eurem Körper. Lasst euch Zeit, um einen gemeinsamen Atemrhythmus zu finden, ohne miteinander zu sprechen. Erst danach führt ihr in einer gemeinsamen Einatmung die Arme über die Seite nach oben und fasst euch an den Händen. Mit der Ausatmung wiegt ihr euch jeweils zu einer Seite und einatmend kommt ihr wieder in die Mitte.

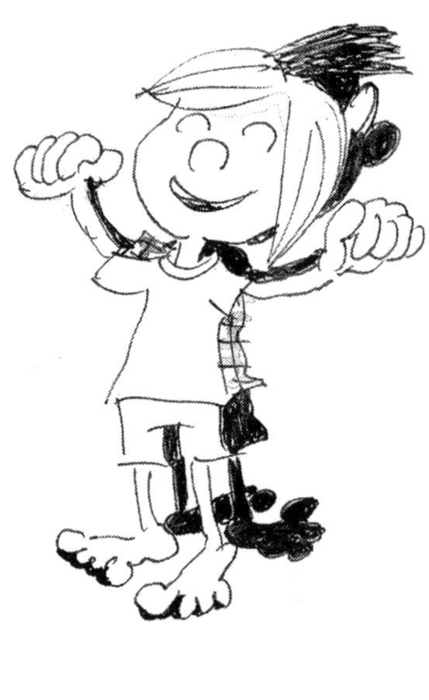

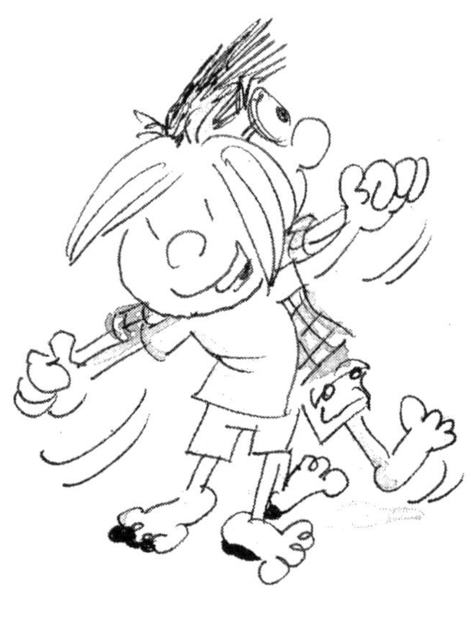

DIE WIRKUNG DES DOPPELTEN BAUMS

Der *Baum* zu zweit unterstützt euch darin, das Gleichgewicht zu halten bzw. zu finden. Dadurch werdet ihr ausgeglichener und konzentrierter. Ihr steht fest auf dem Boden und nichts kann euch aus dem Gleichgewicht bringen. So könnt ihr klar, fokussiert und bestimmt wichtige Ziele angehen.

Ihr verbessert eure Haltung, da ihr auf einem Bein stehen müsst und dadurch alle Muskeln eures Körpers trainiert. Besonders eure Hüfte und Knöchel werden jetzt gekräftigt. Euer Atem wird gemeinsam tiefer und länger.

Tipp>>>

Um euren Brustkorb noch weiter zu öffnen, führt die Hände aus dem *Namasté* nach oben über euren Kopf.

Um euren Gleichgewichtssinn herauszufordern, schließt die Augen.

DIE WIRKUNG DES GEMEINSAMEN WIEGENS IM STAND

Das *gemeinsame Wiegen im Stand* fördert eure Koordination. Ihr müsst euch auf euch und den Partner konzentrieren und spüren, wann es Zeit ist, sich zur Seite zu bewegen bzw. zur Mitte. Außerdem übt ihr euch darin, wahrzunehmen, wie weit ihr euch mit Partner zur Seite bewegen könnt, ohne aus dem Gleichgewicht zu geraten.

Ihr weitet durch die gestreckten Arme euren Brustkorb; dies hilft, die Atmung zu intensivieren. Eure Fuß-, Bein- und Hüftmuskulatur wird gestärkt. Wenn ihr euch zur Seite neigt, dehnt ihr die Muskulatur eurer Flanken.

DER KRIEGER 3

Steht einander gegenüber, sodass ihr bei gestreckten Armen die Handflächen aneinanderlegen könnt. Verlagert jeweils das Gewicht auf das rechte Bein und hebt das linke Bein gestreckt nach hinten in die Waagerechte. Eure Oberkörper führt ihr ebenfalls in die Waagerechte, sodass ihr im *Krieger 3* ankommt. Gebt euch gegenseitig über eure Arme Stabilität und atmet gleichzeitig durch die Nase ein und aus. Wechselt dann die Seite.

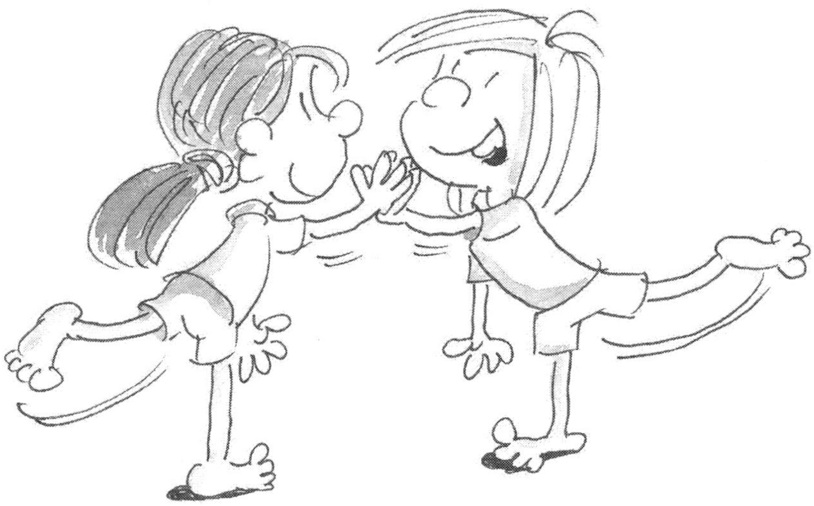

DOPPELTES BOOT

Setzt euch einander gegenüber. Bringt die Knie jeweils erst zur Brust, um dann die Fußsohlen aneinanderzulegen. Fasst euch an den Händen und findet erst einen gemeinsamen Atemrhythmus. Haltet eure Rücken die ganze Zeit lang und gerade. Streckt die Beine dann mit einer Ausatmung, so gut es geht, und schließt gerne die Augen.

Probiert aus, ob es einfacher ist, die Beine innerhalb oder außerhalb der Arme zu halten. Entspannt eure Kehlen und zieht eure Schultern nach hinten, während ihr den Rücken gerade haltet.

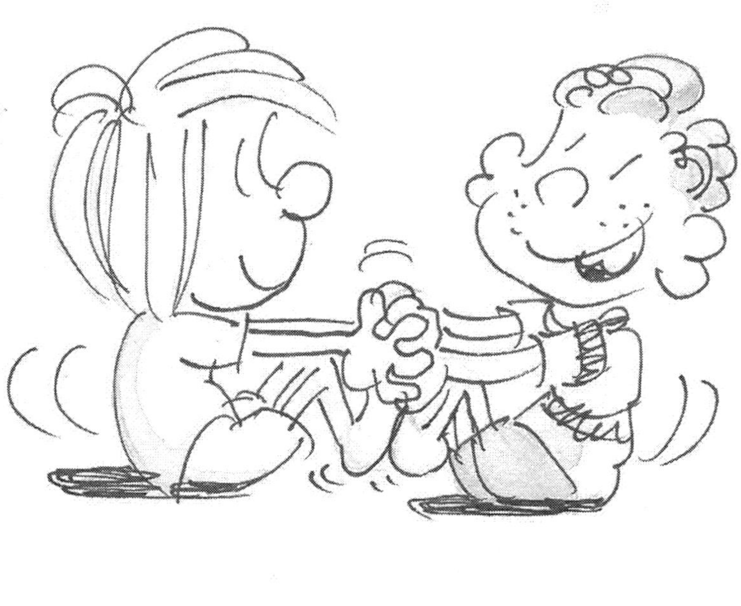

DIE WIRKUNG VON KRIEGER 3 ZU ZWEIT

Der *Krieger 3* trainiert eure Koordination und Stabilität im Körper. Ihr müsst euch aufeinander konzentrieren, um nicht umzufallen; das beruhigt euren Geist und gibt euch innere Stärke. Ihr verliert eventuell die Angst, alleine auf einem Bein zu stehen. Der Partner hält und unterstützt.

Vor allem die Oberschenkel-, Waden- und Rückenmuskulatur wird gestärkt, während der Oberschenkel des nach hinten gestreckten Beins gedehnt wird. Eure Brustmuskulatur wird in dieser Haltung flexibler, sodass der Atem tiefer fließt. Die Schultern werden gekräftigt.

Tipp>>>

Wenn ihr den *Krieger 3* zu zweit gut bewältigen konntet, geht einmal jeder für sich in die Haltung. Erinnert euch an das Gleichgewicht, was ihr euch gegenseitig gegeben habt, und ihr steht auch alleine stabil.

DIE WIRKUNG DES DOPPELTEN BOOTS

Die Haltung trainiert euer Gleichgewicht und Selbstbewusstsein. Ihr haltet euch über Wasser und geht nicht unter. Dafür ist es wichtig, den Rücken aufrecht zu halten, den ihr jetzt stärkt und stabilisiert. So könnt ihr Rückenbeschwerden entgegenwirken. Eure Bauchmuskulatur wird im *Boot* sehr stark gefordert und dadurch gekräftigt.

KLEINE PARTNERMASSAGE

Setzt euch im *Schneidersitz* voreinander auf den Boden, sodass der hintere Partner mit aufrechtem Rücken den Rücken des vorderen Partners gut berühren kann. Der Masseur legt die Hände zunächst auf die Schultern des Partners und beginnt vorsichtig, den Schultergürtel zu massieren. Dann klopft er mit den Fingerspitzen vorsichtig den Nacken aus und dehnt dann die Bewegung über den gesamten Rücken aus.

Schließlich streicht er mit den flachen Händen den Rücken von oben nach unten einige Male aus. Dann ballt er die Hände zu Fäusten und drückt sie vorsichtig links und rechts neben der Wirbelsäule in den Rücken des Partners. Am Ende reibt der Masseur die Hände aneinander und legt die warmen Hände auf den Schulter-Nacken-Bereich des Partners.

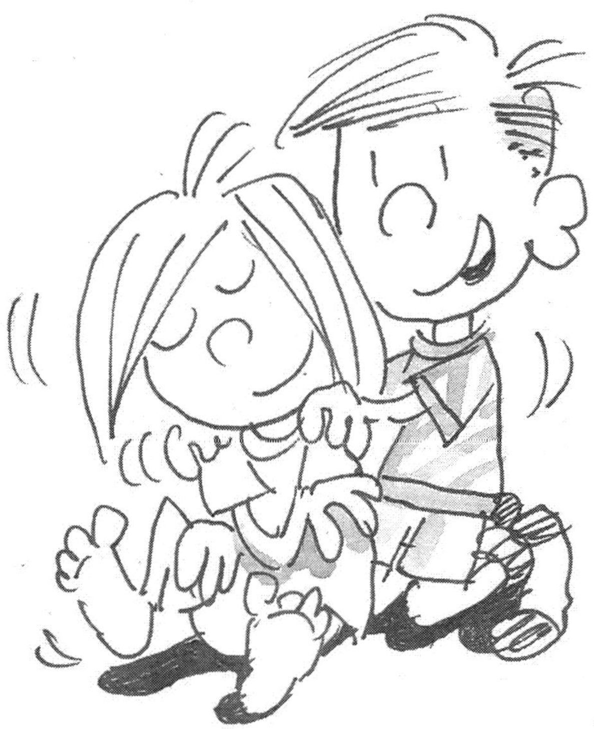

Tipp>>>

Ihr könnt euch für die Massage auch eine Geschichte ausdenken, die ihr gerade im Unterricht behandelt und dazu eine Bildergeschichte auf den Rücken des Partners malen, streichen, klopfen und kneten.

DIE WIRKUNG DER PARTNERMASSAGE

Ihr baut Vertrauen auf, indem ihr zulasst, dass der Partner euch Entspannung und Wohlbefinden schenkt. Eure Rückenmuskulatur wird durch die unterschiedlichen Bewegungen entspannt. Die Muskeln lockern sich. Falls ihr Schmerzen oder Verspannungen im Rücken habt, werden sie durch die Massage gelindert.

Tipp>>>

Setzt euch gegenüber und schaut euch in die Augen. Bleibt dabei ganz ernst. Blickt dem Partner so tief in seine Augen, wie ihr könnt und wünscht eurem Partner etwas, ohne ihm zu sagen, was es ist.

Alternativ könnt ihr eurem Partner auch einen Brief schreiben. Schreibt ihm, was ihr an ihm schätzt und was ihr ihm für die Zukunft wünscht.

Kapitel 10

MIT YOGA ENTSPANNEN UND TRÄUMEN

10.1 EINLEITUNG

Das Wunderbarste an den Yogastunden ist die Entspannung am Ende. Hier lässt du alles los, tust für einige Minuten nichts und genießt die Schwerkraft, die dir Leichtigkeit schenkt.

Dein Yogalehrer lässt dich mit sanfter, wohlwollender Stimme in die Entspannung gleiten und du sollst und musst nichts tun, als seinen Worten zu lauschen. Der ganze Körper darf nach der Anstrengung schwer in den Boden sinken. Kein Muskel ist mehr angespannt. Die Erde trägt dich.

Nach einigen Minuten in Stille werden Körper, Geist und Seele sanft wieder geweckt. Dafür findet sich am Ende des Kapitels eine Zurückholformel, die je nach Anlass und Situation verändert werden kann. Wenn du möchtest, decke dich mit einem Tuch, Schal oder einer Decke zu.

PS: Wer möchte, kann auch nur entspannen! Die Wirkung ist dieselbe.

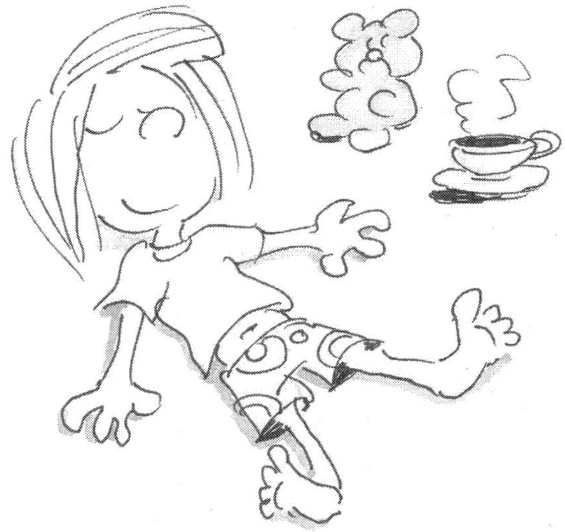

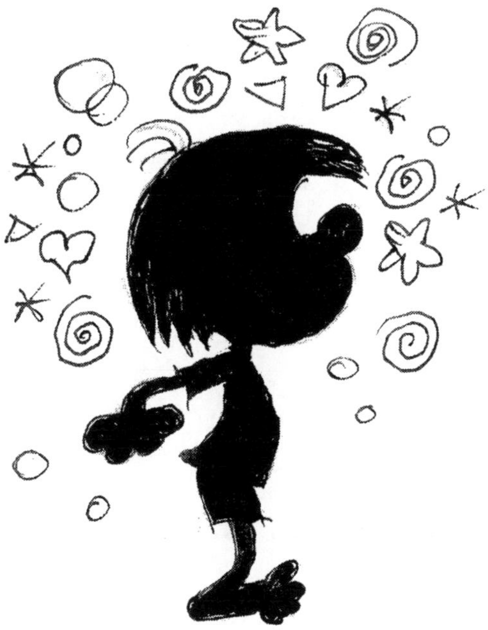

Nur in einem ruhigen Teich spiegelt sich das Licht der Sterne.

Chinesisches Sprichwort

10.2 ENTSPANNUNGSTECHNIKEN

10.2.1 EINFACHE ENTSPANNUNG

Lege dich auf den Rücken und mache es dir auf deiner Matte bequem.

Öffne die Füße mattenweit, die Arme liegen links und rechts mit etwas Abstand neben deinem Rumpf.

Die Handflächen schauen nach oben; so können sich deine Schultern besser entspannen. Deine Finger sind sanft eingerollt.

Bewege deine Nasenspitze noch einmal nach links und rechts, um dann mit dem Kopf in deiner Mitte anzukommen. Schließe deine Augen und lasse dein Gesicht weich werden. Öffne deine Lippen ganz leicht, so kannst du die Zahnreihen lösen und Verspannungen in deinem Kiefer lösen. Überlasse deinem Körper das Atmen und tue für einige Augenblicke nichts, als zu entspannen und den Atem zu beobachten. Genieße die Schwerkraft, die dir Leichtigkeit schenkt.

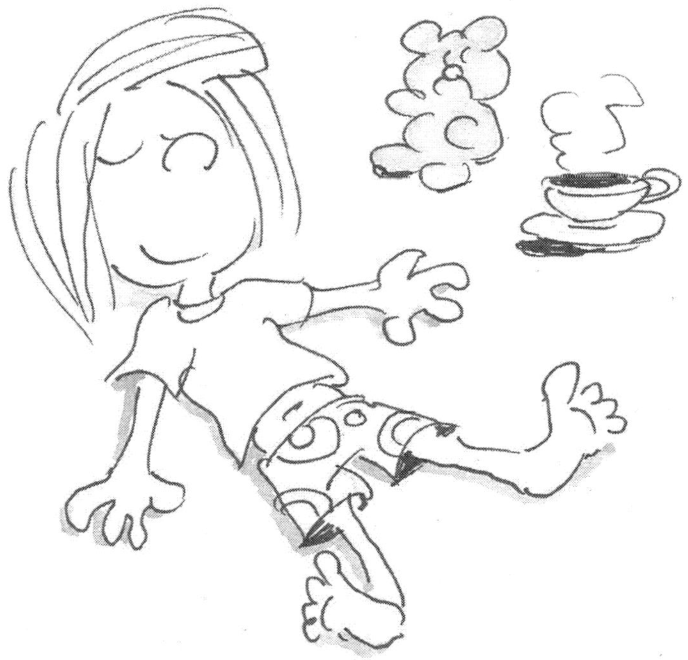

DIE WIRKUNG DER EINFACHEN ENTSPANNUNG

Eine Beruhigung und Befreiung von Kopf bis zu den Füßen tritt ein. Der Muskeltonus sinkt, der Atem fließt ruhig und gleichmäßig im eigenen Rhythmus und der Körper kann regenerieren. Dein Herzschlag beruhigt sich durch die lange und tiefe Atmung, körperliche und seelische Spannungszustände lösen sich auf. Mit entspanntem Körper können die Gedanken zur Ruhe kommen. Falls dir das nicht so einfach gelingt, bleibe mit der Aufmerksamkeit bei deinem Atem und beobachte ihn, wie er kommt und geht. Oder lege eine Hand auf den Bauch, die andere auf den Brustkorb. So kannst du den Atem noch deutlicher spüren. Wenn du abends schlecht einschlafen kannst, führe die *einfache Entspannung* aus.

Bleibe ruhig und still, ohne dich zu bewegen, um keine Muskelkontraktionen auszulösen.

Tipp>>>

Um die *einfache Entspannung* zu variieren, lege dich in Bauchlage mit der Stirn auf den Boden. Strecke die Hände nach vorne aus oder lege sie rechts und links neben deinen Rumpf: Du kannst so besonders den Nacken und den Rücken entspannen. Wenn du Probleme im Nacken hast, falte die Hände und lege sie auf den Nacken.

10.2.2 ATEMENTSPANNUNG

Lege dich bequem auf den Rücken. Lasse bewusst alle Anspannung aus deinem Körper in die Matte fließen. Richte die Aufmerksamkeit auf deinen Atem.

Atme durch beide Fußsohlen ein und durch den Fußspann aus.

Atme durch die Waden ein und durch die Schienbeine aus.

Atme durch die Oberschenkelrückseiten ein und durch die Oberschenkel aus.

Atme durch dein Gesäß ein und durch dein Becken aus.

Atme durch den unteren Rücken ein und durch den Bauch aus.

Atme durch den oberen Rücken und die Schulterblätter ein und durch den Brustkorb aus.

Atme durch den Hinterkopf ein und durch deine Stirn aus.

Atme durch beide Nasenlöcher ein und mit einem Seufzer durch den leicht geöffneten Mund aus.

Lasse den Atem jetzt fließen und entspanne mehr und mehr. Tue für ein paar Atemzüge nichts und genieße deine Entspannung.

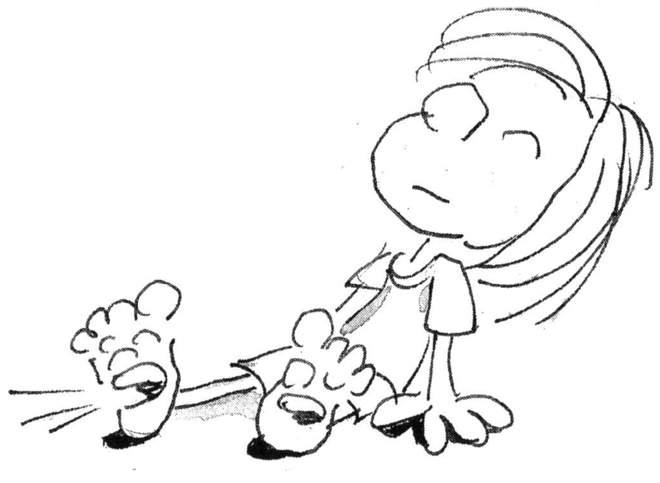

Tipp>>> Hinweis für Lehrer

Mache nach jedem Satz eine kurze Pause, sodass sich die Wirkung der Worte entfalten kann. Unterstütze deine Worte gerne mit sanfter, leiser Musik im Hintergrund.

DIE WIRKUNG DER ATEMENTSPANNUNG

Hier lernst du, deinen Atem besonders achtsam wahrzunehmen und dich dadurch zu fokussieren. Du entspannst, weil dein Geist die Aufgabe hat, sich auf den Atem und die einzelnen Körperteile zu konzentrieren. Auch hier beruhigt sich der Herzschlag, während nach und nach alle Muskelgruppen Spannung loslassen.

Alternative: Entspannung im Sitzen

Setze dich dafür aufrecht hin, ohne dich anzulehnen. Finde eine angenehme Position für die Hände: lege sie entweder auf die Oberschenkel oder auf die Knie. Wenn möglich, schließe deine Augen und lasse die Wirbelsäule und den Kopf nach oben ins Universum aufstreben. Schiebe nur den Hinterkopf nach hinten, sodass der Nacken lang und entspannt ist. Der Kopf thront ganz leicht auf dem Hals. Falls er sich schwer anfühlt, bewege den Kopf ganz sachte nach links, rechts, vorne und hinten, um eine optimale Position zu finden.

Dann entspannst du deinen Kopf: Die Stirn ist weich, die Augen ruhen in den Augenhöhlen, die Wangen sind glatt, der Mund ist sanft geöffnet und du spürst deine Kopfhaut. Die Schultern sind entspannt. Der Bauch ist weich und du erdest dich mit deinen Füßen, Beinen und deinem Becken. Alle Muskeln deines Körpers, die du nicht brauchst, haben Pause. Alle Gedanken haben Pause. Alle Gefühle haben Pause.

10.2.3 PROGRESSIVE MUSKELENTSPANNUNG

Lege dich bequem auf deine Matte und spreize die Beine leicht. Deine Arme liegen locker neben dem Körper. Schließe die Augen. Beobachte, wie du auf dem Boden liegst. Nimm alle Stellen deines Körpers bewusst wahr, die den Boden berühren. Nimm jetzt diejenigen Stellen bewusst wahr, die den Boden nicht berühren.

Lenke die Aufmerksamkeit auf die rechte Hand. Drücke die rechte Hand und die Finger an den Boden, atme ruhig weiter ... Lasse dann los.

Lenke die Aufmerksamkeit auf den rechten Unterarm. Drücke den rechten Unterarm an den Boden, atme ruhig weiter ... Lasse dann los.

Lenke die Aufmerksamkeit auf den rechten Oberarm. Drücke den rechten Oberarm an den Boden, atme ruhig weiter ... Lasse dann los.

Lenke die Aufmerksamkeit auf die rechte Schulter. Drücke die rechte Schulter mitsamt Schultergelenk an den Boden, atme ruhig weiter ... Lasse dann los.

Lenke die Aufmerksamkeit auf den rechten Arm. Drücke den ganzen rechten Arm an den Boden, atme ruhig weiter ... Lasse dann los.

Wiederhole die Serie mit dem linken Arm.

Lenke die Aufmerksamkeit auf die rechte Ferse. Drücke die rechte Ferse an den Boden, atme ruhig weiter und halte ... Lasse dann los.

Lenke die Aufmerksamkeit auf die rechte Kniekehle. Drücke die rechte Kniekehle in Richtung Boden, atme ruhig weiter und halte ... Lasse dann los.

Lenke die Aufmerksamkeit auf das rechte Bein. Drücke das ganze rechte Bein an den Boden, atme ruhig weiter und halte ... Lasse dann los.

Wiederhole die Serie mit dem linken Bein.

Nimm die rechte Hüfte und die rechte Gesäßhälfte wahr. Drücke die rechte Hüfte und die rechte Gesäßhälfte an den Boden, atme ruhig weiter und halte ... Lasse dann los.

Nimm die linke Hüfte und die linke Gesäßhälfte wahr. Drücke die linke Hüfte und die linke Gesäßhälfte an den Boden, atme ruhig weiter und halte ... Lasse dann los.

Nimm die Lendenwirbelsäule wahr. Drücke die Lendenwirbelsäule an den Boden, atme ruhig weiter und halte ... Lasse dann los.

Lenke die Aufmerksamkeit auf das rechte Schulterblatt. Drücke das rechte Schulterblatt an den Boden, atme ruhig weiter und halte ... Lasse dann los.

Lenke die Aufmerksamkeit auf das linke Schulterblatt. Drücke das linke Schulterblatt an den Boden, atme ruhig weiter und halte ... Lasse dann los.

Lenke die Aufmerksamkeit auf beide Schulterblätter. Drücke beide Schulterblätter an den Boden, atme ruhig weiter und halte ... Lasse dann los.

Nimm den Hinterkopf wahr. Drücke den Hinterkopf an den Boden, atme ruhig weiter und halte ... Lasse dann los.

Nimm dein Gesicht wahr. Spanne alle Gesichtsmuskeln an und mache ein Zitronengesicht, atme ruhig weiter und halte ... Lasse dann los.

Nimm alle Muskeln des Körpers wahr. Spanne alle Muskeln deines Körpers vom Scheitel bis zur Sohle an, atme ruhig weiter und halte ... Lasse dann los. Spüre ein paar Atemzüge mit geschlossenen Augen auf der Matte nach.

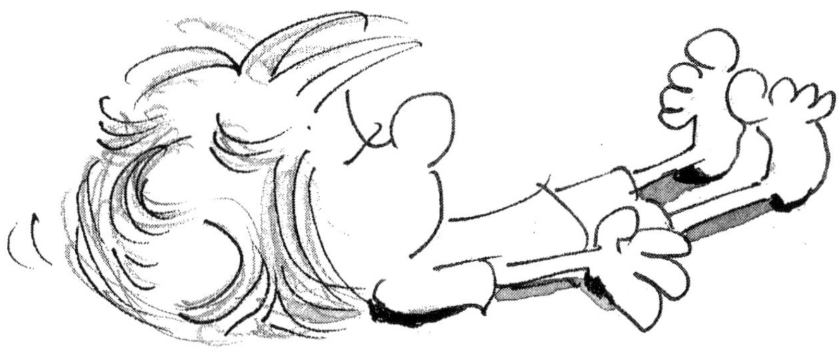

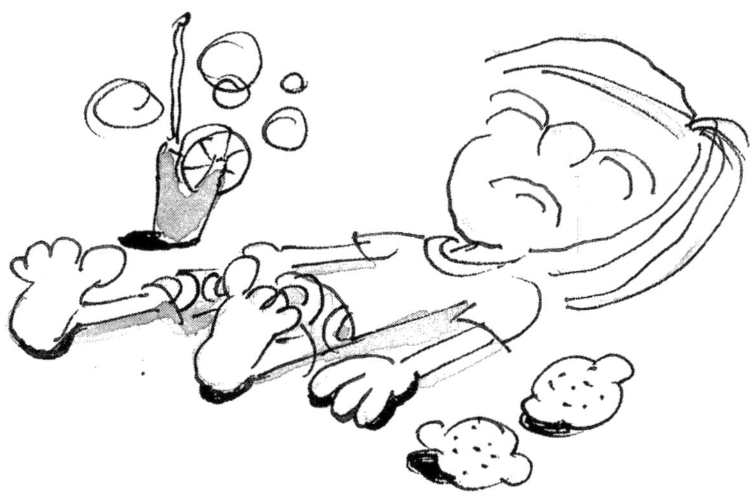

DIE WIRKUNG DER PROGRESSIVEN MUSKELENTSPANNUNG

Die *progressive Muskelentspannung* passt sehr gut zum Yoga, weil hier der körperliche Weg gewählt wird, um Körper, Geist und Seele zu befreien und zu entspannen. Diese Übung wirkt, indem du die einzelnen Muskeln erst willentlich anspannst und dann loslässt und so eine Entspannung auslöst. Du nimmst bewusst den Wechsel zwischen An- und Entspannung und deine Empfindungen dabei wahr.

Nachdem der Körper Energie aufgewendet hat, entspannt er sich. Je länger du hältst, desto tiefer ist die Entspannung. Du solltest mindestens für fünf Sekunden halten.

Die Übungsreihe wirkt gut gegen Stress, Angst, Unruhe und Verspannungen. Sie schult dein Körperbewusstsein, da du unterschiedliche An- und Verspannungen in deinem Körper wahrnehmen kannst. Der Atem wird ruhiger und die Entspannung dehnt sich von Muskelgruppe zu Muskelgruppe aus: Dein Blutdruck und Puls werden niedriger. So kommst du aus dem Wechsel von An- und Entspannung zu einer Wohlspannung.

Tipp >>>

Falls du mal kein Plätzchen zum Hinlegen hast, kannst du dich auch prima im Sitzen entspannen:

Finde einen angenehmen Sitz und schließe die Augen. Die Hände liegen sanft mit den Handinnenflächen nach oben auf den Oberschenkeln.

Entspanne deinen Scheitel und deine Kopfhaut, deine Stirn, den Bereich zwischen den Augenbrauen, die Augen, die tief in die Augenlider sinken. Entspanne die Nase, die Wangen und den Mund, indem du die Zahnreihen löst. Entspanne den Nackenbereich, indem du das Kinn ganz sanft anziehst. Ziehe die Schultern einmal nach oben und dann lasse sie wieder sanft fallen.

Entspanne deine Wirbelsäule, indem du einatmend nacheinander deine Halswirbelsäule, Brustwirbelsäule und Lendenwirbelsäule entspannst. Entspanne ausatmend deine gesamte Wirbelsäule. Entspanne deinen Brustkorb und deinen Bauch. Einatmend öffne die Finger sanft, ausatmend balle die Hände sanft zu Fäusten. Entspanne deine Oberschenkel, Knie und Unterschenkel. Spreize deine Zehen einatmend sanft und ausatmend löse auf.

Entspanne vom Kopf bis zu den Füßen, vom Kopf bis zu den Füßen, vom Kopf bis zu den Füßen. Entspanne von den Füßen bis zum Kopf, von den Füßen bis zum Kopf, von den Füßen bis zum Kopf. Bleibe mehrere Augenblicke sitzen.

Tipp >>> Kleine Achtsamkeits-Übungen für zwischendurch

Wenn du auf etwas wartest, atme in dieser Zeit ganz bewusst.

Verzichte für einen Tag auf dein Handy.

Wasche und kämme dich mit der linken Hand, wenn du Rechtshänder bist. Das umgekehrte Prinzip gilt für Linkshänder.

10.2.4 FANTASIEREISE: AUF DER SOMMERWIESE

Du liegst auf einem großen, blauen Tuch inmitten einer blühenden Sommerwiese.

Du schaust in den hohen, tiefblauen Himmel hinauf und siehst den ziehenden Wolken bei ihren Verwandlungen zu.

Mohnblüten streicheln dir die Wangen und Gräser wispern dir kleine Geschichten zu.

Dein Atem wird langsam immer ruhiger und tiefer. Die Blumen und Gräser um dich her schwingen in ihrem Rhythmus mit und aus ihrem Flüstern wird ein zarter, wie aus der Ferne klingender Gesang.

Aus den Tiefen des Himmels kommt ein heller, warmer Choral heran wie eine Meeresbrandung. Kaum spürbar, beginnen jetzt Wellenbewegungen durch die Wiese zu laufen. Ein sehr angenehmes, langsames Schwingen entwickelt sich und hebt und senkt dich auf deinem Tuch.

Nach einer Weile des friedlichen Wogens blickst du zum Horizont und siehst die Wiese, das Tuch und den Himmel in Blautönen verschmelzen. Du spürst, wie der Duft der Wiese, die geheimnisvollen Klänge aus dem unendlichen Blau und dein fließender Atem sich zu einem Schwingen verweben. Du hast nun auch das Gefühl, in Blumen, den Gräsern, den Wolken und im ganzen Himmel zu sein. Die Wogen, in denen ihr euch gemeinsam bewegt, sind wie eure Sprache, die ohne Worte alles erklärt, und sie sind euer Zuhause, in das ihr seit Urbeginn eingebettet seid.

Du weißt, dass du hier sein kannst, wann immer du willst, und dass alles dich erkennt, wie lange du auch fort warst. Nichts geht jemals verloren in diesen Wogen. Du atmest und alles atmet mit dir; alles atmet und du atmest mit allem.

In diesem Erlebnis der völligen Verbindung lässt du die Farben, die Klänge, die Bewegung, die Wesen und die Gefühle tief in dich einsinken und spürst, wie die Wellen dabei nach und nach flacher werden und alles in deiner Stille nachklingt.

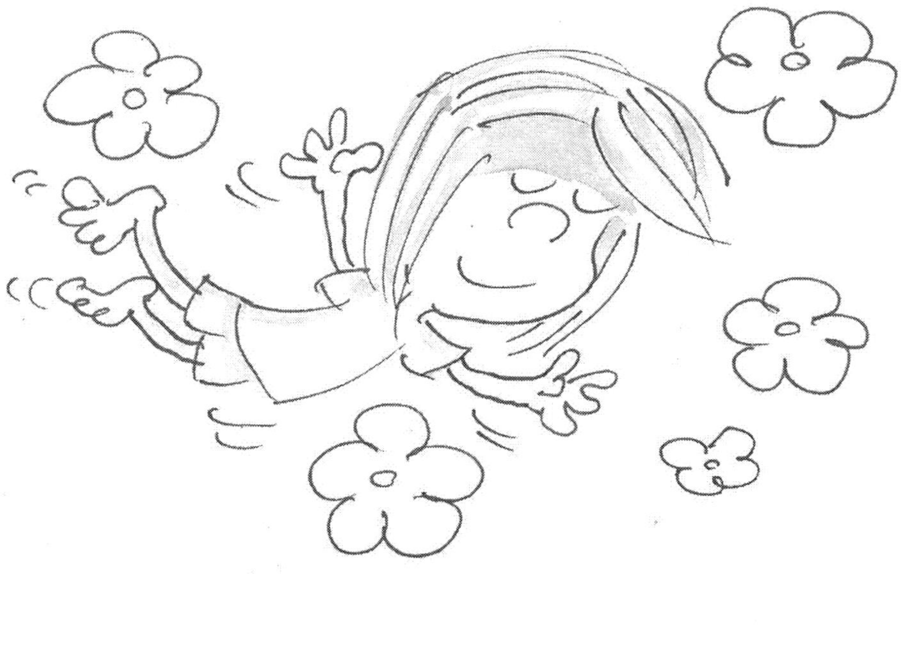

DIE WIRKUNG DER FANTASIEREISE

Eine *Fantasiereise* ist eine Reise in dein eigenes Ich und erschafft aus den vorgelesenen Worten eigene Bilder. Ohne große Vorbereitungen bist du in deiner eigenen Vorstellungswelt und folgst den Worten des Vorlesenden. Du bekommst Zugang zu deiner Welt und aktivierst ungeahnte Kräfte. Du erhöhst deine Empfindsamkeit aller fünf Sinne und deine inneren Wahrnehmungen.

Und während du entspannt auf dem Boden liegst, läuft dein Gehirn auf Hochtouren und aktiviert Nerven und Muskeln, die zu den inneren Bildern passen. So wirken die Bilder in der Fantasie auf deine Gefühlswelt und deinen Körper. Auf körperlicher Ebene empfindest du Wohlbehagen und Ausgeglichenheit, während du in dir Gefühle wie Glück, Leichtigkeit, Freude und Stärke entfaltest. So stärkst du dich selbst.

Tipp>>>

Schreibe selbst eine Fantasiereise für deine beste Freundin oder deinen besten Freund.

Diese Vorüberlegungen können dir helfen:
Überlege dir ein passendes Thema für deine Person. Was braucht er oder sie? Was wünscht du ihm oder ihr?
Finde einen Ort, an dem deine Person gerne ist.
Welche weiteren Personen, Tiere, Wesen könnten in deiner Geschichte auftauchen ?

Schicke deinem Freund/deiner Freundin die Geschichte entweder als Brief auf schönem Papier oder nimm sie am besten gleich mit deinem Handy auf und versende sie dann.

ZURÜCKKOMMEN

Komme langsam mit deiner Aufmerksamkeit zurück in den Raum. Atme einmal tief durch deine Nase ein und durch den leicht geöffneten Mund wieder aus. Bringe ganz langsam wieder Bewegung in den Körper. Bewege Finger und Zehen, jeden Zeh und Finger einzeln. Lasse die Bewegung größer werden und kreise Hand- und Fußgelenke in beide Richtungen. Werde dann noch größer, recke und strecke dich. Ziehe dafür die Arme hinter den Kopf und räkele dich, werde lang.

Ziehe dann deine Beine nacheinander an den Bauch und lasse deine Beine zu deiner Lieblingsseite umfallen. Nimm den Oberkörper mit und bleibe für ein paar Atemzüge auf der Seite liegen. Spüre in dich hinein:

- Wie geht es dir jetzt?
- Welche Stellen deines Körpers fühlen sich gut an?
- Welchen Stellen willst du dich noch mehr zuwenden?

Richte dich dann mit geschlossenen Augen wieder zum Sitzen auf. Erde dich mit deinen Füßen, Beinen und deinem Becken. Nimm die Hände vor dem Herzen zusammen und bedanke dich bei dir und deinem Körper.

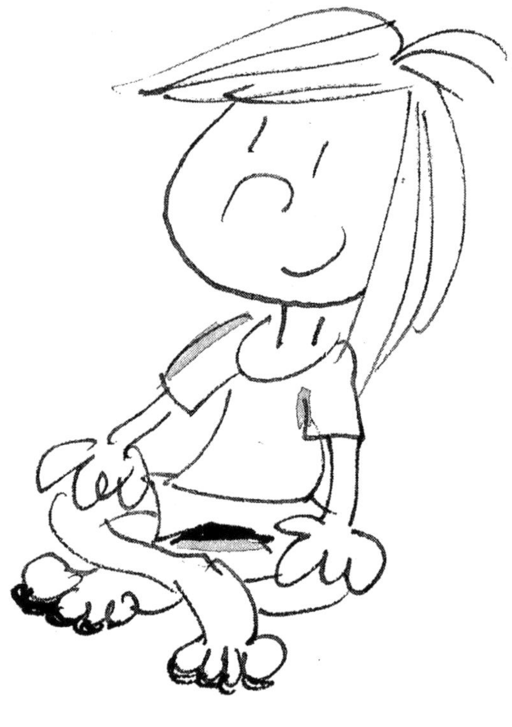

NAMASTÉ

DIE WIRKUNG DES ZURÜCKKOMMENS

Du weckst deinen Körper sanft wieder auf und mobilisierst einzelne Glieder und Bereiche. Du stellst deinen Körper so darauf ein, dass die Zeit des Rückzugs vorbei ist.

Tipp>>> Austausch zu zweit

Tauscht euch zu zweit über eure Erfahrungen während der Entspannungssequenzen aus. Was hat euch besonders gut getan? Was ist euch aufgefallen?

Kapitel 11

EINE YOGARALLYE UNTERNEHMEN

11.1 EINLEITUNG

Eine *Yogarallye* an der frischen Luft in der Kleingruppe macht großen Spaß. Neben den klassischen Übungen geht es hier auch um die Philosophie des Yoga: geben und nehmen, sich selbst und die anderen achten.

Bei schönem Wetter bietet es sich an, die Yogarallye auf einer Wiese mit einem gemeinsamen Picknick zu beschließen. So können die Stationen besprochen und ausgewertet werden. Die Stationsschilder hängt man am besten an Bäumen in einem Park auf und gibt den Teilnehmern eine Skizze, auf der die Stationen eingezeichnet sind. Auch sollte eine Reihenfolge der einzelnen Gruppen festgelegt werden, damit nicht alle Gruppen gleichzeitig dieselbe Station anlaufen.

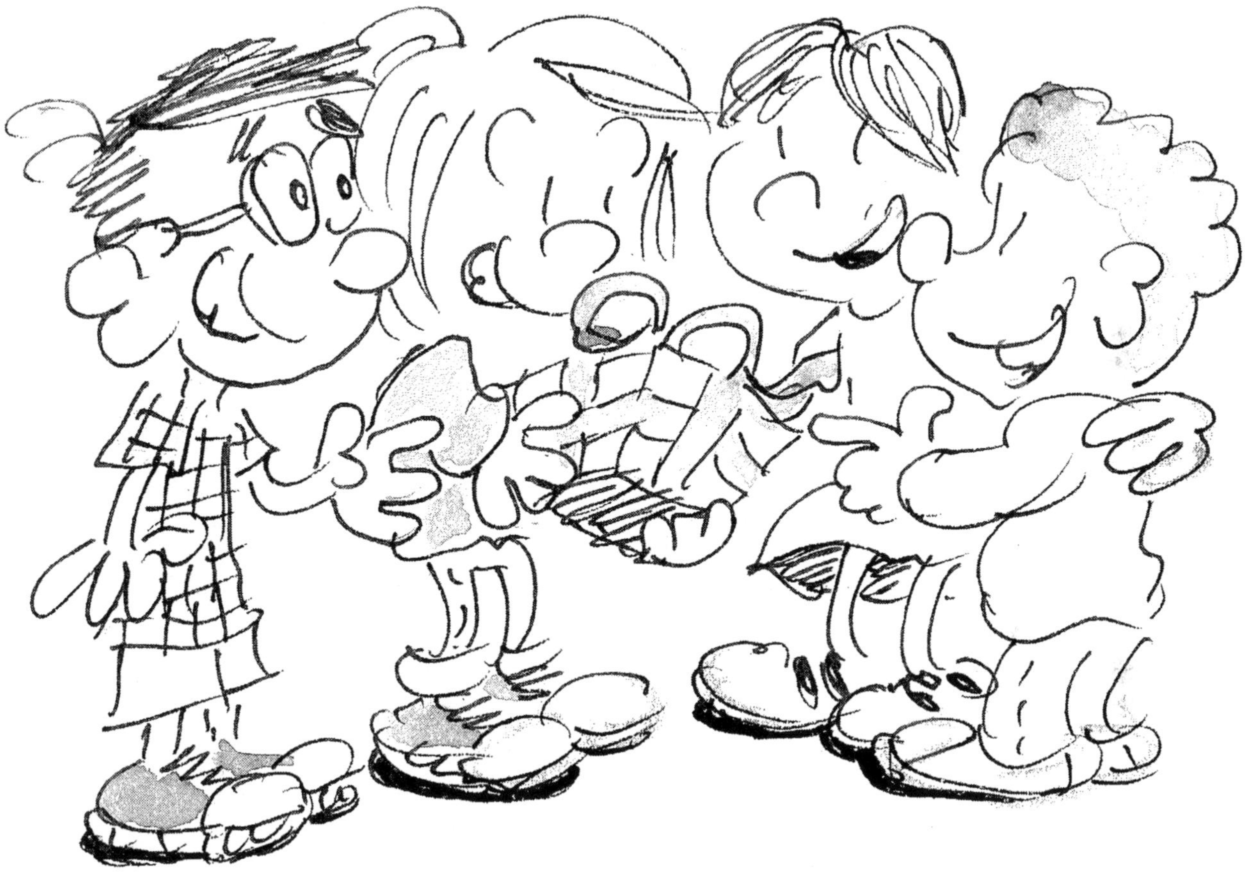

Ich glaube, wir fliegen zum Mond, weil es in der Natur des Menschen liegt, sich Herausforderungen zu stellen.

Neil Armstrong

11.2 DIE STATIONEN

STATION 1: LIEBLINGSYOGAPOSITIONEN

- Welche ist eure liebste Yogaposition?
- Warum mögt ihr diese Position so sehr?
- Was gibt sie euch?

Überlegt euch eine gemeinsame Formation in euren Positionen, die ihr den anderen später vorführt. Macht zur Erinnerung ein Foto von euch.

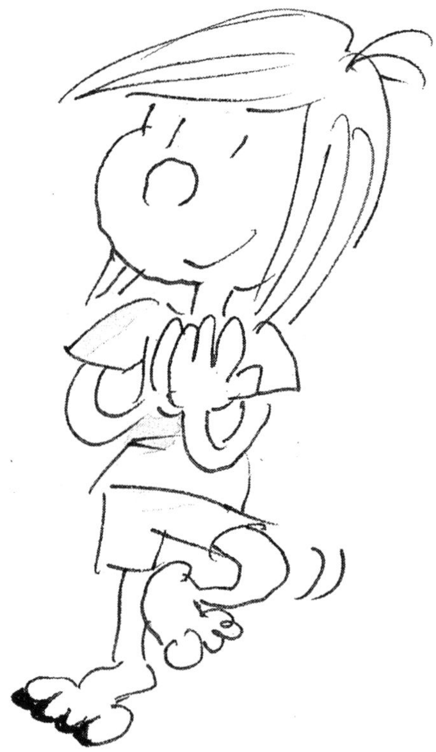

Übung

Überlege dir, welches deine Lieblingsposition im Yoga ist. Notiere in Stichpunkten oder ganzen Sätzen, weshalb du die Position so magst. Was gibt sie dir? Was ist herausfordernd an der Haltung?

STATION 2: DIE YOGAGÖTTER GANESHA UND HANUMAN

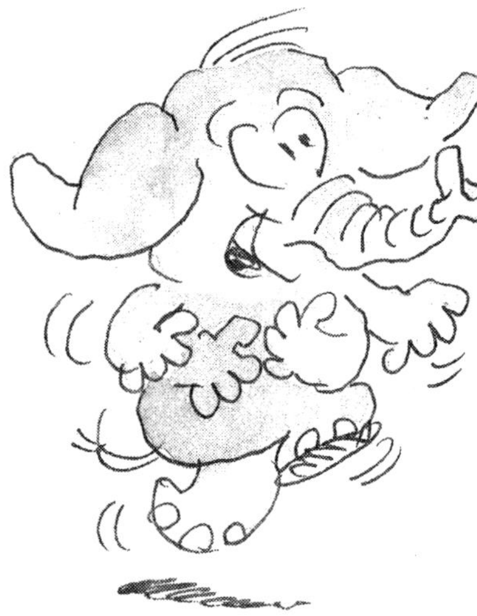

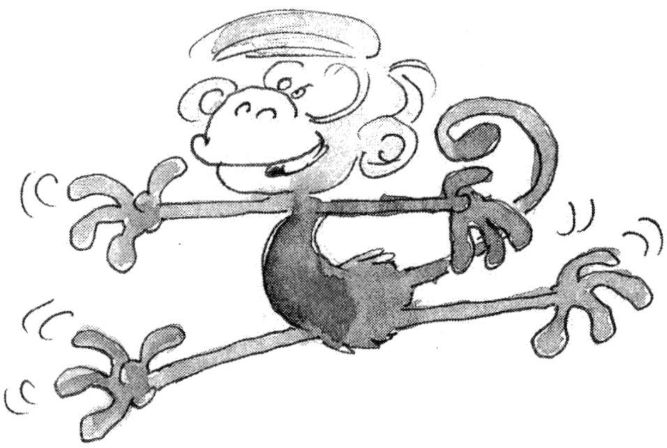

In der indischen Mythologie gibt es viele Geschichten über die Götter. Manche lassen uns schmunzeln, manche machen uns traurig. Ihr findet hier zwei sehr bekannte Geschichten von zwei beliebten Göttern.

Lest euch zunächst die Geschichten von Hanuman, dem Affengott, und Ganesha, dem Elefantengott, vor.

Ganesha und sein Bruder Karttikeya

Die Eltern vom Elefantengott Ganesha und seinem Bruder Karttikeya fordern ihre Söhne zu einem Wettbewerb heraus. Sie sollen die Welt umrunden. Wer als Erstes ankommt, soll eine besondere Frucht als Belohnung erhalten.

Karttikeya schnappt seinen schnellen Pfau und schafft es, innerhalb eines Tages die Welt zu umrunden. Der kluge und pfiffige Ganesha läuft dreimal um seine Eltern herum, die für ihn alles, also die Welt, darstellen. So gewinnt Ganesha durch seine Klugheit den Wettbewerb.

Hanuman, Rama und Sita

Als sich der König Rama einmal im Kriege befand, geschah es, dass seine wunderschöne Frau Sita von einem Rivalen entführt und auf die Insel Lank verschleppt wurde. Da Rama der oberste Kriegsherr war, konnte er seine Soldaten nicht verlassen, um Sita eigenhändig zu befreien.

In diesem Dilemma bittet er seinen findigen Freund Hanuman, seine geliebte Sita heimzuholen. Zögernd macht sich Hanuman auf die Reise zu der fernen Insel auf der anderen Seite des Meeres: Beim Anblick des riesigen Ozeans kommen ihm Zweifel, ob er Sita finden und retten kann. Da beschließt er, innerzuhalten und in Gelassenheit eine Lösung zu finden. Er lässt sich, auf die Wellen blickend, am Ufer nieder, zieht ein Knie zur Brust und schlägt das andere ein. Klarheit strömt in sein Gemüt und er bittet die Götter demütig um Rat.

Und tatsächlich wird ihm die göttliche Hilfe zuteil, er spürt eine große Kraft in seinem Körper wachsen. Voller Zuversicht erhebt er sich und wagt einen großen Sprung. So gewaltig ist dieser Sprung, dass er Hanuman, ein Bein nach hinten gestreckt, das andere nach vorne, sogleich auf die Insel trägt und das scheinbar Unüberwindliche mit Leichtigkeit hinter sich lässt. So aufmerksam ist sein Blick, dass er Sita schnell findet und befreit. Sita und Rama schließen sich bei der Heimkehr überglücklich in die Arme und Hanuman hat innere und äußere Hindernisse überwunden.

Ganesha und Hanuman überwinden in diesen Geschichten Hindernisse und wachsen über sich selbst hinaus. Überlegt einmal:

- In welchen Situationen habt ihr Hindernisse überwunden?
- Wie ist es euch ergangen?
- Wie habt ihr euch danach gefühlt?

Erzählt euch gegenseitig von euren Erfahrungen.

Übung

In welchen Situationen hast du Hindernisse überwinden können oder müssen? Waren dies ähnliche Momente, wie in den Geschichten von Ganesha und Hanuman? Wer oder was hat dir dabei geholfen? Wie ist es dir dabei ergangen?

STATION 3: ATEMÜBUNGEN

Nehmt euch einen Moment Zeit und lauscht in Stille jeder für sich eurem Atem. Wie atmet ihr gerade? Nehmt mindestens 15 tiefe Atemzüge.

Tauscht euch aus.

- Was glaubt ihr, wie oft atmet ein Mensch pro Tag?

STATION 4: PHILOSOPHIE

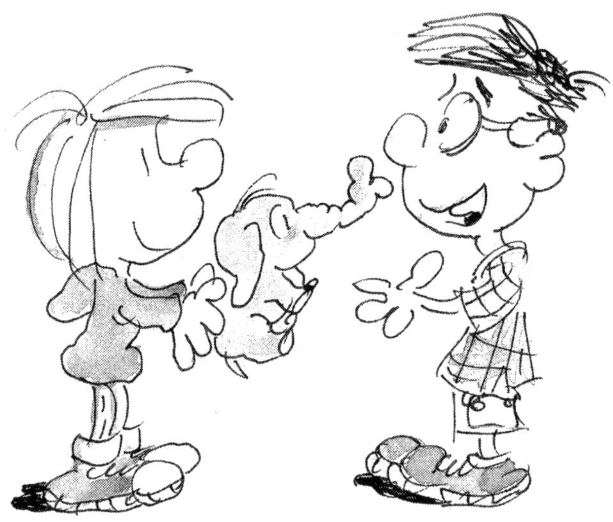

Yoga zu praktizieren, bedeutet auch, gut zu anderen Menschen zu sein und eine wertschätzende Haltung einzunehmen. Stellt euch im Kreis auf und schreibt der Person links von euch einen Brief.

- Was schätzt ihr an dieser Person besonders?
- Welche positiven Eigenschaften fallen euch zu dieser Person ein?

Übung

Liebe(r) ______________________________

STATION 5: MEDITATION

Sucht euch ein lauschiges Plätzchen. Schließt die Augen und schweigt. Verbleibt drei Minuten in Stille. Lauscht den Geräuschen um euch herum und richtet den Blick nach innen. Wenn ihr möchtet, tauscht euch im Nachhinein über eure Erfahrungen aus und gestaltet eine Skizze über eure Erfahrungen und die inneren Bilder, die während der Mediation entstanden sind.

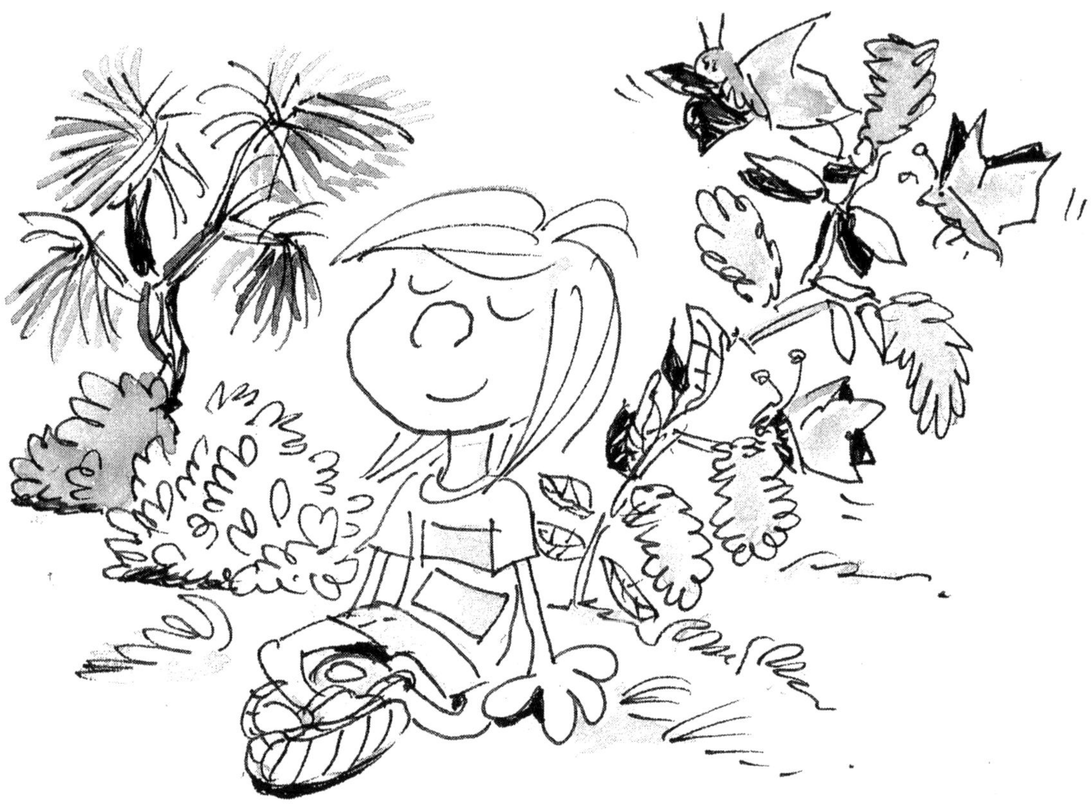

Skizze

STATION 6: YAMAS UND NIYAMAS

Yoga übt man nicht nur auf der Matte, sondern nach Möglichkeit auch im Alltag. In der Yogaphilosophie gibt es daher Empfehlungen, wie man mit sich selbst und anderen umgehen sollte. Diese Empfehlungen sollen dir helfen, gutmütig, entspannt und ruhig zu werden. Sie greifen einander auf. Übrigens sind die *Yamas* und *Niyamas* keine neue Erfindung. *Patanjali*, ein bedeutender Yogagelehrter, hat diese vor 2.000 Jahren in einem Leitfaden namens *Yoga-Sutra* notiert.

Lies die Informationen über die *Yamas* und *Niyamas* aufmerksam durch. Da jeder Mensch unterschiedlich ist, fassen wir alle, je nach Lebenssituation und Alter, die Empfehlungen anders auf. Wie verstehst du die Ratschläge? Finde eine „Übersetzung" für dich.

- Was verstehst du unter dem jeweiligen *Yama* bzw. *Niyama* in deiner jetzigen Situation?

Schreibe deine Übersetzung jeweils unter das jeweilige *Yama* bzw. *Niyama*. Tauscht euch im Anschluss untereinander aus und diskutiert, welche *Yamas* und *Niyamas* euch besonders wichtig sind und wie ihr sie im Alltag umsetzen könnt.

YAMAS: **Hier geht es um rücksichtsvolles Verhalten deinen Mitmenschen und deiner Umwelt gegenüber:**

AHIMSA

Sei gewaltlos in deinen Taten und Worten. Verletze niemanden.

SATYA

Sei ehrlich und sprich die Wahrheit.

ASTEYA

Nimm nichts, was dir nicht gehört und gib geliehene Dinge zurück.

BRAHMACHARYA

Halte das rechte Maß und vermeide Extreme.

APARIGRAHA

Konzentriere dich auf das Wesentliche.

NIYAMAS: **Hier steht rücksichtsvolles und liebevolles Verhalten gegenüber uns selbst im Mittelpunkt.**

SAUCA

Gehe sorgsam mit deinem Körper um: Halte ihn rein und ernähre dich gesund.

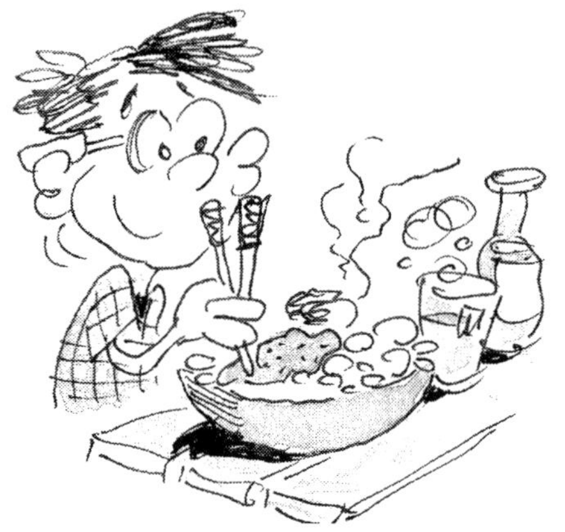

SANTOSHA

Sei zufrieden mit dir selbst.

TAPAS

Tu das, was du tust, so gut du es kannst: achtsam und konzentriert.

SVADHYAYA

Blicke nach innen, lerne dich kennen und denke über deine eigenen Möglichkeiten und Grenzen nach.

ISHVARA PRANIDHANA

Glaubst du an die Kraft von etwas Höherem als wir Menschen?

Tipp >>> Gemeinsam eine gesunde Malzeit zubereiten

Vielleicht bereitet ihr euch nach der Praxis oder der Yogarallye ein leckeres einfaches Porrdige zu! Ein warmer Haferbrei ist schnell gemacht und sehr gesund.

Ihr braucht für 4 Personen
200 g Haferflocken
900 ml Wasser oder Milch
Obst der Saison
ein paar Mandeln und Nüsse
Honig zum Süßen
eine Prise Salz
Zimt.

Lasst die Haferflocken mit einer Prise Salz in Wasser oder Milch für 2 Minuten leicht köcheln. Wichtig ist, dass ihr dabei rührt.

Füllt den Brei dann in Schüsseln und fügt Obst, Mandeln und eine Prise Zimt hinzu.

Süßt euer Porridge nach Belieben mit Honig!

Wenn ihr Lust habt, entwickelt eigene Rezepte und erstellt ein Rezeptbuch.

Kapitel 12

YOGA IN DER FREIEN NATUR

12.1 EINLEITUNG

Yoga unter freiem Himmel zu üben, gehört zu den schönsten Momenten im Leben eines Yogis und einer Yogini. Die Luft ist sauber und klar und du findest dich inmitten der ungekünstelten Natur wieder, mit der du dich verbindest und in der du aufgehst. In diesem Kapitel findest du eine Sequenz Yoga am Meer und eine Möglichkeit, Yoga mit einem Spaziergang im Wald zu verbinden.

Am Meer atmest du frische, sauerstoffreiche und mineraliengetränkte Luft ein, eine sanfte Brise umhüllt dich und die Sonne kitzelt dich. Barfuß im warmen Sand am Meer zu üben oder dem Meeresrauschen zu lauschen, ist eine Wohltat, nicht nur für deine Füße.

Du legst deine Matte oder dein Handtuch an den Strand oder auf eine Wiese und kannst sofort beginnen. Du erlebst auf dem weichen Sand bei Gleichgewichtsübungen eine andere Art der Herausforderung als im Yogaraum und kannst dich in Rückenlage vom Sand wärmen lassen und genießen.

Atmen und Gehen sind grundlegende Tätigkeiten des Menschen und wir tun es jeden Tag, ohne uns dessen genügend bewusst zu werden. Auf dem Yogaspaziergang erlebst du beides sehr bewusst: Einige Schritte im Rhythmus deiner Atmung bis zur nächsten Yogastation mit Atemübungen und Asanas und du nimmst dich inmitten der Natur aufmerksam wahr. Ein Atem-Yogaspaziergang ist sommers wie winters schön und leicht zu realisieren.

Im Winter lockt der unter der Schneedecke scheinbar stille Wald mit einer besonders friedlichen Atmosphäre und im Sommer tauchst du in diese vollkommen andere Welt unter dem Dach der Bäume ein. Auf dem weichen Waldboden geht es sich anders als auf Asphalt und überall raschelt und kriecht es. Bequeme, wettergemäße Kleidung und ein bisschen Glück mit dem Wetter reichen vollkommen aus. Auf geht's!

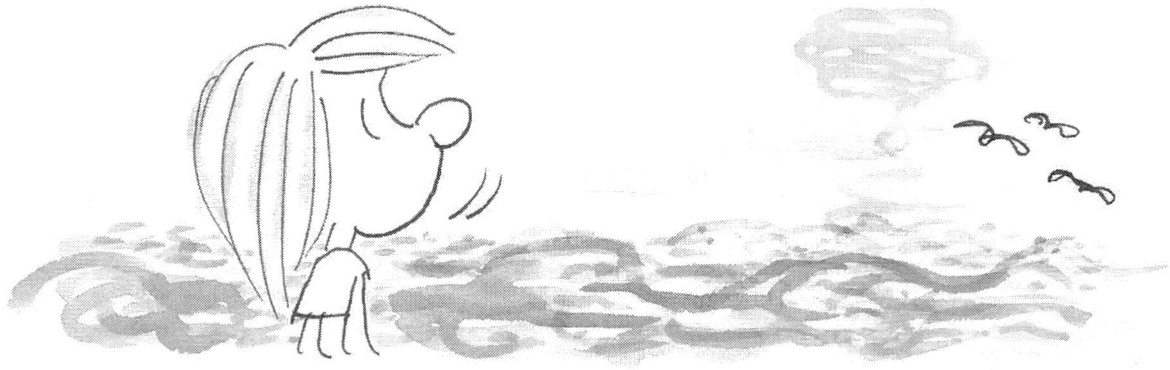

Die Natur ist ein sehr gutes Beruhigungsmittel.

Anton Tschechow

12.2 EIN YOGAERLEBNIS AM STRAND

Finde ein gemütliches Plätzchen, an dem du dich niederlassen kannst. Wähle einen bequemen Sitz deiner Wahl oder lege dich hin und schließe für drei Minuten die Augen. Fühle die Sonnenstrahlen in deinem Gesicht und auf deiner Haut, höre der Gischt zu und nimm den Sand auf deiner Haut wahr. Höre dem sanften Rauschen des Meeres, der Brandung und den vorüberziehenden Möwen am Himmel zu.

Schmecke den Geschmack des Meeres auf deiner Zunge. Atme den Geruch des Meeres, der Muscheln und Algen tief durch die Nase ein, während du mit den Händen eine Muschel ertastest und mit dem Sand an deinen Füßen spielst. Nimm mit jeder Einatmung diese Sinne in dir auf und speichere sie mit jeder Ausatmung.

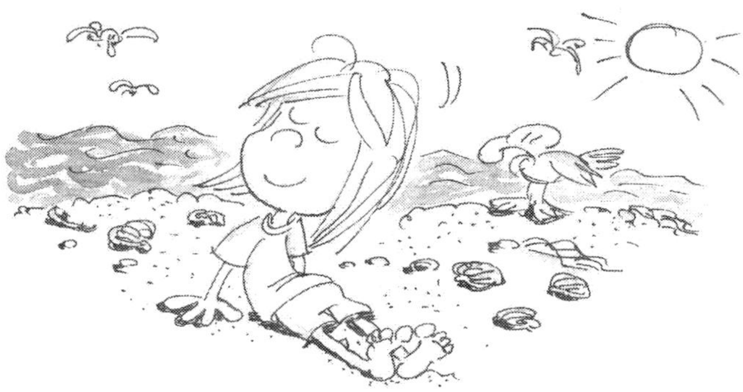

Atme dann aus und nimm die Hände vor dem Herzen zusammen und führe sie mit der Einatmung in einem weiten Bogen über den Kopf. Ausatmend führe die Hände wieder ins *Anjali Mudra*.

Tipp>>> Uijayi-Atmung

Am besten übst du in dieser Sequenz den *Uijayi-Atem*: Der *Meeresrauschenatem* erzeugt ein feines Rauschen in deiner Kehle. Du öffnest dafür deinen Mund und stellst dir vor, du würdest bei der Ausatmung einen Spiegel anhauchen. Halte dir dafür eine Hand vor deinen Mund. Wenn das gut klappt, übe das mit deinem geöffneten Mund ebenfalls bei der Einatmung. Im nächsten Schritt schließt du deinen Mund, lässt das Rauschen des Meeres immer noch in deiner Kehle klingen.

Der Atem ist klar und kraftvoll, aber dennoch zart. Deine direkten Nachbarn können dein leises Rauschen leise hören, nicht aber die ganze Gruppe.

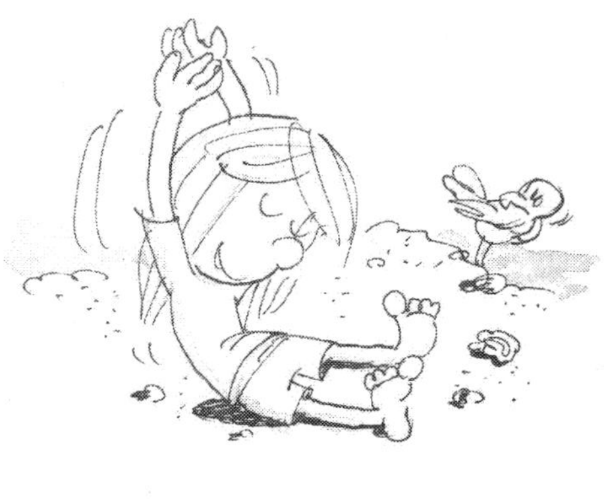

DIE WIRKUNG DER ANFANGSENTSPANNUNG

Du kommst im Hier und Jetzt am Strand an und verbindest dich mit den Elementen: Der Strand ist ein perfekter Ort, um dich mit den Elementen zu verbinden. Das rauschende Meer, die in die Lunge strömende Brise und der Sand um deine Füße führen dich ins Hier und Jetzt, zu dir selbst und zum aufmerksamen Spüren deiner Welt. Im Yoga ist eines der wichtigsten Ziele mit sich selbst, allen Wesen und dem Universum in Einklang zu kommen: Darum lautet auch eine Übersetzung von Yoga *Verbindung*. In diesem Zustand verschwinden Stress und Überfrachtung, du regenerierst, wirst konzentriert und ausgeglichen.

DIE WIRKUNG DER UIJAY-ATMUNG

Durch die Verengung deiner Stimmritzen führst du deine Luft besser und erzeugst Wärme im Körper, die reinigende Funktion auf Lungen und Bronchien hat. Das sanfte Meeresrauschen hat eine beruhigende und erdende Wirkung auf dich. Deswegen ist es auch wichtig, dass du den Atem nicht presst, sondern zart dosierst.

Mit der Zeit wird der Atem länger und feiner. Während der Praxis am Strand kannst mit deinem inneren Rauschen und äußeren Rauschen des Meeres besonders gut mit den Elementen in Beziehung treten. Während der Praxis trägt dich deine Atmung sanft und kraftvoll zugleich.

YOGA IN DER SCHULE

Führe die Arme mit der nächsten Einatmung wieder über den Kopf, verschränke die Hände ineinander und strecke die Arme nach oben, sodass die Handflächen in Richtung Himmel zeigen. Lasse die Schultern nach unten fallen. Wiege dich einige Male sanft nach rechts und links und atme dabei durch die Nase ein und aus. Lasse deinen Atem gemeinsam mit dem Meer klingen.

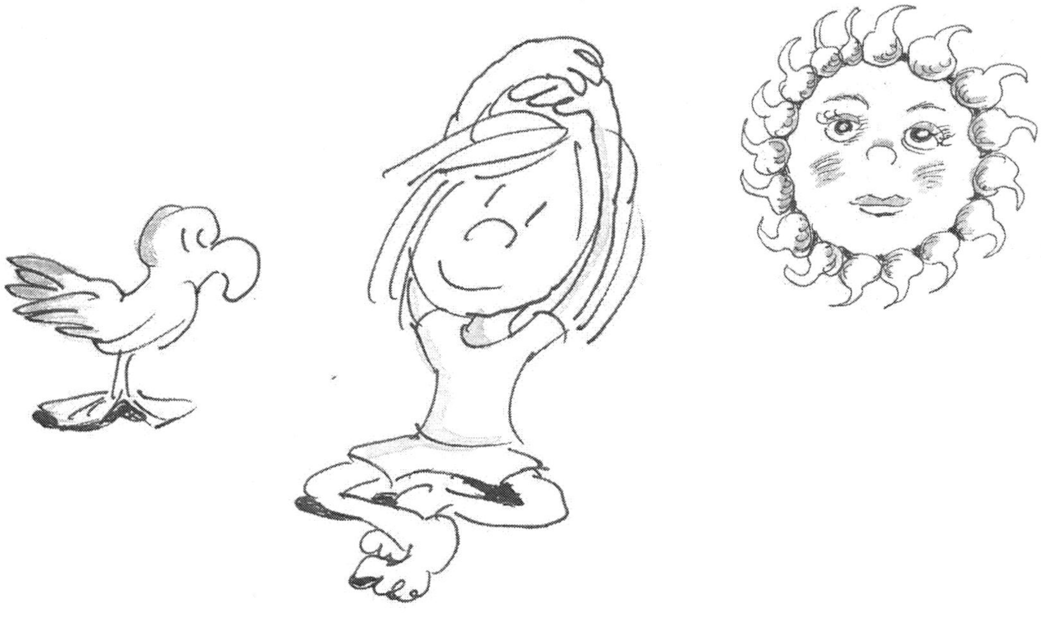

Komme dann von hier in den Vierfüßlerstand und komme von dort einatmend in die Position der *aufschauenden Katze*. Ausatmend machst du einen runden Katzenbuckel und öffnest dich einatmend wieder in die *aufschauende Katze*, die in den weiten Himmel schaut.

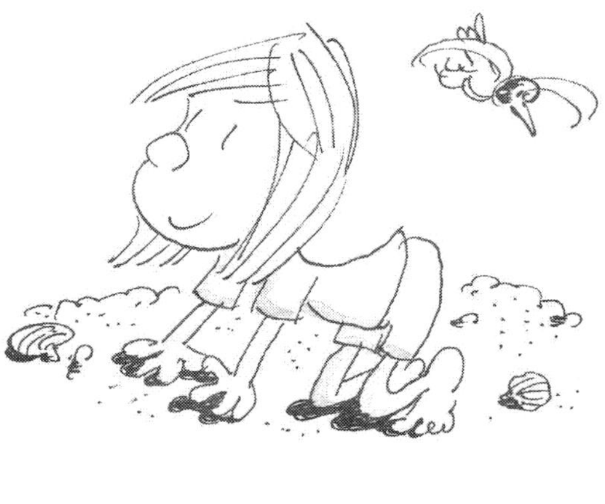

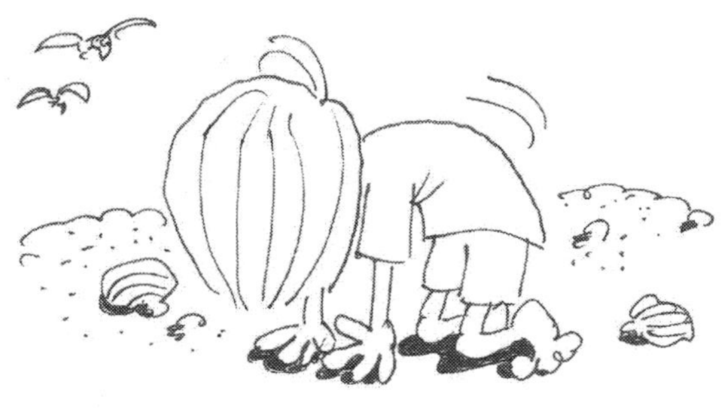

Tipp >>>

Für dieses Yogaerlebnis brauchst du noch nicht einmal eine Matte. Du kannst einfach auf einem Handtuch oder im Sand üben.

DIE WIRKUNG DER SEITLICHEN FLANKENDEHNUNG

Du verbindest dich atmend mit den Elementen. Du öffnest deinen Brustkorb und dehnst deine Flanken.

Tipp>>>

Folge deinen Händen mit deinen Augen und nimm dabei die unterschiedlichen Elemente ganz bewusst wahr: Den Sand, auf dem du sitzt; die Luft, die dich umgibt und die du atmest; das Meer, das du riechst und dessen Salz du auf der Zunge spürst; und schließlich die Weite des Himmels, der dir ein Gefühl von Unendlichkeit schenkt.

DIE WIRKUNG VON KATZE-KUH

In dieser Abfolge mobilisierst du deine gesamte Wirbelsäule von Steißbein bis zum Hals. Du dehnst und kräftigst den Rücken, Nacken, Flanken und die Schultern und massierst deine Bauchorgane. Diese Bereiche werden besser durchblutet. Verspannungen in der Wirbelsäule lassen sich besonders gut mit dieser fließenden Abfolge lindern, die beruhigend und ausgleichend wirkt. Je fließender du übst, desto besser.

Stelle einatmend deine Zehen auf und schiebe dich ausatmend in deinen *herabschauenden Hund*. Halte den *Hund* für fünf tiefe Atemzüge, schiebe dein Gesäß mit jeder Ausatmung weiter in den Himmel und verbinde dich gleichzeitig mit dem sandigen Boden über deine Hände und Füße.

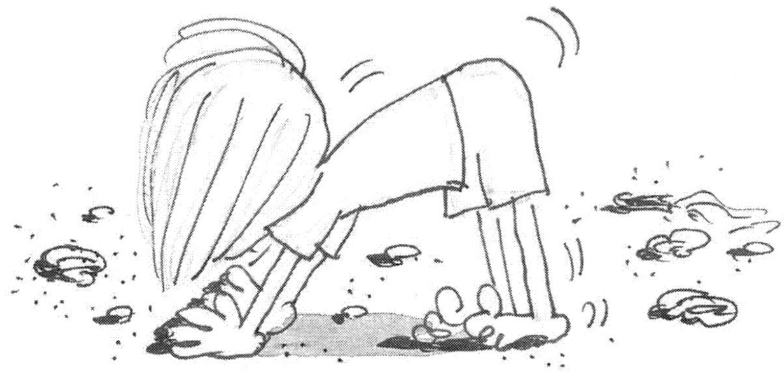

Fließe dann mit deiner Einatmung wie eine Welle in dein *Brett*, spüre deine Kraft und schiebe dich ausatmend wieder in den *Hund*. Wiederhole dies fünfmal und atme im Rhythmus des Meeres in deinem Uiyaji-Atem.

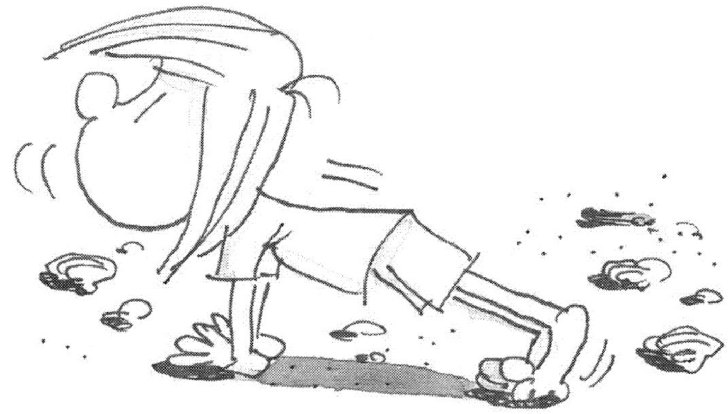

DIE WIRKUNG DES HERABSCHAUENDEN HUNDES

Der *Hund* dehnt den gesamten Rücken sanft und löst Verspannungen. Dadurch kannst du besser entspannen und Ärger und Stress abbauen. Die Schultern werden geweitet, während der Kopf alle Gedanken loslassen kann. Da der *Hund* auch fordernd ist, fördert er deine Ausdauerbereitschaft und vergrößert dein Selbstbewusstsein. Durch den Uiyaji-Atem werden deine Atemzüge länger und feiner und du kannst den *Hund* intensiver spüren.

DIE WIRKUNG DES BRETTS

Das *Brett* kräftigt Körper und Geist zugleich. Du trainierst Arme, Handgelenke und Beine und auch deinen Rumpf an der Vorder- und Rückseite. Das Fließen im Rhythmus deiner Atmung vermittelt eine gute Kombination zwischen Anspannung und Entspannung. Der *Hund* ist nach dem besonders fordernden *Brett* fast eine Erleichterung. Die lange Uijay-Atmung ermöglicht es dir, langsam und geschmeidig von der einen in die andere Position zu fließen.

Komme dann in deinen Vierfüßlerstand und hebe einatmend deinen rechten Arm nach oben in den Himmel. Lasse deinen Blick in die endlose Weite des endlosen Blaus gleiten und fädle den rechten Arm ausatmend unter deinem linken hindurch. Wenn du keine Nackenprobleme hast, folge deiner Hand mit den Augen. Wenn du möchtest, stellst du dir einatmend eine sich öffnende Muschel vor, die sich ausatmend wieder schließt. Übe jede Seite 3-5-mal.

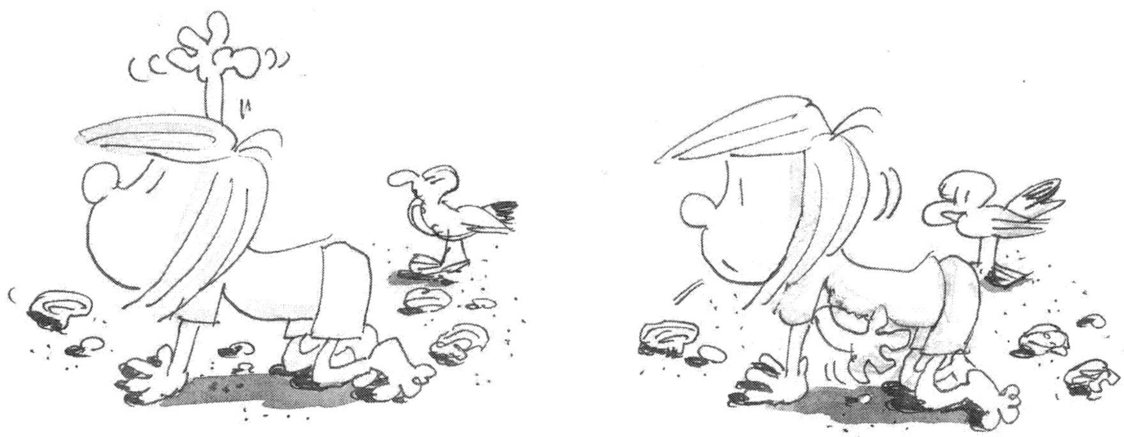

Komme von hier aus in den Stand und in die *stehende Vorbeuge*. Vielleicht stellst du dich in den Sand und spreizt die Zehen weit. Schließe die Augen und spüre den weichen Sand, während du deinen Kopf und deine Arme baumeln lässt. Stelle dann eine Hand vor dir auf den Sand und führe den anderen Arm einatmend gestreckt über die Seite nach oben. Folge deinem Arm mit dem Blick. Kehre ausatmend wieder zurück und wechsle zur anderen Seite. Nimm das Farbspiel zwischen Meer, Strand und Himmel wahr und atme besonders tief durch deine Nase.

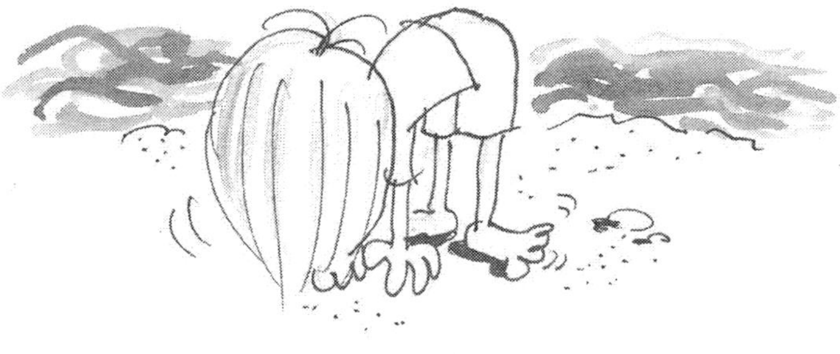

DIE WIRKUNG DES GEÖFFNETEN VIERFÜSSLERSTANDS

Diese Übung öffnet und weitet den Brustkorb und stärkt deine obere Rückenmuskulatur. Die kleine Drehung des Brustkorbs ist eine Wohltat für die Wirbelsäule und die Zwischenräume der Rippen weiten sich einatmend wie eine Ziehharmonika.

Tipp>>>

Als Variante kannst du in der Endposition mit der Wange am Boden den anderen Arm nach vorne ausstrecken. Dann intensivierst du die Dehnung.

DIE WIRKUNG DER STEHENDEN VORWÄRTSBEUGE

In dieser Position fließt sauerstoffreiches, erfrischendes Blut in dein Gehirn. Die *Vorwärtsbeuge* beruhigt dein Nervensystem. Du entspannst deinen Nacken und die Schultern, während du den unteren Rücken und die Rückseite deiner Beine wunderbar dehnst. Mit jeder Drehung erfährt der Brustkorb eine sanfte Öffnung und erhält sich so seine Beweglichkeit.

Komme dann langsam nach oben in deinen Stand und lasse deinen Blick übers Meer schweifen. Spüre mit jeder Einatmung die Weite und verbinde dich während der Ausatmung mit den Elementen Luft, Wasser und Erde. Nimm die Sonne wahr, die dich wärmt und genieße die Kraft der Elemente.

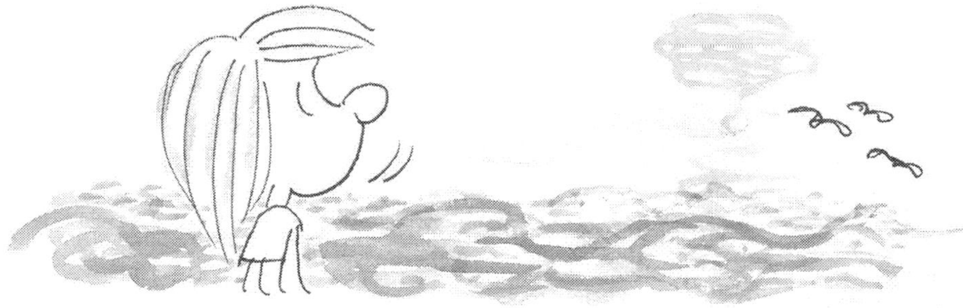

Übe dann dreimal den *halben Sonnengruß* und nutze während der fließenden Bewegungen den Rhythmus des Meeres: Einatmend dehnst du dich wie die Wellen am Strand aus und ausatmend ziehst du dich wie die Wellen in dich selbst zurück. Aus der *geerdeten Bergposition* fließt du einatmend in einem großen Bogen in den *gestreckten Berg*.

Ausatmend verneigst du dich in der *Vorbeuge* vor dem Meer und öffnest dich ausatmend in die *halbe Vorbeuge*. Kehre ausatmend in die *ganze Vorbeuge* zurück, um einatmend zurück nach oben in den *gestreckten Berg* zurückzukommen. Ausatmend bist du wieder in der *Bergposition* angekommen.

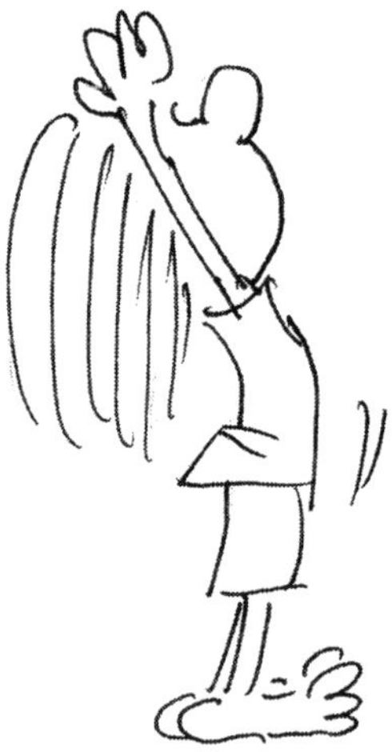

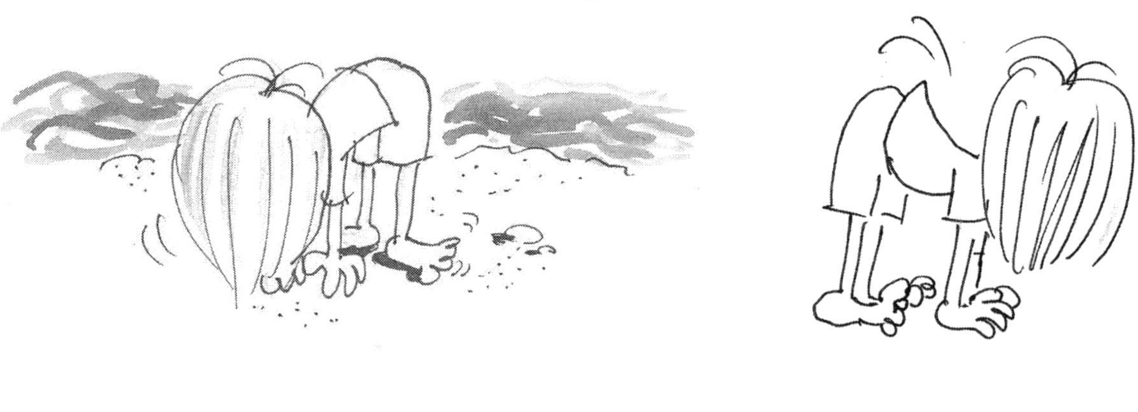

DIE WIRKUNG DER BERGHALTUNG AM STRAND

Über deine Füße verwurzelst du dich mit der Erde und stehst so stabil, dass du nicht aus dem Gleichgewicht kommst. Du verbesserst deine Körperhaltung, stärkst die Muskulatur deines Rumpfs und der Beine. Die Haltung des *Bergs* am Strand ist intensiv und stresslösend, weil du die Kraft des Meeres spürst und dich mit ihr verbindest.

DIE WIRKUNG DES HALBEN SONNENGRUSSES

Der *halbe Sonnengruß* versorgt dich mit frischer Energie und wärmt deinen Körper im Zusammenspiel von Dehnung und Kräftigung auf.

Willst du dir noch mehr Energie zuführen, übe noch dreimal den *ganzen Sonnengruß*.

Nimm die Hände an die Taille. Strecke dein rechtes Bein nach vorne aus, während du die Körpermitte aktivierst. Ziehe ausatmend nur deine Zehen zu dir heran, das Bein bleibt gestreckt. Einatmend streckst du den Fuß wieder, ausatmend ziehst du die Zehen heran. Gleichzeitig ruht der Blick auf dem Horizont und der Uiyaji-Atem fließt weich.

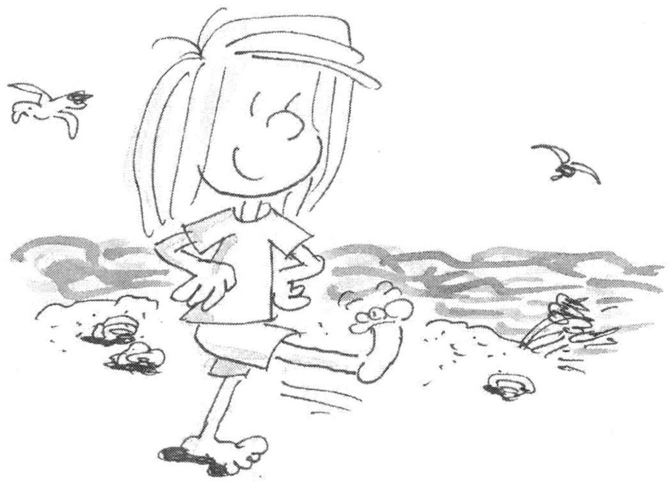

Stelle dich dann mit beiden Beinen auf die Zehenspitzen. Führe die Arme über die Seite nach oben und ausatmend wieder nach unten. Bleibe die ganze Zeit auf den Zehenspitzen. Wackeln ist erlaubt. Wiederhole alles auf der linken Seite.

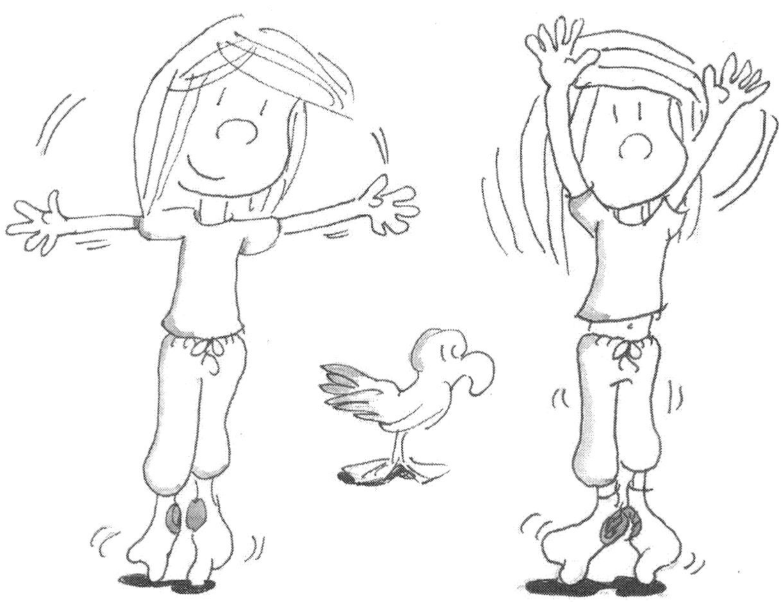

BEIN NACH VORNE STRECKEN – WIRKUNG

In dieser stehenden Position schulst du dein Gleichgewichtsgefühl und tust viel für die Bein- und Bauchmuskulatur. Du dehnst die Rückseite der Oberschenkel und hältst die Hüfte flexibel. Mit dem Blick auf dem Horizont fokussierst du dich und beruhigst deinen Geist.

DIE WIRKUNG DES ZEHENSTANDES

Dein Gleichgewichtssinn wird im weichen Sand besonders herausgefordert und stärkt auch deine Bein- und Fußmuskulatur im Sand umso mehr. Du wirst schnell merken, dass du besonders die Muskulatur der Waden aufbaust.

Verlagere dein Gewicht auf dein rechtes Bein und schiebe dein linkes Bein nach hinten in den *Krieger 3*. Die Hände hältst du vor dem Herzen zusammen und dein Blick ruht auf dem Boden unter dir.

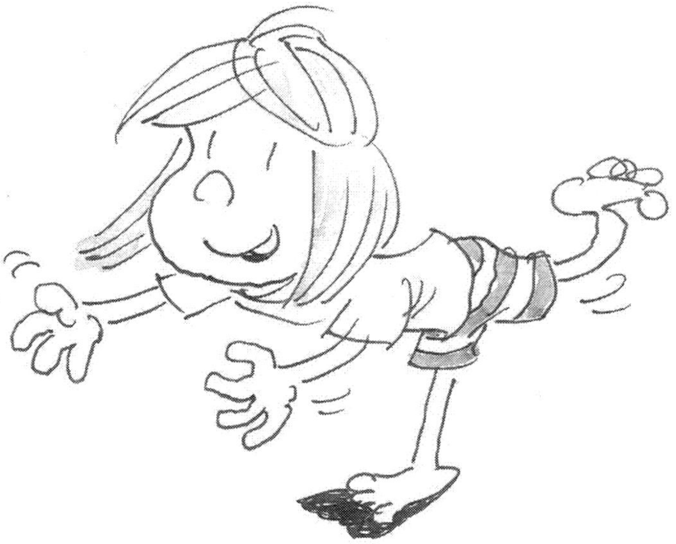

Setze dein rechtes Bein hinten für den *Krieger 1* ab und beuge dein Standbein. Richte den Oberkörper nach oben auf und strecke die Arme gen Himmel. Bei entspanntem Nacken folgt der Blick den Händen in den Himmel, ansonsten ruht der Blick auf dem Horizont.

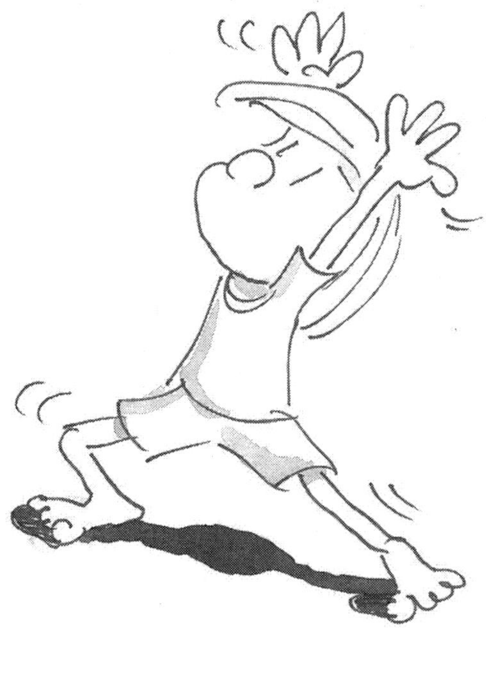

DIE WIRKUNG VON KRIEGER 3

Im *Krieger 3* arbeitest du für Koordination und Konzentration, die durch den sandigen Untergrund umso mehr gefordert ist. Rumpf, Arme und Beine kräftigst du, während sich Brust und Schultern öffnen.

DIE WIRKUNG VON KRIEGER 1

Im *Krieger 1* werden Arme und Schultern gestärkt, während du die gesamte Vorderseite streckst. Du führst deinem Körper viel Energie zu und schenkst dir durch deinen fokussierten Blick Ruhe.

Halte den Blick nach vorne gerichtet und öffne deine Hüfte ausatmend in den *Krieger 2*. Die hintere linke Ferse drehst du dafür 45° ein, während der linke Arm nach hinten zeigt. Nimm noch einmal alles mit allem Sinnen auf: die Weite, die Geräusche des Meeres, der Wind auf Haut und Haaren. Komme zurück an den Anfang der Matte und übe alles auf der anderen Seite.

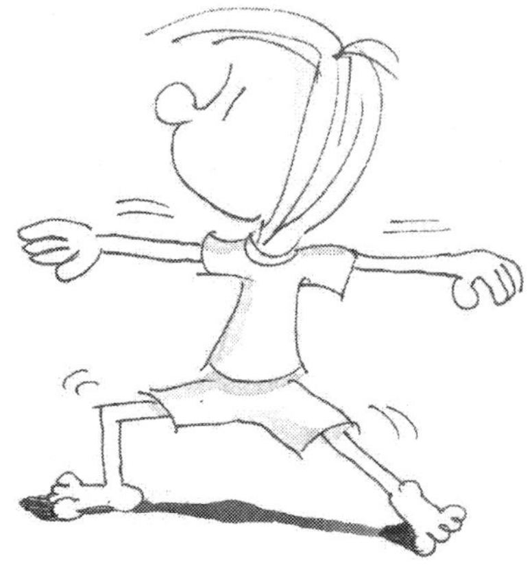

Komme dann zurück in deinen *Hund*, verkleinere den Abstand zwischen Händen und Füßen ein wenig und hebe von hier dein rechtes Bein leicht nach hinten an. Setze den Fuß ausatmend auf die Mitte deiner Matte, gib Gewicht auf deine Hände. Dann hebst du dein linkes Bein an, schwingst es gestreckt nach oben. Den Schwung des linken Beins kannst du durch ein Abspringen mit dem rechten Bein so weit verstärken, dass du in den *Handstand* kommst.

Übe so einige Male den *Handstand* auf beiden Seiten und sieh die Welt aus einer ganz anderen Perspektive. Natürlich will das geübt sein und obwohl noch kein Meister vom Himmel gefallen ist, macht es Spaß. Halte beim Üben beide Hände am Boden, bringe dein Gesäß genau senkrecht über die Schultern und finde dort das Gleichgewicht.

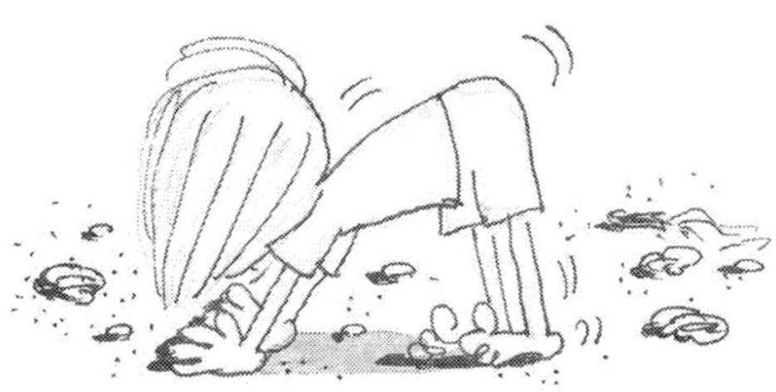

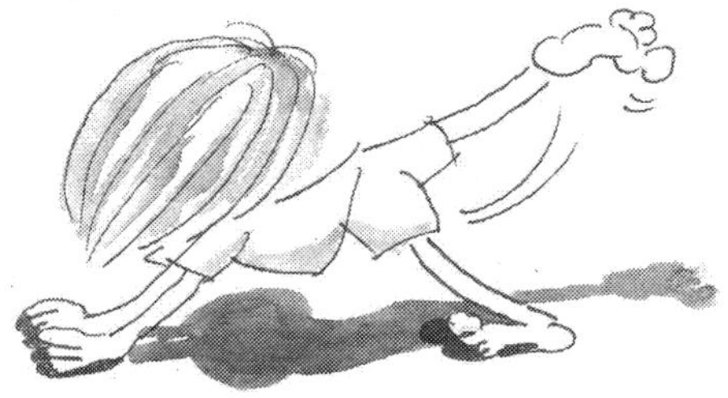

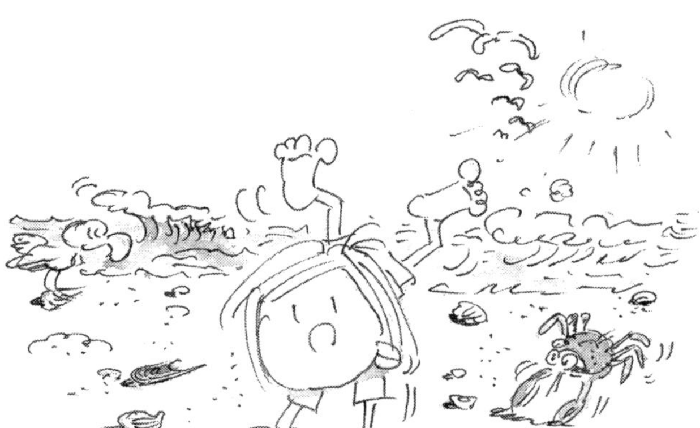

DIE WIRKUNG VON KRIEGER 2

Auch der *Krieger 2* schenkt deinem Körper Energie und stärkt Arme und Beine sowie die Schultern, die gleichzeitig auch geöffnet werden. Deinen Geist beruhigst du durch deinen fokussierten, wachen Blick auf den Horizont.

DIE WIRKUNG DES HUNDES UND DES HANDSTANDES

Erneut dehnst du den gesamten Rücken sanft und löst Verspannungen. Die Schultern werden geweitet, während der Kopf alle Gedanken loslassen kann. Der *dreibeinige Hund* fordert noch mehr Kraft.

Der *Handstand* schenkt dir Mut und Selbstvertrauen, während du ganz zentriert und balanciert bist. Du stärkst Schultern und deine Arme und versorgst deinen Körper mit mehr Blut. Du dehnst und streckst Bauch und Rücken.

Tipp>>>

Hast du noch Kraftreserven, dann löse im *dreibeinigen Hund* einmal die gegenüberliegende Hand und lege sie auf den Rücken. Nutze den Uiyaji-Atem für mehr Atemvolumen.

Ruhe dich dann einige Atemzüge in der Position des *Kindes* aus. Kreise die Hände gerne sanft nach links und nach rechts.

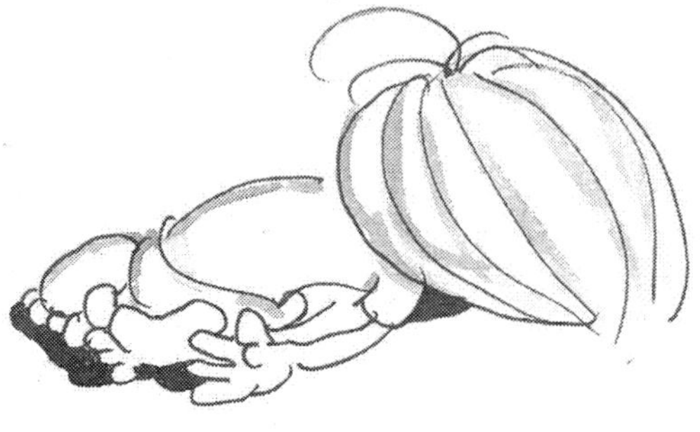

Rolle dich dann zum Sitzen auf und stelle die Füße parallel vor dir auf dem Boden auf. Greife mit den Händen in deine Kniekehlen und richte deinen Rücken gerade auf. Einatmend hebst du die Beine gebeugt an und bringst die Arme parallel zum Boden. Deine Arme sind in der Position des *Bootes* deine Reling. Genieße die Weite des Meeres und atme für fünf Atemzüge durch die Nase ein und aus.

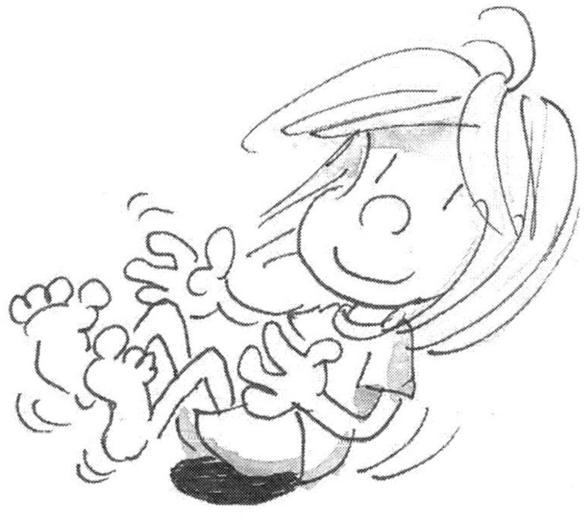

Rolle dich dann langsam auf den Boden und lasse deinen Körper schwer in den Sand sinken. Für den *Seestern* strecke deine Arme über deinen Kopf in ein V, die Beine öffnest du ebenfalls in ein V. Genieße diese Position und lasse dich mit jeder Einatmung weiter in den Boden sinken. Schließe dafür die Augen und genieße deine Entspannung. Fühle unter dir den weichen, warmen Sand und über dir den grenzenlosen Himmel. Nimm mit jeder Einatmung die gute Luft auf und sinke ausatmend tiefer.

Wenn es warm genug ist, lege die Füße ins Wasser und lasse sie sanft umspülen, während du alles loslässt.

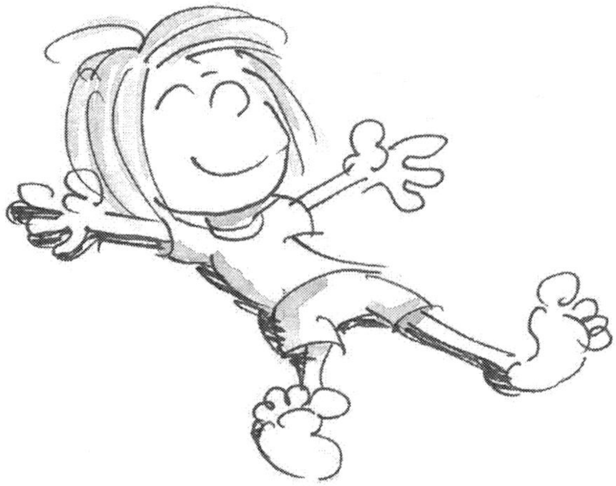

DIE WIRKUNG DES KINDES

Du beruhigst Atem und Geist nach der Aufregung des Handstandes. Das Asana dehnt deine Wirbelsäule sanft und wirkt entspannend auf den gesamten Schulter-Nacken-Bereich. Arme und Hände entspannen.

DIE WIRKUNG DES BOOTES

Die Haltung trainiert dein Gleichgewicht und Selbstbewusstsein. Du stärkst den Rücken und stabilisierst ihn. Halte ihn dafür unbedingt aufrecht, um Rückenbeschwerden entgegenzuwirken. Deine Bauchmuskulatur wird gekräftigt. Ebenso arbeitet deine Oberschenkelvorderseite und die Hüftmuskulatur. Dein Gesäß bekommt eine sanfte Massage im weichen Sand.

DIE WIRKUNG DES SEESTERNS

Der weiche Boden wärmt deine gesamten Körperrückseite. Du aktivierst hier den Teil des Nervensystems, der für Entspannung verantwortlich ist. Dein gesamter Organismus entspannt. Du regenerierst und genießt das Gefühl von Weite. Die Muskeln der Schultern entspannen, die Muskulatur im Nackenbereich ist spannungsfrei und weich.

12.3 EIN YOGASPAZIERGANG IM WALD

Suche dir ein angenehmes Plätzchen im Wald und setze dich hin. Vielleicht lehnst du dich an einen Baum oder nimmst auf einer Bank Platz. Schließe deine Augen und lausche den Geräuschen, die du um dich herum wahrnehmen kannst.

Nimm den leichten Wind auf deiner Haut und in deinen Haaren wahr. Konzentriere dich nun auf deinen Atem und atme tief durch die Nase ein und aus. Mit jeder Einatmung nimmst du gesunde, klare, energiereiche Luft in deine Lungen auf und erdest dich ausatmend über deine Füße, Beine und Becken. Nimm acht tiefe Atemzüge und öffne dann sanft die Augen und blicke dich um:

- Was siehst du, was du vorher hören und riechen konntest?
- Welche Farben nimmst du wahr?
- Wie weit ist der Himmel?

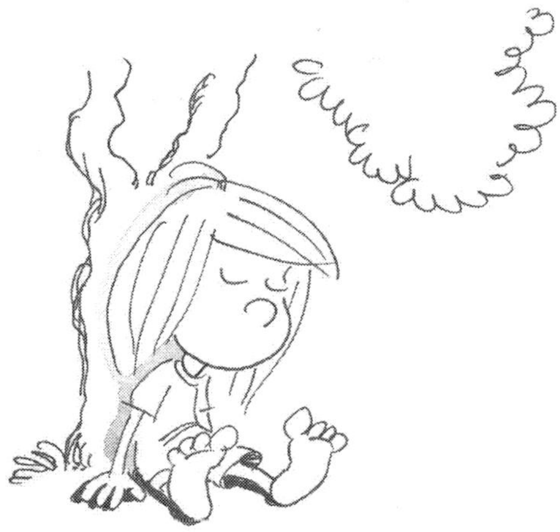

Starte deinen Yogaspaziergang: Lenke deine Aufmerksamkeit auf deinen Atem und beginne, langsam zu gehen. Gehe ganz normal: Du atmest ein und gehst 3-4 Schritte, ausatmend gehst du auch 3-4 Schritte. Versuche, deinen Atem zu verlängern, sodass du nach und nach immer mehr Schritte zu deinem immer länger werdenden Atem machst. Beschleunige deine Schritte nicht.

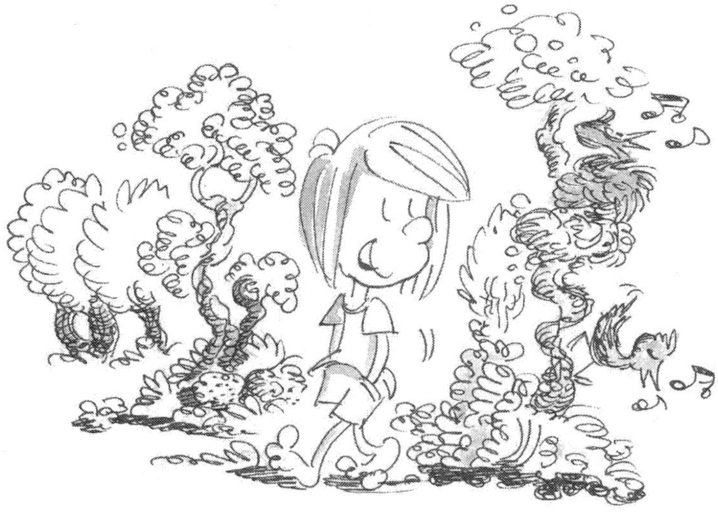

DIE WIRKUNG DER SITZENDEN ENTSPANNUNG

Du verbindest dich ganz bewusst mit der Erde und wirst dadurch ausgeglichener und ruhiger. Vielleicht empfindest du sogar Trost durch die Erde, die uns immer trägt, ganz gleich, wo wir sind. Du schulst deine Sinne, aktivierst die Muskeln der Vorder- und Rückseite des Rumpfs und entspannst die Schultermuskulatur.

DIE WIRKUNG DES GEHENS UND ATMENS

Du synchronisierst ganz bewusst Atmung und Bewegung in einem Bewegungsablauf, den du normalerweise automatisiert absolvierst. Du gehst viel bewusster und aufmerksamer für das, was du tust, und lässt dich nicht ablenken. Dabei hilft dir dein Freund, der Atem.

Halte nach fünf Minuten deines Spaziergangs an.

Finde einen schönen Platz. Strecke die Arme nach oben und wiege dich einige Male nach links und rechts. Halte dein Becken stabil, sodass du dich wirklich nur im Rumpf bewegst.

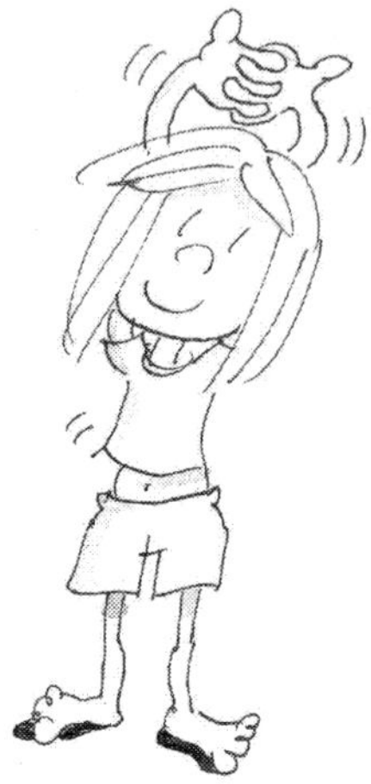

Gehe für fünf Minuten im Rhythmus deiner Atmung. Lasse den Atem immer länger und freier werden.

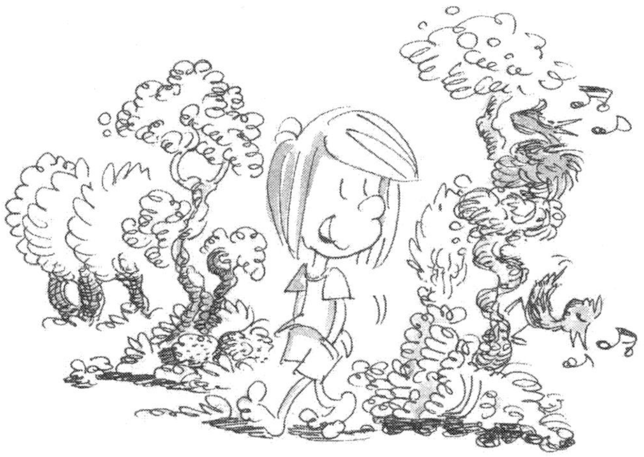

Finde ein schönes Plätzchen, um dreimal den *halben Sonnengruß* zu üben. Schließe die Augen und lausche den Geräuschen. Dann beginne: Fließe einatmend in die *gestreckte Vorwärtsbeuge*, ausatmend neigst du dich in die *ganze Vorbeuge*, um einatmend den Rücken in die *halbe Vorbeuge* zu strecken. Verneige dich ausatmend in die *Vorbeuge*, komme dann einatmend in die *gestreckte Berghaltung* zurück, um ausatmend in die *Bergatmung* mit den Händen vor dem Herzen zu finden.

Dann gehst du weiter 3-5 Minuten im Rhythmus deines Atems.

Halte dann wieder an und lege deine Hände auf deine Schultern, der Daumen zeigt nach hinten. Beginne, die Ellbogen zu kreisen und werde mit jeder Runde größer.

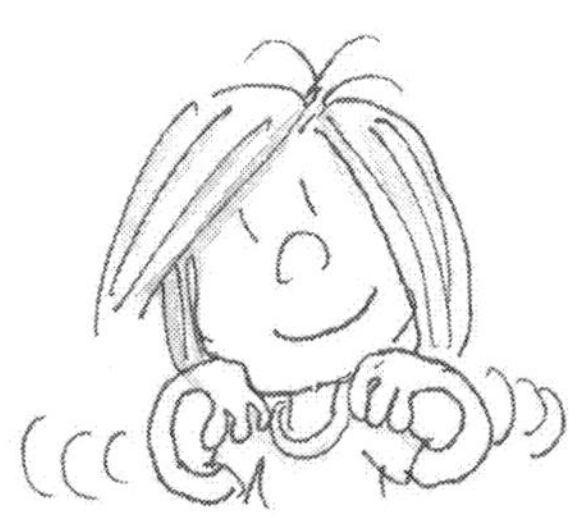

DIE WIRKUNG DER SEITLICHEN FLANKENDEHNUNG

Zur Seite geneigt, dehnst du deine Flanken intensiv und hältst sie flexibel. Gleichzeitig stärkst du deine Rückenmuskulatur, die dafür sorgt, dass du lang und gerade ausgerichtet bist. Du dehnst außerdem die Achselhöhlen und verschaffst den Schultern viel Raum.

DIE WIRKUNG DES GEHENS IM RHYTHMUS DEINER ATMUNG

Das Gehen und Zählen automatisiert sich; dadurch wird der Atem ruhiger und entspannt: Das wirkt sich positiv auf deinen Geist aus, der auch ausgeglichener wird. Die Konzentration auf die Natur ohne Störgeräusche von Menschen wirkt beruhigend und erdend und bringt dich näher zu dir selbst.

DIE WIRKUNG DES ERNEUTEN GEHENS UND ATMENS

Synchronisiertes Atmen und Gehen führt zu mehr Bewusstheit und Aufmerksamkeit für das Hier und Jetzt.

DIE WIRKUNG DES HALBEN SONNENGRUSSES UND DES SCHULTERKREISENS

Der *halbe Sonnengruß* schenkt dir neue Energie und wärmt deinen Körper im Zusammenspiel von Dehnung und Kräftigung auf. Wer sich noch stärker aufwärmen will, übt dreimal den *ganzen Sonnengruß*. Durch das Kreisen durchblutest du deine häufig verspannten Schultern und wärmst sie auf. Du lockerst Verspannungen in Schultern und Nacken.

Tipp>>>

Am schönsten ist es, während dieses Yogaspaziergangs zu schweigen und auf die Geräusche des Waldes zu achten: lausche den Vögeln, höre das Rascheln der Blätter und nimm den eigenen Atem wahr. So wird alles zu einem.

Auch der Lehrer schweigt und macht die Übungen ohne Worte vor, sodass ihr diesen Spaziergang in Stille erfahren und genießen könnt.

Gehe dann weiter und nimm deine Atmung mit jedem Schritt bewusst wahr. Nimm die dich umgehende Natur wahr, sauge sie mit jeder Einatmung auf und verteile sie ausatmend in deinem Körper.

Nach einem etwa fünfminütigen Gang stelle dich hüftweit hin und beuge die Knie leicht. Lege die Hände auf die Oberschenkel und mache ausatmend einen Katzenbuckel. Einatmend öffnest du dein Herz und kommst in die *aufschauende Katze*. Wiederhole dies einige Male.

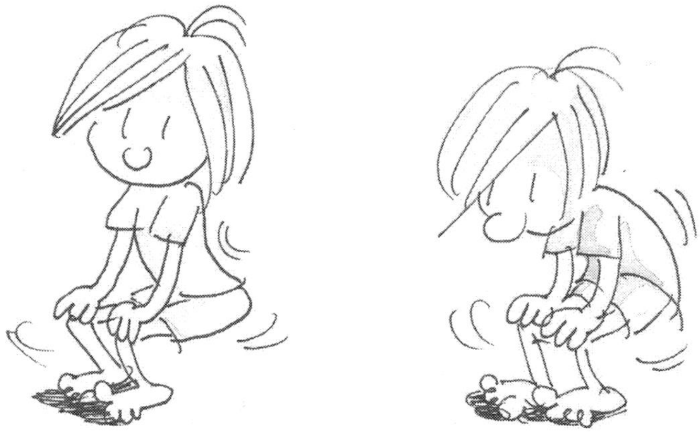

Gehe in die Hocke und hebe den Oberkörper nach oben in den *Blitz*. Die Arme sind gestreckt. Halte die Position für fünf Atemzüge.

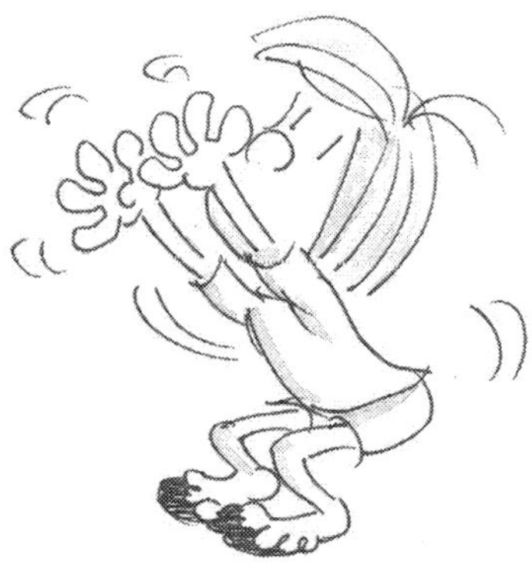

Hebe dann mit einer Einatmung sanft den Oberköper und verlagere dein Gewicht auf dein rechtes Bein. Dein linkes Bein winkelst du an und bringst es für den *Baum* auf die Innenseite des Ober- oder Unterschenkels des rechten Beins. Führe die Hände zum Herzen und halte den *Baum* für fünf Atemzüge, in denen du dich mehr und mehr mit dem Boden verwurzelst und daraus Kraft schöpfst.

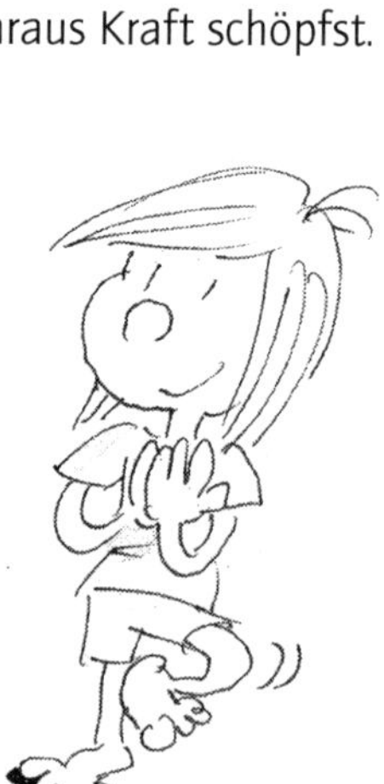

DIE WIRKUNG VON KATZE-KUH IM STAND

Du weckst deine gesamte Wirbelsäule vom Steißbein bis zum Scheitel sanft auf und dehnst und stärkst die Muskeln. Du wirst merken, dass du mit jedem Mal flexibler und geschmeidiger in den Bewegungen wirst. Die Bewegungen können Schmerzen in der oberen Wirbelsäule und zwischen den Schulterblättern abmildern. Gleichzeitig regst du die Durchblutung an und kannst so Müdigkeit und Stress reduzieren.

DIE WIRKUNG DES STUHLS

Der *Stuhl* lässt alle Muskeln im Rücken arbeiten und stärkt dadurch die Muskeln vor allem des unteren Rückens. Du streckst die Schultern und die Brust. Die entstehende Wärme löst Verspannungen und aktiviert deinen Kreislauf. Du trainierst auch deine Entschlossenheit, da du eine fordernde Haltung einnimmst.

DIE WIRKUNG DES BAUMS

Diese Haltung schult dein Gleichgewicht und stärkt gleichzeitig deine Konzentration. So kann der *Baum* Unruhe entgegenwirken und das nervliche Gleichgewicht fördern. Vielleicht empfindest du auch Zufriedenheit mir dir selbst. Auf körperlicher Ebene kräftigst du Hüft- und Beinmuskulatur und stärkst Knöchel und Füße. Nimm dir einen Baum, den du gerade siehst, als Fixpunkt und sei genauso stabil und dennoch flexibel wie er, dessen Zweige, Äste und Blätter sich im Windzug bewegen.

Das Nachspüren schult deine Körperwahrnehmung und bringt dich ins Hier und Jetzt.

Komme zurück in den *Blitz* und wiederhole den *Baum* auf der anderen Seite. Spüre dann im Stehen mit geschlossenen Augen nach.

Spaziere dann für weitere fünf Minuten im Einklang mit deiner Atmung. Der Atem strömt jetzt immer freier und leichter.

Komme dann zum Stehen und winkle dein linkes Bein an und führe es langsam gebeugt nach hinten. Greife mit der linken Hand den Fuß oder den Oberschenkel und ziehe den Oberschenkel für den *Tänzer* weiter nach hinten. Den rechten Arm streckst du nach oben. Halte den *Tänzer* mit Leichtigkeit für fünf Atemzüge, während du über dein Standbein gut verwurzelt bist. Falls du den Fuß noch nicht greifen kannst, winkle das Bein nur an.

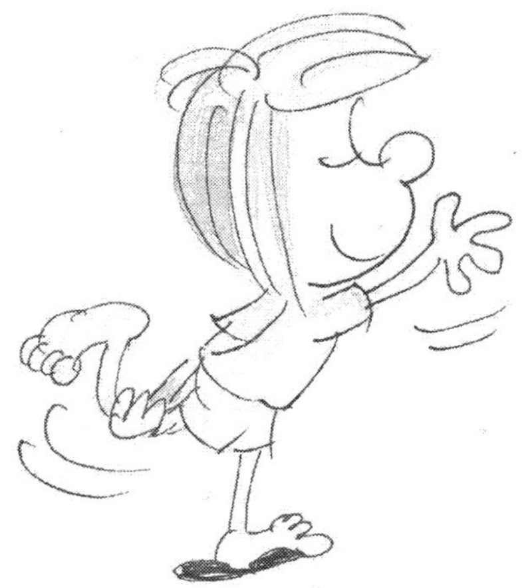

Löse dann die linke Hand und setze den linken Fuß hinten auf und beuge dein rechtes Bein, sodass du für den *Krieger 1* die Arme nach oben strecken kannst.

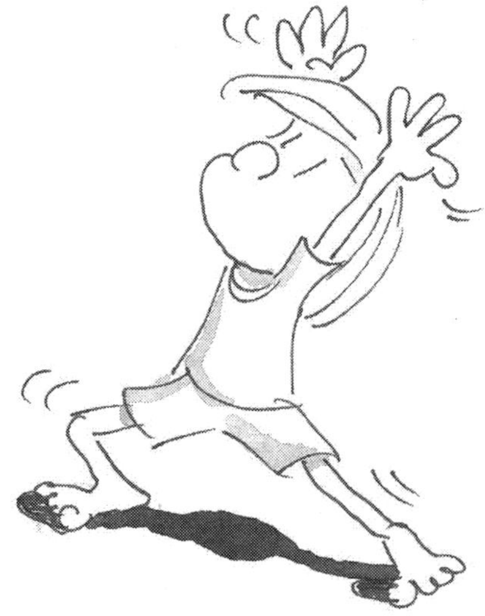

Schließe den Schritt nach fünf Atemzügen nach vorne und wiederhole den *Tänzer* und *Krieger 1* auf der anderen Seite. Spüre dann im Stand der Leichtigkeit deiner Atmung und der Festigkeit deines Stands nach.

Gehe dann weiter und nimm deine Atmung mit jedem Schritt bewusst wahr.

DIE WIRKUNG DES GEHENS IM RHYTHMUS DEINER ATMUNG

Atem und Gang sind jetzt eins. Vielleicht empfindest du dich dadurch im Einklang mit der Natur, durch die du schreitest.

DIE WIRKUNG DES TÄNZERS

Der *Tänzer* schult dein inneres Gleichgewicht und die Konzentration, öffnet Brust, Bauch und Schultern und dehnt diese sanft. Beine und Füße des Standbeins werden gekräftigt und Oberschenkel und Leisten des anderen Beins gedehnt.

DIE WIRKUNG VON KRIEGER 1

Wie beim *Tänzer* öffnest du deine Vorderseite und sorgst für ein gutes Gleichgewicht. Du stärkst Arme und Schultern und dehnst den Nacken sanft. In der kraftvollen Haltung führst du deinem Körper viel Energie zu.

Stelle dich vor einen Baum und bringe die gestreckten Arme an den Stamm, sodass dein Rücken lang und gestreckt ist und du deine Rückseiten der Beine bemerkst. Schenke dir mit jeder Einatmung mehr Länge und nimm ausatmend die Kraft des Baums in dir auf. Halte diese Übung für 20 Atemzüge und richte dich danach langsam wieder in den Stand auf und nimm den Rücken und die Beine wahr.

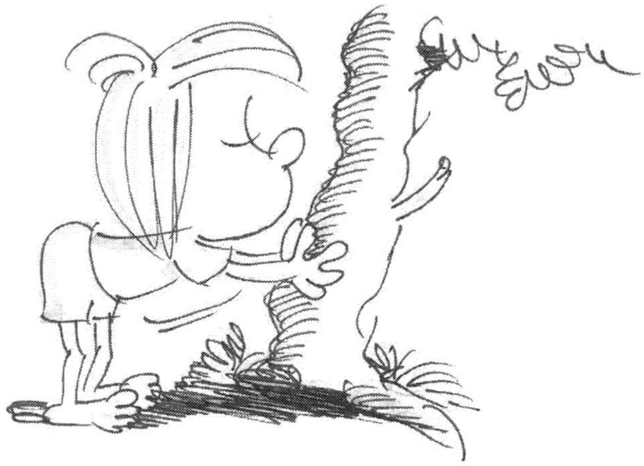

Setze dich dann auf den Boden vor den Baum und lehne dich an. Schließe deine Augen und beobachte deinen Atem. Wie fühlt er sich jetzt an? Beobachte deinen Geist. Vielleicht spürst du mehr innere Ruhe und Gelassenheit und gleichzeitig mehr Kraft in deinem Körper. Bleibe hier für einige Atemzüge sitzen und tue nichts. Genieße die Stille in dir und um dich herum.

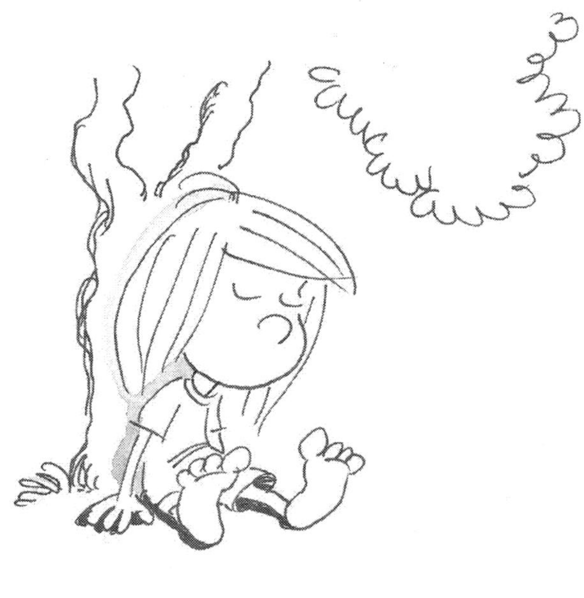

Praktiziere die Gehmeditation auf dem Weg zur Schule, wenn dich dein Weg durch einen Park führt. Denke an nichts anderes als an deinen Atem und nutze die Zeit für dich.

DIE WIRKUNG DER STEHENDEN VORBEUGE

Du dehnst deine Beinrückseiten und den gesamten Rücken. Hältst du die Schultern entspannt, haben diese viel Raum. Du verbindest dich auch mit deinen Händen mit dem Baum; das kann dir Ruhe und Kraft geben.

DIE WIRKUNG DER ENTSPANNUNG IM SITZEN

Du löst Verspannungen und verstärkst dadurch die Wirkungen der anderen Asanas. Körper, Geist und Seele profitieren von deiner Praxis umso mehr, je mehr du dich fallen lassen kannst.

Tipp >>>

Ist dir eine klassische Entspannung im Liegen lieber? Lege dich auf ein schönes Plätzchen und genieße mit geschlossenen Augen, abgespreizten Armen und Beine die Wirkung deiner Yogapraxis.

ANHANG

1 DANKSAGUNG

Dank an meine Yogaschülerinnen und Yogaschüler im Gymnasium Horn in Bremen, in den Yogastudios und am Landesinstitut für Schule in Bremen, durch die ich viel gelernt habe.

Dank auch an meine Yogalehrerinnen und Yogalehrer, die mich in meinem Weg unterstützt und bereichert haben.

Dank an Nicole Reese für ihre Expertise.

Dank an Urs Roeber für seine Zeichnungen von Janne, die mir mittlerweile ans Herz gewachsen ist.

Dank an meinen Freund Thomas Roth, der sich geduldig immer wieder diesem Buch gewidmet hat und dieses mit seinen Einfällen sehr bereichert hat.

2 LITERATURHINWEISE

Adams, S. (2015). *Fünf Minuten Fantasiereisen: 55 x Entspannung für Unterricht und Jugendarbeit.* München: Don Bosco.

Holterdorf, I. (2014). *YoBEKA-Yoga, Bewegung, Entspannung, Konzentration, Achtsamkeit: Übungsmodule für die Sekundarstufe.* Mülheim an der Ruhr: Ruhr.

Sriram, R. (2006). *Das Yoga Sutra von Patanjali. Einführung, Übersetzung und Erläuterung von R. Sriram.* Bielefeld: Theseus.

Sriram, R. (2015). *Yoga für Kinder und Jugendliche.* Petersberg: Via Nova.

Stück, M. (2011). *Entspannungstraining mit Yogaelementen in der Schule.* Berlin: Schibri.

Trökes, A. (2010). *Das große Yogabuch.* München: Gräfe und Unzer.

3 BILDNACHWEIS

Zeichnungen: © Urs Roeber
Satz: Guido Maetzing, www.mmedia-agentur.de
Lektorat: Dr. Irmgard Jaeger
Cover- und Umschlaggestaltung: Katerina Georgieva
Innenlayout: Anja Elsen

Abonnieren Sie unseren kostenlosen Newsletter unter **www.dersportverlag.de**

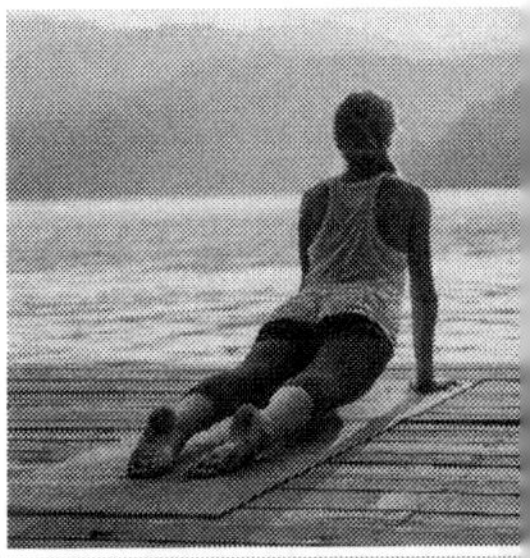

UNSERE YOGA-TITEL

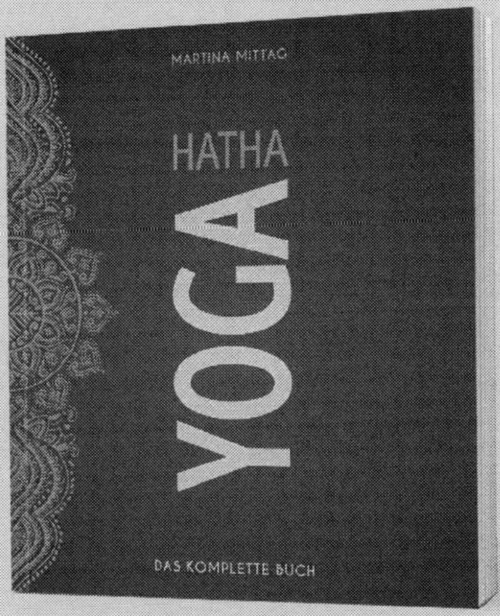

ISBN 978-3-8403-7530-9
€ [D] 29,95/[A] 30,80

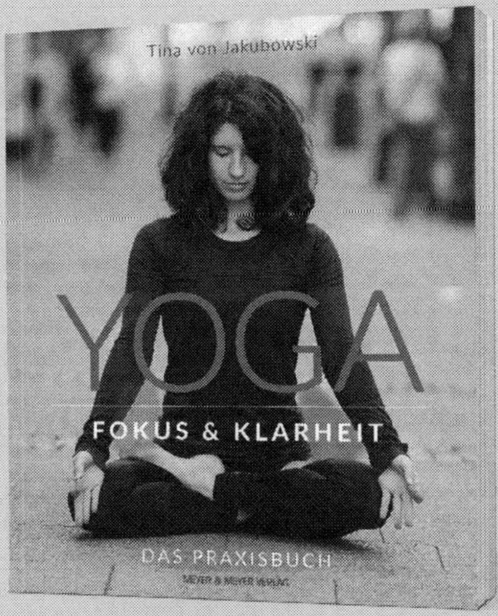

ISBN 978-3-8403-7653-5
€ [D] 25,00/[A] 25,70

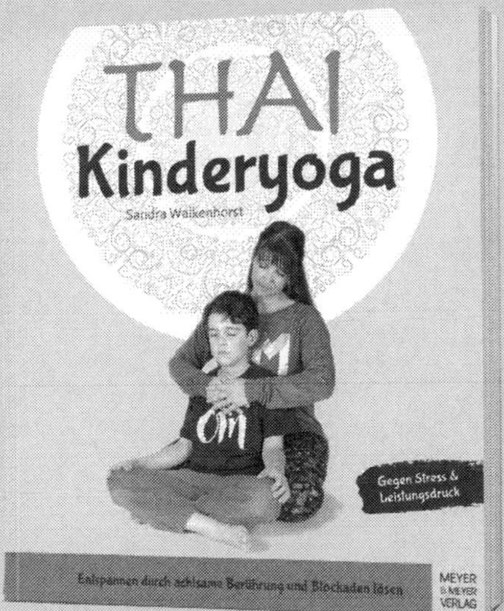

ISBN 978-3-8403-7662-7
€ [D] 24,00/[A] 24,70

MEYER & MEYER Verlag
Von-Coels-Str. 390
52080 Aachen

Telefon 02 41 - 9 58 10 - 25
Fax 02 41 - 9 58 10 - 10
E-Mail vertrieb@m-m-sports.com
Website www.dersportverlag.de

MEYER
& MEYER
VERLAG